Prof. Assoc. (UMFT) Dr. med. Jorgos Kavouras

MATERIA MEDICA

mit Repertorium / with Repertory

Homöopathische Arzneimittelbilder der isopathischen Pilz- und Bakterien-Präparate

Homeopathic Remedy Pictures of the Isopathic Fungal and Bacterial Preparations

---

Vorbehaltserklärung / Declaration of reservation:
Weder der Autor noch der Verlag sind im Falle eines Verlustes oder Schadens, der direkt oder indirekt durch die in diesem Buch enthaltenen Informationen verursacht sein könnte, irgendeiner Person gegenüber verantwortlich oder schadenersatzpflichtig.

Neither the author nor the publisher shall be responsible or liable for damages to any person in the event of any loss or damage that may be caused directly or indirectly by the information contained in this book.

Ausgabe / Edition: 1, 2025

ISBN: 978-3-946949-00-8

Herausgeber & Verlag / Editor & Publisher:

Semmelweis-Institut Verlag für Naturheilkunde GmbH
Hasseler Steinweg 9
27318 Hoya
Deutschland

Telefon: +49 (0)4251/9352-394
Fax: +49 (0)4251/9352-290
E-Mail: info@semmelweis.de
Web: www.semmelweis.de

Inhaltsverzeichnis – Deutsch

Materia Medica

Vorwort 6

Materia Medica und Repertorium der Sanum-Arzneimittel 6
Vita – Prof. Assoc. (UMFT) Dr. med. Jorgos Kavouras 10

Einleitung 12

Die homöopathische Arzneimittelprüfung 12

Arzneimittel aus Pilzen 14

Aspergillus niger (Asperg-n) 16
Aspergillus ruber (Asperg-r) 19
Candida parapsilosis (Cand-p) 20
Grifola frondosa (Grif-f) 22
Mucor racemosus (Mucor-r) 24
Penicillium chrysogenum (Penic-ch) 26
Penicillium glabrum (Penic-gl) 29
Penicillium roqueforti (Penic-r) 32

Arzneimittel aus Bakterien 34

Bacillus cereus (Bac-cer) 35
Bacillus firmus (Bac-fir) 38
Corynebacterium stationis (Coryn-st) 40
Mycobacterium phlei (Myc-phl) 42
Propionibacterium acnes (Pro-acn) 44
Propionibacterium avidum (Pro-avi) 46

Arzneimittel aus der Zellwand von Mikroorganismen 48

Mycobacterium bovis BCG (Myc-bov) 50
Propionibacterium acnes (Pro-acn) 52
Pseudomonas aeruginosa (Pseud) 54
Serratia marcescens (Serrat-m) 56
Trichophyton verrucosum (Tricho-ver) 58

Arzneimittel aus Organ-Präparaten / Seren 60

Aspergillus niger serum oryctolagi (Asperg-n-ser-oryc) 62
Folliculi lymphatici aggregati sui (Folli-ly-sui) 64
Mucor racemosus serum oryctolagi (Mucor-r-ser-oryc) 66

Repertorium 68

Gemüt 70
Kopf 74
Schlaf 76
Schwindel 78
Auge 80
Sehen 82
Nase 83
Riechen 85
Ohr 85
Hören 86
Gesicht 87
Mund 89
Geschmack 91
Zähne 91
Rachen/innerer Hals 92
Kehlkopf/Luftröhre 94
Sprache 95
Magen 95
Abdomen 97
Rektum 100
Stuhl 101
Blase 101
Niere 102
Harnröhre 102
Urin 102
Männliche Genitalien 103
Weibliche Genitalien 104
Atmung 106
Husten 106
Auswurf 107
Brust 108
Herz & Kreislauf 109
Rücken 110
Extremitäten 113
Haut 119
Fieber/Hitze 122
Schweiß 123
Frost 124
Allgemeines 125
Klinisches 127

Arzneimittel 128

Table of contents - english

Matéria Medica

Foreword 130

Materia Medica and Repertory of the Sanum Remedies ... 130
Vita – Prof. Assoc. (UMFT) Dr. med. Jorgos Kavouras ... 134

Introduction 136

The homeopathic drug proving ... 136

Drugs from fungi 138

Aspergillus niger (Asperg-n) ... 140
Aspergillus ruber (Asperg-r) ... 143
Candida parapsilosis (Cand-p) ... 144
Grifola frondosa (Grif-f) ... 146
Mucor racemosus (Mucor-r) ... 148
Penicillium chrysogenum (Penic-ch) ... 150
Penicillium glabrum (Penic-gl) ... 153
Penicillium roqueforti (Penic-r) ... 156

Drugs from bacteria 158

Bacillus cereus (Bac-cer) ... 160
Bacillus firmus (Bac-fir) ... 163
Corynebacterium stationis (Coryn-st) ... 165
Mycobacterium phlei (Myc-phl) ... 166
Propionibacterium acnes (Pro-acn) ... 168
Propionibacterium avidum (Pro-avi) ... 170

Drugs from the cell wall of microorganisms 172

Mycobacterium bovis BCG (Myc-bov) ... 174
Propionibacterium acnes (Pro-acn) ... 176
Pseudomonas aeruginosa (Pseud) ... 178
Serratia marcescens (Serrat-m) ... 180
Trichophyton verrucosum (Tricho-ver) ... 182

Drugs from organ preparations / sera 184

Aspergillus niger serum oryctolagi (Asperg-n-ser-oryc) ... 186
Folliculi lymphatici aggregati sui (Folli-ly-sui) ... 188
Mucor racemosus serum oryctolagi (Mucor-r-ser-oryc) ... 190

Repertory 192

Mind 194
Head 198
Sleep 201
Vertigo 202
Eyes 204
Vision 207
Nose 208
Smell 210
Ear 210
Hearing 212
Face 212
Mouth 214
Taste 216
Teeth 217
Throat 218
Larynx/Trachea 220
Speech 221
Stomach 221
Abdomen 223
Rectum 226
Stool 227
Bladder 228
Kidneys 228
Urethra 229
Urine 229
Genitalia – Male 230
Genitalia – Female 231
Respiration 232
Cough 233
Expectoration 234
Chest 234
Heart & Circulation System 236
Back 236
Extremities 240
Skin 247
Fever/Heat 249
Perspiration 250
Chill 251
General 252
Clinical 255

Remedies 256

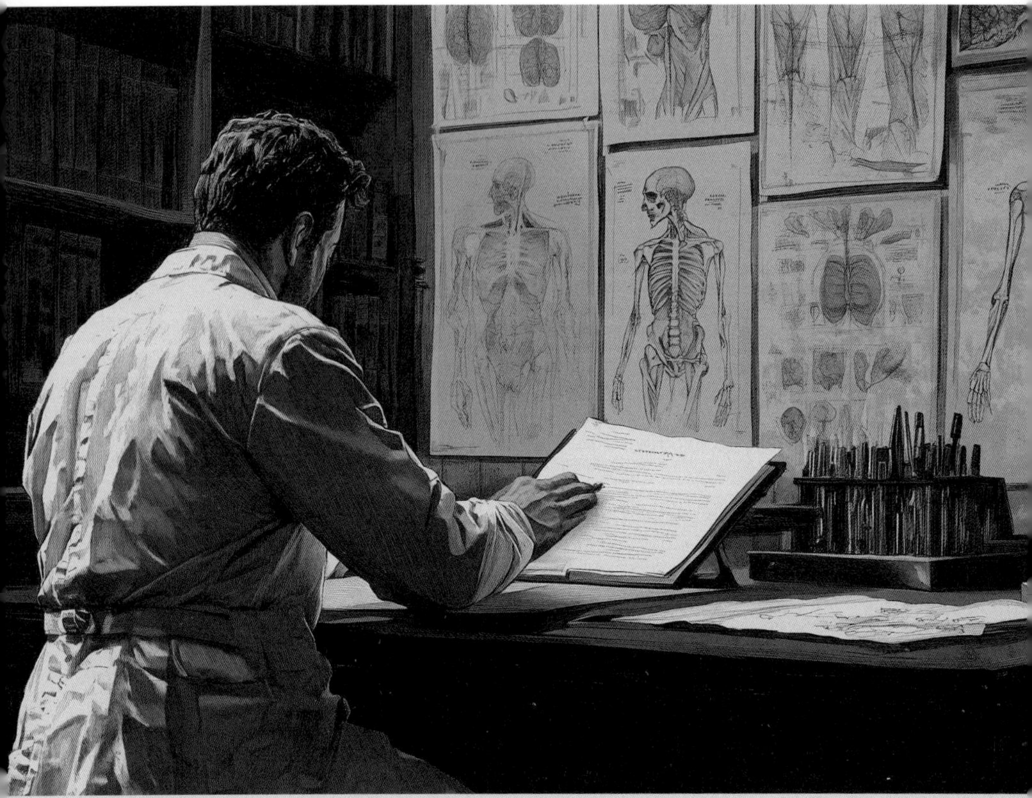

Materia Medica und Repertorium der Sanum-Arzneimittel

Vorwort[1]

In ein Buch wie dieses zu geleiten, den Leser auch ein Stück weit zu begleiten, ist mir große Ehre und Verpflichtung zugleich. Als mich die Leitung der Firma SANUM-Kehlbeck auf der Medizinischen Woche 2022 in Baden-Baden nach einem eigenen Vortrag[2] fragte, ob ich mir ein Zusammenwirken von Homöopathie und Isopathie in unserer Zeit vorstellen könne und dies fördern wolle, stimmte ich nach kurzer Bedenkzeit zu. Wenig später wurde mir dann die Idee einer Materia Medica der wichtigsten isopathischen Sanum-Arzneimittel vorgestellt und angefragt, ob ich dieses Projekt betreuen würde. Sofort willigte ich ein, ließ mir die Vorarbeiten und die (bereits durchgeführten) Arzneimittelprüfungen schicken und arbeitete mich ein. Sehr rasch kam mir der Gedanke, dass man aus der Materia Medica und den Arzneimittelprüfungen heraus gleichzeitig dem Leser und Anwender ein Repertorium[3] der geprüften Mittel zur Verfügung stellen könnte. Ich teilte meine Idee den Verantwortlichen der Firma SANUM-Kehlbeck mit und erhielt sehr rasch eine positive Antwort.

Und nun bin ich jetzt sehr froh, dass dieses Buch veröffentlicht wird, bringt es doch Leben und Bewegung in vormals „verkrustete und entzweite Lager". Sowohl Josef Wilhelm Lux (1773 -1849), der als Begründer der Isopathie gilt, Gustav Groß (1794-1847) als auch Johann Hermann[4] (1791-1875), die Mitbegründer, waren Homöopathen. Die Isopathie hat sich also historisch aus der Homöopathie entwickelt und dort immer gewisse Wurzeln behalten. Natürlich gibt es große Unterschiede: Der Behandlungsgrundsatz der Isopathie ist es „Gleiches mit Gleichem", die Krankheit also mit Hilfe ihrer „Ursache" zu heilen. Sie orientiert sich in erster Linie am klinischen Erscheinungsbild des Patienten, an dessen Diagnose und daran, welche Organe hauptsächlich betroffen sind. Es werden in der Regel mehrere Mittel[5] gleichzeitig zum Einsatz gebracht. Die Grundidee ist, die Krankheit mit dem „Stoff" zu behandeln, der die Krankheit ausgelöst hat.

Die Homöopathie handelt hingegen nach dem Grundsatz „Ähnliches mit Ähnlichem" und versucht den Patienten mit einem Mittel zu heilen, welches in der Arzneimittelprüfung[6] beim Gesunden möglichst ähnliche Symptome produziert hat.

Die Arzneimittelprüfung ist also das zentrale Element der Homöopathie. Die Wahl des Mittels orientiert sich an den aktuellen und charakteristischen Symptomen des zu behandelnden Menschen und die Homöopathie verwendet Mittel, deren Symptome sie – eben auch und vor allem – aus diesen Prüfungen kennt.

Wegen der eher klinisch orientierten Arzeimittelwahl wurde die damalige Form der Isopathie gerade in Ihrer Anfangszeit von den klassisch arbeitenden Homöopathen zum Teil heftig angegriffen. Schließlich machten sie sich die Mühe, sorgfältig die Symptome der Patienten zu erfragen und dann genauestens auszuwerten, um dann das ähnlichste Mittel zu finden.

Nun geht mit diesem Buch die Firma SANUM-Kehlbeck einen ganz besonderen und wichtigen Schritt auf die Homöopathie und deren Praxis zu: Sie unterzieht 21 ihrer wichtigsten isopathischen Mittel jeweils klassischen Arzneimittelprüfungen, welche nach den Richtlinien der Good Clinical Practice und nach den Leitlinien des Europäischen Komitees für Homöopathie (ECCH Guideline for Homeopathic Provings) erstellt wurden. Die hieraus resultierende Materia Medica (MM) dieser Arzneimittel verfügt – wie bereits erwähnt – zusätzlich über ein Repertorium. Im Zuge der isopathischen Verschreibung kann der Behandler jetzt diese Symptome beim Patienten gezielt erfragen und erreicht damit eine größere Sicherheit in seiner Mittelwahl – und nicht nur das! Wenn das gewählte isopathische Mittel einen Großteil der (akuten oder chronischen) Symptome abdeckt, kann es neben der isopathischen Wirkung gegebenenfalls sogar eine homöopathische Wirkung entfalten[7]. Dies setzt natürlich voraus, dass sowohl die vorliegende MM und als auch das Repertorium ständig durch weitere Arzneimittelprüfungen und die nach Mittelgabe geheilten Symptome erfolgreich behandelter Fälle einpflegt und dadurch sowohl die MM, wie auch das Repertorium, fortlaufend verbessert werden.

Diese Vorgehensweise hat zudem das Potential, den gegenseitigen Respekt und das Verständnis zwischen Homöopathen und Isopathen enorm zu verbessern. Wir streben doch alle an, den Patienten möglichst kompetent und gut in seiner Gesundung zu unterstützen.

Ganz im Sinne einer wirklich Integrativen Medizin[8] arbeiten Ärzte, Heilpraktiker, andere Therapeuten und Pflegekräfte zusammen, um die geeignetsten Konzepte und Heilweisen zu finden, die einen bestimmten Menschen optimal unterstützen können[9]. Gerade in der besten Kombination liegt die Kunst und dabei ist es besonders wichtig, andere Methoden zu kennen oder besser kennenzulernen und auch deren Konzepte zu verstehen. Nur so ist eine optimale Ergänzung möglich. Als erwünschter Nebeneffekt tritt zusätzlich der Effekt auf, dass das eigene Konzept überprüft, „geschärft" und manchmal sogar modifiziert wird.

Wir sollten uns bewusst sein, dass es hier um zwei der drei wichtigsten Heilprinzipien geht, die da sind:

- Das allopathische (oder antipathische) Prinzip – man findet ein Mittel, welches den Symptomen des Patienten direkt entgegenwirkt oder diese aufhebt (ein Großteil der schulmedizinisch-therapeutischen Bemühungen ist hier verortet).
- Das Homöopathische Prinzip – ein möglichst ähnliches Mittel – bewirkt durch einen starken Reiz (Potenzierung), dass die Heilungsbemühung des Körpers sehr punktgenau unterstützt wird (nach Hahnemann löst eine „Kunstkrankheit" die bestehende Krankheit ganz oder teilweise ab, um sich danach selbst aufzulösen).
- Das isopathische Prinzip („Gleiches mit Gleichem"), wobei wir mit dem Mittel, welches (mit) ursächlich die Krankheit verursacht oder ein wichtiges Krankheitsprodukt ist, direkt einen starken Reiz und damit einen nachhaltigen Gesundungsimpuls setzen können.

Alle diese drei Prinzipien haben eine lange Tradition und sind nur deshalb erhalten geblieben, weil mit ihrer Hilfe zu allen Zeiten Menschen in ihrer Erkrankung und bei der Gesundung geholfen werden konnte.

Welches dieser Prinzipien kommt also konkret zur Anwendung, was hilft bei einem bestimmten Individuum am besten?

In diesem wichtigen Projekt versuchen wir durch dieses Buch mehr Licht in zwei dieser so wichtigen Heilprinzipien zu bringen. Gleichzeitig lernen wir – zumindest ein Stückweit – wie diese in der Praxis anzuwenden sind, wie sie sich dabei unterscheiden, sich ergänzen, eventuell gut auf einander folgen

oder sich in wenigen Situationen auch ausschließen können[10].
Günther Enderlein (1872-1968) begründete mit seinen wegweisenden Forschungen vor allem am Mikroskop (Dunkelfeldanalyse[11]) die moderne Isopathie. Seine Pionierarbeit kann nicht hoch genug gewürdigt werden, lieferte er doch über Jahrzehnte wissenschaftliche Ergebnisse für eine Zyklogenie der Mikroorganismen. Die Aufwärtsentwicklung der Mikroorganismen ist im Körper in aller Regel ein Zeichen zunehmender Krankheit. Prof. Enderlein entdeckt dabei zwei Hauptzyklen (die Entwicklungsstadien des Mucor racemosus und des Aspergillus niger) und zwei wichtige Nebenlinien (Penicillin- und Candidazyklus). Die ursprünglichen, tiefen Valenzen (Niedrigvalenzen) unterstützen verschiedene physiologische Funktionen des Körpers, mit zunehmender Aufwärtsentwicklung (Hochvalenzen) steigt auch die Pathogenität. Dieser Prozess ist in hohem Maße abhängig vom Milieu des Körpers, in erster Linie dem Säure-Basen-Haushalt, den verfügbaren Nähr- und Mineralstoffen, der spezifischen Energie und von Blockaden, die die Auf- v.a. aber die Abwärtsentwicklung hemmen. Sein ganzes – in sich logisches – System kann hier nur skizziert werden. Das Geniale ist es, dass nun mit der Gabe der Niedrigvalenzen von Mikroben nach isopathischem Prinzip der ganze dazugehörige Zyklus wieder in eine gesunde Richtung zurückentwickelt werden kann. Das Immunsystem des Menschen wird dabei erheblich unterstützt. Die Immunmodulation wird gleichzeitig durch ausgewählte Bakterienpräparate gefördert, zudem werden bestimmte wichtige Organe[12] (Thymus, Dünndarm) – und damit sowohl die T- und die B-Lymphozyten – durch spezifische Organpräparate unterstützt. Auf diesen 4 Säulen steht die moderne Isopathie (Sanum-Therapie) nach Enderlein.

Zunächst bezog sich Prof. Enderlein im Gegensatz zu seinen Vorgängern in der Isopathie wenig auf die Homöopathie, die Simileregel[13] spielte bei seinen Forschungen keine nennenswerte Rolle. Er definierte die Wirkungsweise der von ihm eingesetzten Mittel über seine mikrobiologischen Studien und war damit der damaligen Schulmedizin näher als der Homöopathie[14]. Es fanden meines Wissens damals noch keine Arzneimittelprüfungen statt. Die Behandlung richtet sich nach den Ergebnissen der Dunkelfeldanalyse und nach bereits gemachten klinischen Erfahrungen. Später, auch bedingt durch die in den 1920er und 1930er Jahren zunehmende Aufgeschlossenheit (!) der Schulmedizin für die Homöopathie, öffnete sich für Günther Enderlein der Weg zu Samuel Hahnemann[15].

Die Firma SANUM-Kehlbeck setzt nun diesen Weg fort, in dem sie die Methoden der Homöopathie auf die bewährten Sanum-Arzneimittel anwendet und damit die beiden Therapieprinzipien annähert. Wie groß der Erkenntnisgewinn sein wird, wird auch durch die Zahl und Intensität der Anwender entschieden, das Potential selbst erachte ich für beträchtlich[16].

Nun wünsche ich dem geschätzten Leser viel Freude bei der Anwendung der Resultate des vorliegenden Werkes in ihrer täglichen Praxis, beim Ausloten der besten Kombination iso- und homöopathischer Prinzipien und Mittel – ganz zum Wohle der Patienten.

Ich selbst kombiniere vor allem bei schwierigen bzw. fortgeschrittenen Erkrankungen die Sanum-Arzneimittel mit zunehmendem Erfolg mit einer ganz klassisch ausgeübten Einzelmittelhomöopathie, gerne aber auch zur Prophylaxe von Erkrankungen.

Mögen diesem Buch eine breite Leserschaft und viele Auflagen beschieden sein.

Der Firma SANUM-Kehlbeck, und ganz besonders Frau Dr. rer. nat. Petra Grüning, sei an dieser Stelle noch einmal herzlich für dieses ganze zukunftsweisende Projekt gedankt.

Pödeldorf, im Januar 2025

Prof. Dr. med. Jorgos Kavouras

› Fußnoten

1. Dieses Vorwort sei dem Andenken an die drei großen Forscher Samuel Hahnemann, Günther Enderlein, Wilhelm Reich und meinem Freund Hans Wollschläger (1935-2007), der mich mit diesen drei Forschern bekannt machte, gewidmet.

2. „Miasmen und Konstitution nach Samuel Hahnemann & Günter Enderlein – eine vergleichende Betrachtung" 2022 Baden-Baden – der Vortrag kam vor allem auch durch die Anregung meines geschätzten Freundes Prof. Dr. Thomas Rau zustande.

3. Ein Repertorium ist ein nach Symptomen geordnetes Nachschlagewerk, in dem man von einem bestimmten Symptom auf die homöopathischen Mittel, die dieses Symptom in der Arzneimittelprüfung am Gesunden hervorgerufen haben, zurückschließen kann. Bereichert wird dies durch eingefügte Symptome aus der Toxikologie und aus verifizierten klinischen Beobachtungen. Das Instrument Repertorium bedeutet eine große Erleichterung des klinischen Alltags und erhöht die Genauigkeit und den Erfolg der Anwendung mitunter beträchtlich.

4. Johann Hermann „Die wahre Isopathik, oder über die Anwendung gesunder thierischer Organe als Heilmittel bei gleichnamigen Krankheiten der Menschen. Augsburg (Rieger) 1848."

5. Unter anderem Organpräparate, Nosoden, abgeschwächte pathogene oder apathogene Mikroorganismen, Mittel von denen man weiß, dass sie am Ursprung der zu behandelten Krankheit stehen.

6. Bei der nach genauen Vorschriften durchgeführten Arzneimittelprüfung bekommt der Prüfling das Mittel in potenzierter Form und er notiert dann all Symptome und Modalitäten, die vorübergehend auftreten. Erst aus der Zusammenschau vieler Prüfberichte entsteht dann ein Arzneimittelbild des geprüften Mittels, wobei diejenigen Symptome besonders wichtig sind, die gehäuft auftreten.

7. Nicht nur die Wirkungsweise ist unterschiedlich, auch die Art der Wirkung unterscheidet sich und ergänzt sich mitunter beträchtlich. Darüber werde ich an anderer Stelle berichten.

8. Ich engagiere mich sehr für die Idee der Integrativen Medizin (IM), wir organisieren u.a. jährliche Kongresse in Bamberg zu unterschiedlichen Themen innerhalb der Integrativen Medizin – Veranstalter sind die Gesellschaft für Pluralität im Gesundheitswesen und der Förderverein Forschungsstiftung IM. Beide Institutionen und auch der Kongress sind gemeinnützig.

9. Definition der Integrativen Medizin: „Integrative Medizin und Gesundheit ist die Praxis der Medizin, die die Bedeutung der Beziehung zwischen Behandler und Patient betont, sich auf die ganze Person fokussiert, sich auf Evidenz stützt und alle angemessenen Möglichkeiten von Therapie und Lebensweise, von Gesundheitsberufen und -disziplinen nutzt um optimale Gesundheit und Heilung zu erreichen." Academic Consortium for Integrative Medicine and Health 2015 (Übersetzung E.G. Hahn)(modifiziert Jorgos Kavouras 2024).

10. Ich plane zeitnah Kurse und Seminare, um homöopathisch arbeitende Behandler in die moderne Isopathie nach Enderlein einzuführen und umgekehrt auch isopathisch arbeitenden Behandlern den Weg in die Homöopathie nach Hahnemann zu erleichtern.

11. Interessanterweise befasst sich Prof. Wilhelm Reich (1897-1957) zu ähnlicher Zeit mit der Krebserkrankung und auch mit der Dunkelfeldanalyse. Er entdeckte ein kleines, lebendes Einweißbestandteil, das er Bion nannte und welches große Ähnlichkeiten mit dem von Prof. Enderlein beschriebenen Protit hat. Reichs großes Verdienst war es, die energetisch-medizinische Seite zu beschreiben und damit wichtige Erkenntnisse über den Energiemetabolismus des menschlichen Körpers zu gewinnen. Dies hat ebenfalls bis in die heutige Zeit segensreiche Anwendungen und ergänzt die Enderleinsche Isopathie, ebenso wie die Homöopathie, sehr sinnvoll. Siehe Prof. Jorgos Kavouras „Heilen mit Orgonenergie" 2. erweiterte Auflage, Bietigheim 2020.

12. Die Gabe von Organpräparaten hat eine lange Tradition in der Isopathie und auch in der sogenannten „Volksmedizin"

13. Simileregel „Ähnliches mit Ähnlichem" zu heilen.

14. Sehr lesenswert zu dem gesamten Thema ist das Buch von Marion Baschin „Isopathie und Homöopathie eine Wechselwirkung zwischen Ablehnung und Integration" Essen 2016.

15. Speziell interessierte sich Prof. Enderlein für die Miasmenlehre Hahnemanns, darüber habe ich im – eingangs erwähnten – Vortrag berichtet.

16. Gerade hier werden wir noch viel Erfahrung sammeln und in Seminaren weitergeben, die Beobachtungen vor allem der geheilten Symptome mittels der isopathischen Mittel sind hierbei besonders wertvoll. Ich möchte den Leser dazu anregen, diese aufzuschreiben und an die Firma SANUM weiterzuleiten. Das wird in der Folge eine lebendige Materia Medica schaffen mit steigenden Anwendungsmöglichkeiten und Zugewinn für den Therapeut und vor allem für den Patienten.

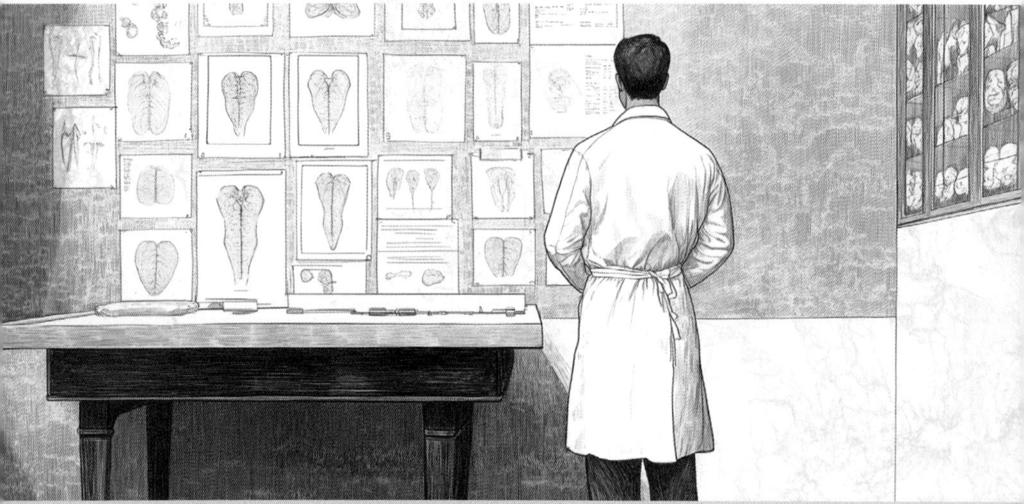

Vita – Prof. Assoc. (UMFT) Dr. med. Jorgos Kavouras

Vita

› Curriculum Vitae

- 1954 in Bamberg geboren
- 1984 Abschluss des Medizinstudiums (zuvor HP-Ausbildung) Approbation
- 1985-1988 fundierte klinische Ausbildung im KKH Scheßlitz
- 1988 Niederlassung in eigener Praxis in Pödeldorf bei Bamberg
- Facharzt für Allgemeinmedizin, Zusatzbezeichnung Naturheilkunde und Homöopathie - weiterer Schwerpunkt Orgonomie und Integrative Medizin
- ab 2000 Beginn einer erfolgreichen Lehr-, Vortrags- und Seminartätigkeit in insgesamt 16 Ländern
- 2008-2016 Leiter der Homöopathie-Ausbildung der sehr renommierten Internationalen Akademie für Klassische Homöopathie auf Alonissos gemeinsam mit Prof. George Vithoulkas
- 2012 Gastprofessur an der Universität für Medizin und Pharmazie (UMFT) in Timisoara (Rumänien)
- 2013 Ruf an die Medizinische Fakultät (UMFT) und Ernennung zum Außerordentlichen Professor für Homöopathie und Integrative Medizin (IM)
- 2015 Gründungsvorsitzender Förderverein Forschungsstiftung IM e.V.
- 2018 Präsident der Gesellschaft für Pluralität im Gesundheitswesen e.V.
- 2019 Begründer der Bamberger Kongresse für Integrative Medizin
- 2023 Begründer der Bamberger Kongresse für Natur und Gesundheit
- 2024 Mitbegründer der „Allianz für die Homöopathie" – einer Initiative die den Rückhalt für die Homöopathie und die Integrative Medizin in der Bevölkerung sichern soll (www.allianz-homoeopathie.com)

AO Prof. Dr. med. Kavouras wirkt weiterhin mit Herz und Seele in seiner Praxis in Pödeldorf, er übt eine umfangreiche Vortrags-, Vorlesungs- und Seminartätigkeit im In-und Ausland aus. Er gilt als „Brückenbauer" zwischen der Schul- und Komplementärmedizin, organisiert 1-2 Kongresse im Jahr und arbeitet daran, dass unsere heutige Medizin breiter aufgestellt, ganzheitlicher, effektiver und menschenfreundlicher wird. Seine besondere Leidenschaft gilt dabei der Integrativen Medizin, der Homöopathie, der energetischen Medizin nach Wilhelm Reich und immer mehr auch der Biologischen Medizin.

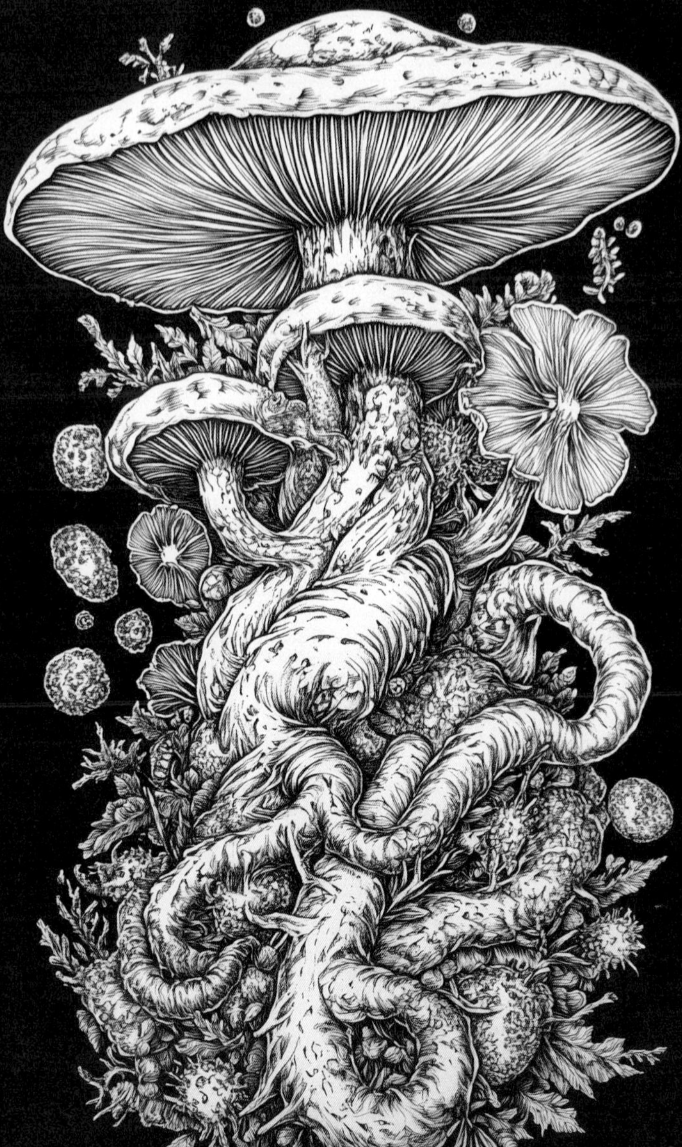

Die homöopathische Arzneimittelprüfung

Einleitung

Die homöopathische Arzneimittelprüfung wurde nach den Richtlinien durchgeführt, wie sie im Konsens-HDP des Deutschen Zentralvereins homöopathischer Ärzte (DZVHÄ) sowie in den Homöopathischen Arzneimittelprüfungsrichtlinien des Europäischen Komitees für Homöopathie (ECH) niedergelegt sind.

Die HDP basiert auf den Richtlinien für gute klinische Praxis (GCP), die in den Dokumenten der International Conference on Harmonization (ICH) und des Europäischen Zentralrats der Homöopathen (ECCH Guidelines for Homeopathic Provings) beschrieben sind.

Das Studienprotokoll wurde von einer Ethikkommission genehmigt.

› Ziel der Studie

Ziel jeder Studie ist es, alle körperlichen und psychischen Reaktionen (Symptome) gesunder Teilnehmer, die durch die Einnahme eines homöopathischen Arzneimittels und eines Placebos ausgelöst wurden, zu erfassen und sie mit ihrem Ausgangsbild und ihren Symptomen aus der Zeit vor der Erfassung der Symptome zu vergleichen.

› Verblindung

Die Studie war doppelblind, randomisiert und placebokontrolliert.
Der leitende Prüfarzt, der Forschungsarzt und Studienkoordinator sowie die Studienleiter waren verblindet. Der einzige nicht verblindete Prüfer war der unabhängige Forschungsarzt.

› Rekrutierung der Teilnehmer

Pro Studie nahmen 12 Freiwillige als Teilnehmer teil. Zwei der 12 Freiwilligen erhielten pro Studie ein Placebo. Der Studienleiter, der Studienkoordinator und die Studienbetreuer wussten nicht, welche Substanz bei welchem Teilnehmer angewendet wurde. Die Prüfer waren nicht nur homöopathische Ärzte, sondern auch Zahnärzte, Tierärzte, Biologen und auch Medizinstudenten mit homöopathischer Erfahrung.

Alle Symptome wurden von den Prüfern mit ihren eigenen Worten beschrieben. Zu Beginn der Prüfung wurden die Teilnehmer von der Studienkoordinatorin eingehend darauf hingewiesen, während der Arzneimittelprüfung auf jedes auftretende Symptom zu achten, um jede Art von Nachlässigkeit in dieser Hinsicht zu vermeiden. Die Teilnehmer beschrieben die auftretenden Symptome schriftlich zum Zeitpunkt ihrer Manifestation. Außerdem legten der Hauptprüfer und der Studienkoordinator die Modalitäten der auftretenden Symptome fest, die sich auch in den Studiendokumenten widerspiegeln.

Die Versuchspersonen wussten nicht, welche Substanzen und in welcher Anzahl diese bei ihnen angewendet wurden. Nur der unabhängige Forschungsarzt verfügte über diese Informationen.

› Einschlusskriterien

- Alter der Teilnehmer: 18 bis 70 Jahre

Alle Personen wurden auf das Führen eines Tagebuchs in allen Phasen der homöopathischen Arzneimittelprüfung hingewiesen.

› Ausschlusskriterien

- allgemeine geistig-emotionale Störungen
- geplante allopathische medizinische Behandlung
- allopathische Medikamente
- Schwangerschaft oder Laktation
- Medikamentenabhängigkeit
- Teilnahme an einer anderen Studie innerhalb von 3 Monaten vor Beginn der Studie

› Phasen der Studie

Die homöopathische Arzneimittelprüfung wurde in die folgenden Phasen unterteilt:

Anlaufphase
Vorläufige Beobachtung während einer Woche vor der Prüfung.
Unmittelbar vor Beginn der Prüfung wurde eine spezielle Telefonleitung eingerichtet, um sicherzustellen, dass der Studienkoordinator und die Studienleiter Tag und Nacht für alle Teilnehmer erreichbar waren.
Vor der Studie wurden alle Teilnehmer klinisch durch den Forschungsarzt untersucht. Zusätzlich wurden sie von dem unabhängigen Forschungsarzt, einem erfahrenen Homöopathen, nach dem "Kopf-zu-Fuß-Schema" befragt, um die Ausgangsbildreaktionsmuster der Prüfer zu ermitteln.
Alle Bewerber wurden zur Prüfung zugelassen, da sie keine schwerwiegenden körperlichen oder psychischen Symptome aufwiesen, keine ärztliche Hilfe benötigten, vor oder während der Prüfung nicht in ärztlicher Behandlung waren und keine allopathischen oder homöopathischen Arzneimittel einnahmen.
Jeder Teilnehmer unterschrieb die Einverständniserklärung zur freiwilligen Teilnahme an der Studie nach ausführlicher Belehrung durch den Studienkoordinator über die Durchführung und die Bedingungen der Prüfung.

Prüfzeitraum Phase 1
Tag der Anwendung des homöopathischen Mittels und der Tag danach.

Prüfzeitraum Phase 2 (bis 6 Wochen nach Beginn des HDP)
Das Ausfüllen der Tagebücher und die Beschreibung der auftretenden Symptome wurden von den Prüfern persönlich durchgeführt.
Beobachtungszeit in Woche 1 nach der Anwendung: täglicher Kontakt 1-2 Stunden.
Beobachtungszeit in den Wochen 2 und 3 nach der Anwendung: dreimal pro Woche oder öfter.
Beobachtungszeit in den Wochen 4-6 nach der Anwendung: 1-2 Mal pro Woche.
Nachbeobachtung (3 Monate nach Beginn des HDP)
Nach Abschluss der Studie besprachen der Studienkoordinator und die Studienleiter die Symptomatik mit den Teilnehmern entweder in einem persönlichen Gespräch, per Telefon oder per E-Mail. Daraufhin wurden mit Zustimmung der Teilnehmer Spezifikationen der Symptomatik festgelegt.
Im Verlauf der Studie wurden keine Nebenwirkungen und unerwünschten Reaktionen beobachtet, und keiner der Probanden brach den Test ab.

› Intervention

Homöopathisches Arzneimittel
Diese Prüfsubstanz wurde zuvor keiner Prüfung unterzogen.
Die Prüfsubstanzen wurden gemäß den GMP- und GCP-Anforderungen hergestellt und verpackt.

Placebo
Das Placebo unterschied sich nicht von der Prüfsubstanz in Geruch, Farbe oder Viskosität.

Dosierung
Darreichungsform und Potenz der homöopathischen Prüfsubstanz:
Globuli C12.
Am Tag der Einnahme: 9 Globuli, alle 2 Stunden, bis zu 6-mal täglich, orale Anwendung.
Ab dem 2. Tag keine weitere Einnahme.

Arzneimittel aus Pilzen

Einleitung

Die Arzneimittel aus dieser Gruppe werden nach GMP-Richtlinien aus verschiedenen Pilzen hergestellt.

Nach Gewinnung der mikrobiellen Zellmasse erfolgt eine standardisierte Zerkleinerung der Mikroorganismen. Der dabei entstandene Extrakt bildet die Grundlage zur Arzneimittelherstellung.

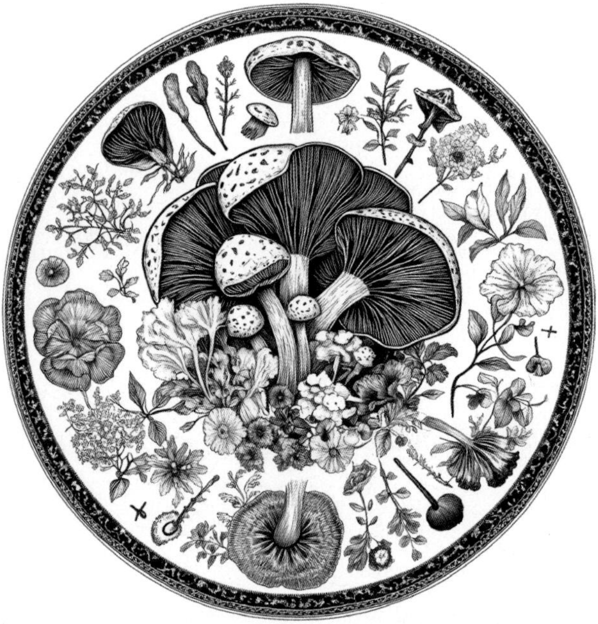

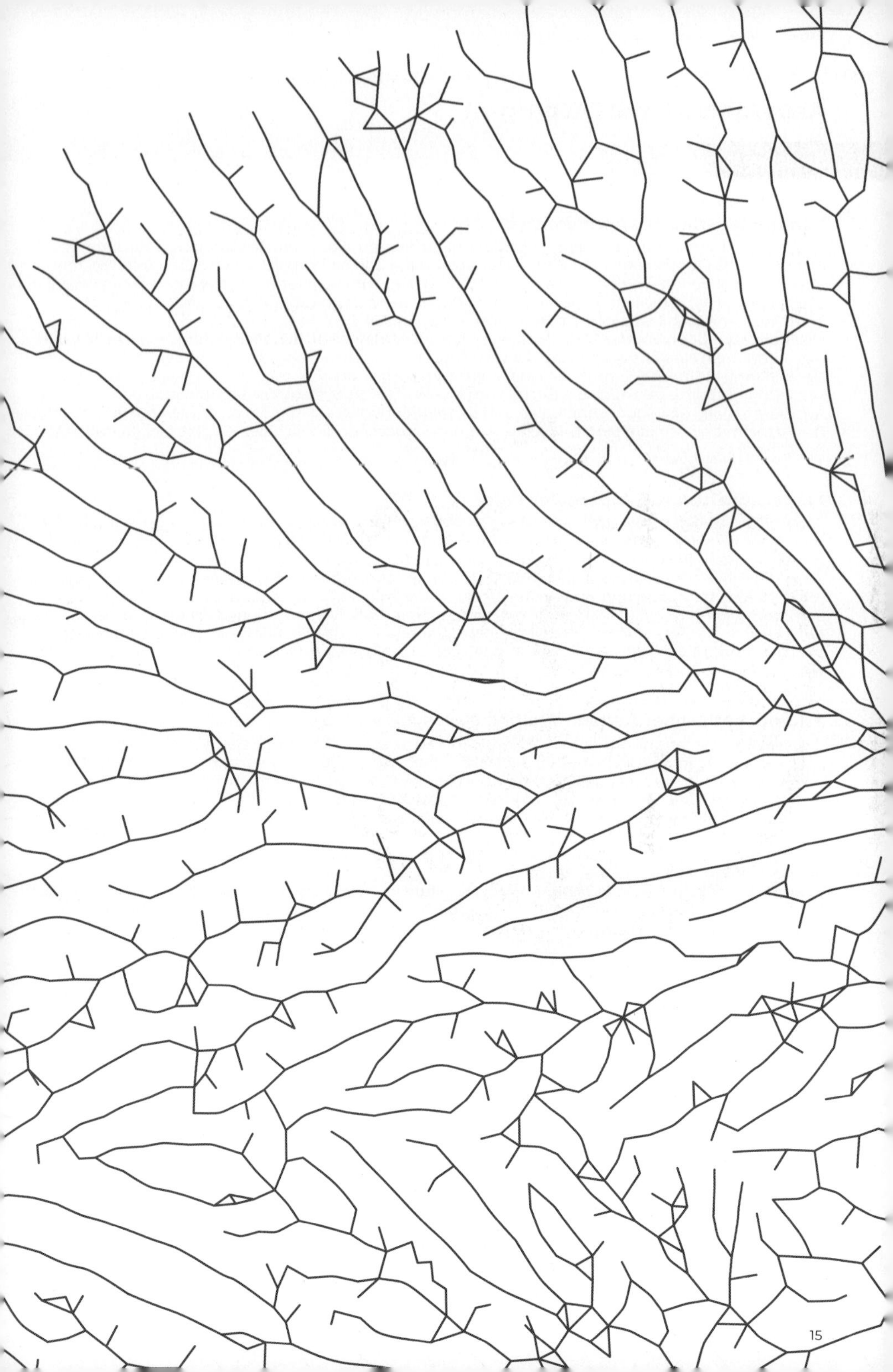

Aspergillus niger (Asperg-n)

Arzneimittel aus Pilzen

› Charakteristika des Arzneimittels

In der Arzneimittelprüfung zeigten sich folgende Schwerpunkte: mentale/emotionale Symptome, Symptome des Atemtraktes, der Fortpflanzungsorgane und an Wirbelsäule und Extremitäten konnten ebenfalls beobachtet werden. Diese hatten einen Bezug zum vegetativen System und deuteten auf ein Ungleichgewicht in diesem System hin. Diese Dysfunktionen im vegetativen System waren oft kombiniert mit Manifestationen im mentalen/emotionalen Bereich und im reproduktiven System. Die Manifestationen, die das Atmungssystem betrafen, erinnerten ebenfalls häufig an eine Dysbalance des autonomen Nervensystems. Dies ist verständlich, da Atemstörungen eng mit dem emotionalen Bereich (Angst, Unruhe) verbunden sind. Zusätzlich zum endokrinen/vegetativen Aspekt des Arzneimittels zeigte sich auch ein Bezug zum Muskel-Skelett-System. Die Kombination von Symptomen des Bewegungsapparates und der neuroendokrinen Regulation deuten auf einen Einfluss des Arzneimittels auf den strukturellen und organisatorischen Bereich des Körpers hin. (Kolosyuk V, 2015).

› Eigenschaften von *Aspergillus niger*

Aspergillus (A.) niger oder auch Schwarzschimmel kommt weltweit in der Umwelt vor. Häufig findet man ihn auf verdorbenen Lebens- und Futtermitteln und selbst im Mauerwerk kann sich unter günstigen Bedingungen *A. niger* gut etablieren. Der Schimmelpilz wird vor allem industriell zur Herstellung von Zitronensäure und anderen Enzymen und Substraten eingesetzt (Yu R, 2021). Aber *A. niger* ist auch pathogen und kann in Mensch und Tier zu Infektionen führen. Es können allergische Symptome, chronische Lungenerkrankungen bis hin zu invasiven Infektionen vorkommen. Besonders gefährdet sind immunkomprimierte Patienten (Caneda J, 2021). Besonders betroffene Organsysteme sind der Atemtrakt (hauptsächlich die Lunge), aber auch das Skelettsystem (Koehler P, 2014) oder die Nieren (Zhou L, 2017).

› Homöopathisches Arzneimittelbild (Kolosyuk V, 2015)

- **Gemüt:** Hypersensibilität, wollte weinen, während er einen Film ansah. Geistige Aktivität. Beklemmung in der Nacht. Gefühl der Hilflosigkeit. Schwäche durch geistige Anstrengung. Fühle mich mehr beeinflussbar. Verlangen, nützlich zu sein. Verlangen nach schnellem Fahren. Sich affektioniert fühlen. Fühlt sich leicht beleidigt. Wacht nachts mit einem Gefühl der Verzweiflung auf. Gefühl von Melancholie. Erhöhte Reizbarkeit. Furcht vor dem Tod. Zweifelhaftigkeit. Gefühl der Gelassenheit. Alles schien plötzlich seltsam zu sein. Empfindlich für Vorwürfe. Wunsch nach Scherzen. Morgens in Euphorie aufgewacht. Leicht erregt. Gesunkene geistige Energie. Grundlose Ängstlichkeit. Furcht vor Wahnsinn.
- **Kopf:** Kribbeln im Kopf am Morgen. Schweregefühl im Kopf. Pulsieren in der Stirn. Taubheitsgefühl in der linken Schläfe. Verspannung in der rechten Seite. Gefühl von Leichtigkeit im Hinterkopf. Kopfschmerzen bei regnerischem Wetter. Haare schmerzhaft bei Berührung. Kopfschmerz beim Bewegen der Augen. Kopfschmerz nach Kaffeegenuss. Kopfschmerz nach dem Rauchen. Kopfschmerz vor der Menstruation.
- **Schlaf:** Stöhnen im Schlaf. Unruhiger Schlaf nach Mitternacht. Schlaflosigkeit. Gefühl des leichteren Einschlafens. Gefühl der Müdigkeit am nächsten Tag. Unruhiger Schlaf mit lebhaften Träumen. Schwieriges Aufwachen am nächsten Morgen. Gefühl von Energie und Frische nach dem Schlaf. Verspätetes Einschlafen. Oberflächlicher Schlaf, Aufwachen mit Angst. Albträume mit Schweißausbrüchen.
- **Schwindel:** Schwankendes Gefühl. Schwindel beim Aufstehen. Schwindelgefühl beim Blick nach oben. Plötzliche Angst und Schwindel beim Autofahren. Schwindel mit Hitzegefühl im Körper. Gefühl von Schwanken beim Schließen der Augen. Schwindel in der Dunkelheit. Schwindel beim Blick auf sich bewegende Dinge. Schwindelgefühl bei abendlichem Lärm auf der Straße.
- **Auge:** Leichter Schmerz in den Augen nach dem Aufwachen. Brennen in den Augen nach dem Fahren. in den Augen. Zucken des rechten Auges. Gefühl Anstrengung in den Augen. Geschwollene Augenlider. Irritation durch Licht. Tränensäcke. Müdes Gefühl in den Augen nach der Arbeit.
- **Nase:** Nasenausfluss. Nasenverstopfung beim Aufwachen. Gefühl, weniger zu riechen. Erhöhte Empfindlichkeit gegenüber kalter Luft. Gefühl der Trockenheit in der Nase. Niesen.
- **Ohr:** Schmerzen im rechten Ohr beim Husten. Ohren sind empfindlicher gegen Kälte. Gefühl von Verstopfung beim Schlucken. Empfindlichkeit gegen laute Geräusche. Jucken im linken Ohr. Kribbelgefühl hinter den Ohren. Taubheitsgefühl in den Ohrläppchen. Kribbeln im rechten Ohr beim Drehen des Kopfes. Gefühl des Pulsierens im linken Ohr beim Aufwachen. Gesenktes Hörvermögen

während des Tages.

- **Gesicht:** Trockenheit der Lippen. Fettige Gesichtshaut. Leichtes Erröten der Wangen. Akne erschien auf der Stirn. Gefühl, dass die Gesichtshaut rau geworden ist. Juckreiz an der Stirn. Abschuppung der Haut in der Kinnregion.
- **Mund:** Empfindlichkeit des Zahnfleisches. Brennendes Gefühl auf der Zunge. Gefühl der Trockenheit des Gaumens. Unangenehmer Geschmack im Mund nach dem Essen. Bitterer Geschmack im Mund nach dem Aufwachen. Bitterer Geschmack im Mund nach dem Essen. Trockenheit und bitterer Geschmack im Mund in der Nacht. Saurer Geschmack im Mund nach dem Essen. Erhöhter Speichelfluss vor dem Essen.
- **Zähne:** Leichte Zahnschmerzen. Erhöhte Empfindlichkeit gegenüber kalten und sauren Speisen. Hohe Empfindlichkeit der Zähne beim Zähneputzen.
- **Rachen:** Trockenheit im Rachen, die Husten verursacht. Rachen empfindlicher gegen kalte Luft. Kragen verursacht Unbehagen. Leichter Schmerz im Rachen am Morgen. Gefühl einer Halsentzündung während der Nacht. Schmerzen im Rachen beim Schlucken. Gefühl, dass die Kleidung einschnürt. Leichter Schmerz im Rachen beim Einatmen, während einiger Minuten. Schmerz im Rachen beim Husten. Schwieriges Schlucken und Trockenheit im Rachen in der Nacht. Gefühl eines Kloßes im Rachen.
- **Kehlkopf / Trachea:** Schmerz hinter dem Brustbein beim Husten. Gefühl, dass die Stimme am Morgen rau wird. Geschwächte Stimme bei kalter Luft. Gefühl von Heiserkeit. Müdigkeit der Stimme kommt schnell beim Sprechen. Nasaler Ton der Stimme. Heiserkeit am Abend. Gefühl, dass die Stimme bricht, wenn man sich Sorgen macht. Bellender Husten in der Nacht. Gefühl von Spannung und Taubheit im Kehlkopf.
- **Magen / Darm:** Gefühl von Hitze im Oberbauch nach dem Abendessen. Aufstoßen. Vermehrte Blähungen in der Nacht. Schweregefühl im Magen am Nachmittag. Vermehrter Appetit am Morgen. Grummeln im Magen vor dem Frühstück. Verminderter Appetit. Unklare Unterleibsschmerzen nach dem Frühstück. Leichte Schmerzen in der rechten Seite des Abdomens nach dem Mittagessen. Gefühl von Durst. Hitzewallungen im Magen nach dem Essen. Sodbrennen nach dem Trinken von kaltem Wasser.
- **Rektum / Stuhlgang:** Gefühl von Juckreiz im Rektum. Vermehrte Blähungen beim Stuhlgang. Leichte Diarrhöe. Verstopfung. Analbrennen nach Stuhlgang.
- **Weibliche Genitalien:** Gefühl von Hitze im Genitalbereich. Die Menstruation setzt drei Tage früher ein. Wollte keinen sexuellen Kontakt mit dem Ehemann. Plötzlicher Harndrang. Es schien, dass der Orgasmus lebendiger wird. Rückenschmerzen in der Mitte des Menstruationszyklus. Leichtes Taubheitsgefühl und Kältegefühl im Genitalbereich. Ungewöhnliche Schmerzen im Unterleib während der Menstruation. Plötzlich auftretende sexuelle Erregung. Schmerzen in der rechten Leistengegend am Abend. Es gab alle Arten von lasterhaften Gedanken. Ein ziehendes Gefühl im rechten Unterleib. Die Menstruation setzte zwei Tage später als gewöhnlich ein.
- **Männliche Genitalien:** Als ob eine Erektion schwach geworden ist. Ziehendes Gefühl im rechten Hoden. Fühlt plötzlich sexuelle Erregung. Schmerzen in der linken Leiste. Bemerkte eine Abnahme der Libido. Hitzegefühl im Genitalbereich. Eine kleine Schwierigkeit beim Urinieren. Es schien, dass der Orgasmus lebendiger wird. Schmerzen in den Hoden. Obszöne Gedanken kommen einem in den Sinn. Leichtes Taubheitsgefühl und Kälte im Genitalbereich. Bemerkte verbesserte Erektion.
- **Brust:** Kurzatmigkeit beim Gehen nach draußen. Gefühl, dass die Brüste geschwollen sind. Gefühl von Kurzatmigkeit und Beklemmung bei großen Menschenmassen in der U-Bahn. Intermittierender, schießender Schmerz in der Brust beim Vorbeugen. Das Gefühl von Luftmangel bei Erregung. Kurzzeitige Schmerzen in der Brust. Aufwachen mit einem Gefühl von Angst und Luftmangel.
- **Rücken:** Verspannung und Steifheit zwischen den Schulterblättern. Morgens verstärktes Knacken im Nacken. Schwere und Spannung im unteren Rücken. Einen Moment lang schien es schien es, dass der Nacken nichts fühlt. Zittern in der Nackengegend. Verspannung und leichte Schmerzen im unteren Rücken am Abend. Taubheit und Steifheit im unteren Rücken nach dem Aufwachen. Gefühl von Knirschen und leichtem Schmerz in der Rückengegend. Gefühl von Zittern zwischen den Schulterblättern bei Unruhe. Schmerzen im unteren Rücken nach dem Schlafen auf einem harten Bett.
- **Extremitäten:** Knirschen im rechten Schultergelenk bei Bewegungen. Das Gefühl von Vibration in den Armen am Abend, wenn sie müde sind. Beine und Arme schwer, als ob sie gelähmt wären. Mäßige Schmerzen und Knirschen in den Knien. Am Abend nach dem Arbeitstag Kribbeln in den Beinen. Steifheit und Knirschen in den Gelenken der Hände am Morgen. Gefühl von Steifheit und Taubheit in den Schultern. Schießender Schmerz entlang des rechten Arms mit einer scharfen Drehung des Kopfes. Leichtigkeit in den Beinen, als könne man fliegen. Gefühl von unruhigen Beinen in der Nacht. Schmerz und Steifheit im linken Ellenbogen. Leichte Schmerzen im rechten Hüftgelenk. Gefühl von Taubheit und Kribbeln in den Füßen.
- **Haut:** Rötung der Haut in einem stickigen Raum. Haut wie die einer anderen Person, nicht wie meine. Gefühl, dass die Haut an den Füßen rissig wird. Erhöhte Empfindlichkeit der Haut auf der Kopfhaut. Die Haut reagiert sehr empfindlich auf die kalte Luft. Irritation und Rötung der Haut durch kaltes Wasser. Leichte Trockenheit und Brennen der Haut nach einer heißen Dusche. Gefühl, dass sich die Haut schält. Jucken der Haut zwischen den Schulterblättern in der Nacht. Rötung der Haut an der frischen Luft.

- **Erkältung / Fieber:** Schwitzen in der Nacht und Aufwachen mit Unruhe. Als ob der ganze Körper taub und kalt wird. Schwitzen mit Übelkeit und Trägheit beim Aufwachen. Hitze und Schweiß am ersten Tag der Menstruation. Verstärktes Schwitzen bei Anstrengung. Unaufhörliches Frösteln am Morgen nach dem Aufwachen. Gefühl von Hitze mit Frösteln vor der Menses. Kälte im Allgemeinen bei emotionalem Stress. Plötzliches Frösteln in der Nacht, gefolgt von Schweiß. Hitze des ganzen Körpers nach dem Frühstück. Schwäche und Schwitzen nach dem Erwachen. Erhöhtes Schwitzen bei Angstzuständen. Kurzzeitige Kälte mit Schüttelfrost nach Husten.
- **Allgemeine Symptome:** Plötzlich schien es, dass alle Farben heller werden. Plötzlich Mitleid mit sich selbst. Während der Fahrt im Auto plötzlich die Orientierung verloren. Fühlte sich gleichgültig gegenüber der Vergangenheit. Hatte einen Traum, in dem ich ertrinke und ersticke. Plötzlich Gefühl der Leichtigkeit im ganzen Körper. Fühlt den ganzen Abend Trauer beim Gedenken an die toten Eltern. Gefühl der Sorglosigkeit über die Zukunft. Alle Gerüche wurden für ein paar Minuten schärfer. Die Stimmung wechselte den ganzen Tag über häufig. Wollte weinen, wenn ich mich an die die erste Liebe erinnerte.

Literaturverzeichnis

- Cadena J, Thompson GR 3rd, Patterson TF. 2021. Aspergillosis: Epidemiology, Diagnosis, and Treatment. Infect Dis Clin North Am. 2021, Jun;35(2):415-434.
- Koehler P, Tacke D, Cornely OA. 2014. Aspergillosis of bones and joints - a review from 2002 until today. Mycoses. 2014, Jun;57(6):323-35.
- Kolosyuk V. 2015. Symptom Picture of Homeopathic Medicine Aspergillus niger. St. Petersburg. 2015.
- Yu R, Liu J, Wang Y, Wang H, Zhang H. 2021. Aspergillus niger as a Secondary Metabolite Factory. Front Chem. 2021, Jul 30;9:701022.
- Zhou L, Zhao H, Chen Z, Zhu L. 2017. Urinary tract aspergillosis in a patient with chronic kidney disease. BMJ Case Rep. 2017, Nov 3;2017:bcr2017221638.

Aspergillus ruber (Asperg-r)

Arzneimittel aus Pilzen

› Charakteristika des Arzneimittels

Während der Arzneimittelprüfung traten am gesamten Körper Symptome auf, ohne dass sich ein echter Schwerpunkt herauskristallisiert hat. Hitze und Kälte waren Themen, die häufig eine Rolle spielten. Auch Nervenschmerzen oder Schmerzen die daran erinnern (z.B.: einschießende Schmerzen) wurden öfter als Symptom genannt. Ein Großteil der Symptome betraf den Kopfbereich (Auge, Ohr, Nase, Mund und Zähne), Kehle und Brust (Jansen JP, 2015).

› Eigenschaften von *Aspergillus ruber*

Bei *Aspergillus (A.) ruber* handelt es sich um einen Gießkannenschimmel, welcher ubiquitär im Boden vorkommt. In sehr seltenen Fällen kann *A. ruber* auch einmal in einen Krankheitsprozess involviert sein. Vielmehr ist *A. ruber* für die Medizin und Industrie von großem Interesse, da er in der Lage ist, verschiedene Metabolite zu bilden. Viele dieser Stoffe sind sehr vielversprechend, auch hinsichtlich einer medizinischen Nutzung. So zeigen einige Metabolite z.B. eine antivirale und antibakterielle Wirkung. (Youssef FS, 2021).

› Homöopathisches Arzneimittelbild (Jansen JP, 2015)

- **Kopf:** Leere Empfindung.
- **Auge:** Trockenheit, schlimmer beim Schließen.
- **Ohr:** Singen und Pochen im rechten Ohr, Liegen auf der rechten Seite verbessert.
- **Nase:** Unbehagliches Gefühl durch Druck auf Nasenhöhle.
- **Mund:** Bitterer Geschmack.
- **Zähne:** Intensive Neuralgie im linken oberen zweiten Backenzahn während einer Erkältung. Der Zahnarzt kann keine Anzeichen finden. Zuvor Juckreiz in der linken Seite des Halses. Schlimmer bei Berührung des gegenüberliegenden Backenzahns. Die Schmerzen wandern vom rechten Unter- zum Oberkiefer. Abwesend im Schlaf und nach einem Spaziergang. Schmerz im linken oberen Backenzahn mit Schmerzen in der rechten Hand.
- **Rachen:** Leichter Husten mit Rückenschmerzen.
- **Magen:** Geruch von gekochten Speisen verschlimmert.
- **Abdomen:** Drückendes, einschießendes Empfinden in der rechten Seite des Unterleibs, schlimmer beim Stehen auf dem rechten Bein. Mit Schmerzen der hinteren Muskeln des rechten Oberschenkels, schlimmer beim Stehen auf dem rechten Bein.
- **Urin:** Der Urin wird durch vermehrtes Trinken von Wasser gelber. Urin fühlt sich wärmer an.
- **Weiblich:** Menstruation am Abend. Vaginale Blutungen mit wunden Brustwarzen, ein Jahr nach der Menopause.
- **Brust:** Gerüche aus der rechten Achselhöhle nur nach dem Essen von Knoblauch. Stechender und krampfartiger Schmerz am Brustbein.
- **Rücken:** Ausgedehnte Empfindlichkeit im rechten Kreuz-Darmbein-Gelenk. Gefühl, als ob sich der untere Rücken und das Becken lösen würden. Quälende Zuckungen im Übergang zwischen Becken und Rücken.
- **Extremitäten:** Hitze mit Kälte in den Händen. Raynaud-Syndrom.
- **Hitze und Fieber:** Kälte im Wechsel mit Hitze.
- **Schlaf:** Schnarchen mit Atemstillstand im Schlaf. Schläfrigkeit um 14h.
- **Verlangen nach Essen:** Schokolade, Kaffee, kalte Speisen, Marzipan, Fleisch, Rauchen.
- **Abneigung gegen Nahrungsmittel:** Kalte Speisen, Fette.
- **Allgemeines:** Wärme. Bewegung verschlimmert. Morgens beim Aufwachen und Aufstehen.
- **Gemüt:** Resolut, durchsetzungsfähig, fest. Gelassenheit. Sprache beeinträchtigt. Weinen. Zweifeln. Telegrammstil.
- **Begleitende Symptome:** Stechende Schmerzen im Kiefer mit Schmerzen in der rechten Hand.

Literaturverzeichnis

- Jansen, Jean Pierre & Boers, Inge, Louis Bolk Institute. 2015. Symptom Picture of Homeopathic Medicine Aspergillus ruber in Healthy Volunteers: A randomised, double- blind, placebo-controlled study of Aspergillus ruber. Hoofdstraat, Netherlands : s.n., 2015.
- Youssef FS, Singab ANB. 2021. An Updated Review on the Secondary Metabolites and Biological Activities of Aspergillus ruber and Aspergillus flavus and Exploring the Cytotoxic Potential of Their Isolated Compounds Using Virtual Screening. Evid Based Complement Alternat Med. 2021, Jan 31;2021:8860784.

Candida parapsilosis (Cand-p)

Arzneimittel aus Pilzen

› Charakteristika des Arzneimittels

In der Arzneimittelprüfung zeigten sich sehr viele Symptome, die mit einer Schleimhaut in Verbindung stehen, sei es am Auge, im Mundraum, im Rachen, Magen-Darm-Trakt oder im Urogenitaltrakt. Brennen und Juckreiz begleiteten viele Symptome, zusätzlich zeigten sich verschiedene Haut- und Schleimhauterscheinungen wie Schuppenbildung, Rötung, nesselsuchtartige Ausschläge, Geschwüre. Weitere Symptome zeigten sich im Gemüt wie Konzentrationsstörungen, Ängste und Reizbarkeit (Brown und Lange, 1992).

› Eigenschaften von *Candida parapsilosis*

Bei *Candida (C.)* parapsilosis handelt es sich um einen Hefepilz, welcher zur kommensalen Flora gehört. Er besiedelt die Schleimhäute, den Magen-Darm-Trakt und die Haut von Mensch und Tier. Darmdysbiosen, Störungen der Hautbarriere oder Katheter/Implantate können jedoch zu einer invasiven Candidose führen. Dabei kommt es auch bei *C. parapsilosis* zu einem morphologisch veränderten Wachstum mit Pseudohyphenbildung. Betroffen von solchen Infektionen sind besonders ältere Menschen, Frühchen und immunsupprimierte Patienten, z.B. während einer Chemotherapie oder nach Organtransplantationen. (Branco J, 2023).

› Homöopathisches Arzneimittelbild (Brown und Lange, 1992)

- **Gemüt:** Sehr müde und schusselig. Totaler Verlust des Verstandes, sieht rote Lichter und denkt, sie seien grün. Der Verstand rast und die Worte kommen in falscher Reihenfolge oder werden falsch ausgesprochen. Spontan und unkonzentriert. Konzentrationsschwierigkeiten. Äußerst ängstlich. Leichte Erregbarkeit und Frustration. Explosive Wut bei kleinen Vorfällen, als ob ihre Rechte verletzt würden. Vergesslich. Ungewöhnlich reizbar.
- **Kopf:** Schmerzen. Verengung der Stirn, schlimmer bei direktem Sonnenlicht. Wacht mit Kopfschmerzen auf, „hämmerndes" Gefühl. Äußere Ränder der Kopfhaut jucken. Ekzem, wie Pusteln am Haaransatz, rot, schuppig und juckend. Juckreiz auf der Kopfhaut: Trockene, schuppende, gerötete Stelle entlang des Haaransatzes. Kopfschmerz mit frontalem Juckreiz und leichtem Pochen.
- **Schwindel:** Schwindel und Hitzewallungen, besser im Freien.
- **Auge:** Juckreiz. Brennender Schmerz, wacht um 1 Uhr nachts mit brennenden Augen auf. Augen blutunterlaufen, schlimmer in der Mitte der Regenbogenhaut.
- **Nase:** Niesen. Linkes Nasenloch blutet, hellrotes Blut. Verstopfung.
- **Gesicht:** Winzige, weiße Pickel mit trockener Haut. Unterlippe: Brennen und Kribbeln. Unterlippe: kleiner trockener Fleck am Rande der Haut (1 x 1/2 cm). Geschwollenes Gefühl im Gesicht, Gefühl von leichter Vibration.
- **Mund:** Brennen und Kribbeln im Mund und an der Unterlippe, mit einem heißen Gefühl in der Speiseröhre bis in den Magen. Furunkel auf der Wangenschleimhaut der linken Wange. Aufgewacht mit nesselsuchtartige Schwellung der Unterlippe. Kribbeln der Lippen. Sensible Knötchen auf der hinteren Zunge bilateral, wie ein aphthöses Geschwür.
- **Rachen:** Jucken im Rachen. Wachte um 1 Uhr nachts mit brennendem Rachen und Durst auf.
- **Kehlkopf und Luftröhre:** Sodbrennen. Reflux in der Speiseröhre. Brennen und Kribbeln mit Hitzegefühl in der Speiseröhre.
- **Magen/Darm:** Verminderter Appetit. Sehr durstig. Erhöhter Appetit. Verlangen nach Salz. Verlangen nach Essiggurken und Knoblauch. Unterleibskrämpfe vier Stunden nach dem Mittagessen, besser mit Blähungen. Unterleibskrämpfe fünf Stunden nach dem Mittagessen. Blähungen und Völlegefühl nach dem Essen mit Sodbrennen. Völlegefühl im Magen zwei Stunden nach dem Essen, Dauer von sieben Tagen. Blähungen, übelriechend und häufig mit Unterleibskrämpfen. Schmerzen im linken Unterbauch, Krämpfe.
- **Rektum / Stuhlgang:** Verstopfung. Gut geformte und harte Stühle. Dünne Stühle.
- **Blase / Urin:** Erhöhter Harndrang. Stark riechender Urin. Stark riechender Urin mit dunkler, gelber Farbe.
- **Weibliche Genitalien:** Juckreiz im Schamhaar, gerötet und wund, besser durch Baden. Juckreiz in der Scheide. Klarer Vaginalausfluss. Verlängerter Zervixschleim während des Eisprungs. Menses acht Tage verspätet. Eiweißartige Leukorrhoe, tropfender Ausfluss.
- **Männliche Genitalien:** Vermindertes sexuelles Verlangen.
- **Brust:** Empfindung von Herzrhythmusstörungen mit Schwindelgefühl. Auffallend schneller Herzschlag, der in der Brust widerhallt. Heftiges Hitzeflattern, das lähmende Angst verursachte, trat auf, wenn man auf der linken Seite lag. Schlimmste prämenstruelle Brustempfindlichkeit aller Zeiten.

- **Rücken:** Wiederkehrende brennende Stelle am medialen Rand des linken Schulterblatts, fühlt sich an wie von einem Skorpion gestochen. Oberer seitlicher Bereich des rechten Schulterblattes, Punkt fühlt sich an, als ob er wund wäre, aber keine Läsion vorhanden.
- **Extremitäten:** Aufgewacht mit einer nesselsuchtartigen Schwellung an der rechten Hüfte. Unterarme sehr juckend und leicht gerötet auf der volaren Oberfläche, schlimmer mit Wollhemd an. Juckende Ferse, Juckreiz. Zwei kleine Bläschen am rechten Arm unter der Uhr, sehr rot und juckend.
- **Haut:** Pickelartiges Geschwür am Gesäß, rosa und erhaben und bei Berührung schmerzhaft. Juckreiz am ganzen Körper, als ob ein Insekt oder ein anderer Reizstoff auf der Haut wäre, Kratzen der Haut lindert vorübergehend.

Literaturverzeichnis

- Branco J, Miranda IM, Rodrigues AG. 2023. Candida parapsilosis Virulence and Antifungal Resistance Mechanisms: A Comprehensive Review of Key Determinants. J Fungi (Basel). 2023, Jan 5;9(1):80.
- Brown, Donald and Lange, Andrew. 1992. A homeopathic proving of Candida Parapsilosis. Homœopathic Links. 1992, 01.

Grifola frondosa (Grif-f)

Arzneimittel aus Pilzen

› Charakteristika des Arzneimittels

Besonders häufig zeigten sich in der Arzneimittelprüfung Symptome an Haut und Schleimhaut, z.B. Nase, Augen, Ohren, Mund, Hals und Atmungssystem, oft mit brennenden oder juckenden Empfindungen. Kopfschmerzen traten mehrmals in unterschiedlichen Intensitäten und Lokalisationen auf. Einzelne Symptome zeigten sich während der Prüfung im Bereich des Bewegungsapparats, des Gefäßsystems, des Kopfs, der Zähne und im Gemüt, auch als Schwindel und beim Schlafen. Subfebrile Temperaturen, Kältegefühl am ganzen Körper, rasche Erschöpfung wurden ebenfalls häufiger beobachtet. Schwerpunkte des Arzneimittels liegen beim peripherem Nervensystem, den Schleimhäuten und der Haut. (Rolik I, 2011).

› Eigenschaften von *Grifola frondosa*, dem Maitake-Pilz

Grifola frondosa, der Maitake-Pilz gehört zu den Ständerpilzen (Basidiomyceten) und zur Familie der *Grifolacae*. Er wächst häufig am Fuß alter Eichen, selten auch an Linden, Buchen und Kastanien. Das Verbreitungsgebiet ist Japan und von den Subtropen bis in die nördliche gemäßigte Zone. Der Pilz verursacht im Holz eine Weißfäule und ist in China und Japan ein wichtiger Speisepilz, wird aber auch wegen seiner medizinischen Eigenschaften sehr geschätzt. Verschiedene Inhaltstoffe von *Grifola frondosa* verfügen über immunmodulatorische (Adachi Y, 1994), antitumoröse (Masuda Y, 2006), antivirale (Zhao C, 2016; Gu CQ, 2007), antidiabetische (Lei H, 2007) und antientzündliche Eigenschaften (Su CH, 2020). Auch bei metabolischen Erkrankungen werden Polysaccharide von *Grifola frondosa* eingesetzt, z.B. bei der nicht-alkoholischen Fettleber (Li X, 2019) und Diabetes (Chen Y, 2019). Verschiedene Studien haben sich mit den antiviralen Eigenschaften von *Grifola frondosa* beschäftigt. Dabei zeigte sich eine antivirale Wirkung gegen Herpesviren, Hepatitis B Viren, Enteroviren und das HI-Virus (Wu JY, 2021).

› Homöopathisches Arzneimittelbild (Rolik I, 2011)

- **Gemüt:** Ruhe. Aufheiterung ab Morgen. Weniger angstvolle Gedanken. Beruhigung abends. Zufriedenheit und friedliche Gedanken. Abrupter Konzentrationsverlust am Morgen. Wunsch heitere Musik zu hören. Leichte Reizbarkeit am Abend vor dem Schlafen. Nachtängste, Angst im Dunkeln zur Toilette zu gehen. Akutes Empfinden des Alleinseins am Abend.
- **Kopf:** Scharfer anfallsartiger Kopfschmerz hauptsächlich in den Schläfen. Kopfschmerz mit Übelkeit bei Übermüdung. Druckgefühl im Nacken. Leichte ziehende Schläfenkopfschmerzen rechts. Verminderung morgendlicher Kopfschmerzen. Verminderung gewöhnlicher Kopfschmerzen.
- **Schlaf:** Gestörter Schlaf. Träume mit abschreckenden Szenen. Alpträume. Sehr guter Schlaf. Es ist schwer einzuschlafen. Tiefer Schlaf. Schlafen ohne Träume.
- **Schwindel:** Anfälle von Schwindel morgens nach dem Erwachen.
- **Auge:** Reizung am rechten Auge. Tränenträufeln. Abends beim Fernsehen starkes Brennen und Tränen der Augen. Gerstenkorn am linken Unterlied. Schleier vor den Augen nach dem Erwachen. Geschwollene Lieder. Gerötete Lider. Konjunktivitis rechts. Tränenträufeln beim Spaziergang. Scharfer Schmerz in den Augen mit Tränen. Jucken in den Augen, besonders in den Augenwinkeln. Augenmüdigkeit, Wunsch die Augen zu schließen. Druckgefühl an den Augen ab dem Morgen. Tränen der Augen in geschlossenem Raum, besonders bei Hitze.
- **Nase:** Juckreiz an den Nasenflügeln. Katarrhalischer Schnupfen. Trockene Rhinitis, mit einem verstopften rechten Nasenloch. Spontanes langes Niesen am Morgen. Kitzeln in der Nase. Gelbgrünlicher Nasenfluss für 2 Stunden am Morgen. Leichter Schnupfen. Leichter Schnupfen beim Spaziergang bei kühlem Wetter. Niesen am Abend, besonders draußen. Leichter Schnupfen nach dem Essen. Überempfindlichkeit der Nase. Verminderung des Schnupfens. Starkes Jucken der Haut an der Nasenwurzel.
- **Ohr:** Zischen in den Ohren während des Tages. Leichte Verstopfung des linken Ohres. Hautjucken an den Ohren. Empfindung von Ohrenschmalz in den Ohren. Rötung der Ohren nach dem Trinken von Rotwein.
- **Gesicht:** Hitzewallungen im Gesicht. Gesichtsrötung. Geschwollenes Gesicht.
- **Mund:** Bläschenausschlag an den Lippen. Bitterkeit im Mund. Stomatitis. Schmerzhaftes Gefühl der Schleimhaut der Wangen. Geschwollene Lippen. Trockenheit und Lippenrisse. Weniger Zahnfleischbluten. Fauliger Mundgeruch. Brennen an Zunge. Herpes labialis. Hautjucken um den Mund. Leichtes Jucken der Lippen. Schnelle Heilung von Herpeswunden an den Lippen. Schnelle Heilung kleiner Wunden im Mund.

- **Zähne:** Zahnschmerzen (Vorderzähne des Oberkiefers). Unerträglicher Schmerz in einer Zahnlücke oben. Überempfindlichkeit der Zähne für Kaltes.
- **Rachen:** Halsschmerzen in der Ruhe und beim Sprechen. Brennen im Rachen. Halsschmerzen beim Schlucken. Verspannung im hinteren Bereich des Rachens. Halskratzen.
- **Kehlkopf / Trachea:** Husten. Husten beim Rauchen. Brennen am Gaumen. Seltener trockener Husten in einem Zimmer. Verminderung des Hustens am Morgen. Leichtere Atmung in der Nacht. Drang zum Abhusten. Scharfer Husten beim schnellen Gehen.
- **Magen / Darm:** Übelkeit. Grummeln auf der rechten Seite des Unterleibs und in der Nabelgegend. Verstopfung. Völlegefühl, Krämpfe im Magen. Krampfartige Schmerzen im Oberbauch. Starke Blähungen. Leichte Übelkeit vor dem Essen. Appetit verbessert. Der Magen ist ruhiger als sonst.
- **Rektum / Stuhl:** Durchfall. Flüssiger Stuhl abends. Jucken des Afters. Brennen am After bei weichem Stuhl. Plötzliche Diarrhoe nach dem Essen (am Morgen). Stuhlgang leichter. Jucken an Hämorrhoiden vermindert sich.
- **Weibliche Genitalien:** Dumpfer Schmerz im Bereich des Schambeins beim Wasserlassen. Harndrang. Gefühl, als ob die Harnblase nicht völlig entleert ist. Heißhunger um Mitternacht.
- **Männliche Genitalien:** Akuter schneidender Schmerz in der Harnröhre beim Sitzen. Ziehen im Hodensack, das bis zum Perineum reicht.
- **Brustkorb:** Rasselgeräusch im Brustkorb. Schmerzen im Bereich des Herzens bei Körperbelastung (Schwimmen). Schmerzen an der rechten Lungenseite. Stechender Schmerz in der rechten Seite der Brust. Schmerzen in der rechten Mamma. Herzschmerzen und Herzklopfen. Ziehender Schmerz auf der rechten Seite des Rippenbogens.
- **Rücken:** Dumpfer Schmerz im ganzen Rücken. Schmerzen im Kreuz im Bereich der linken Niere. Schmerzen im Rücken zwischen den Schultern. Schmerzen im Bereich der Halswirbelsäule, Reizung der rechten Schulter. Verspannung im Bereich der Halswirbelsäule.
- **Extremitäten:** Jucken in der linken Ferse. Schneidender Schmerz im rechten Schienbein abends. Muskelkrämpfe in den Beinen nachts. Schmerz in den Waden bei intensivem Gehen. Heiße Füße. Kalte Füße.
- **Haut:** Reizung und Brennen der Haut im Bereich des Brustkorbs rechts. Exanthem am Brustkorb. Hautrötung über dem Brustbein. Jucken am Oberkörper. Schnelle Heilung kleiner Wunden an den Handflächen. Schnelle Heilung kleiner Wunden an der Kopfhaut. Verminderung des Hautjuckens am ganzen Körper. Kurzfristiges Hautjucken im Bereich des Kreuzes, Tag und Nacht.
- **Frost:** Kälte am ganzen Körper. Leichtes Frösteln ab dem Morgen. Subfebrile Körpertemperatur.
- **Allgemeinsymptome:** Verbesserung des Allgemeinzustandes. Leichtigkeit. Aktivitätssteigerung. Wärme am ganzen Körper. Rasche Erschöpfung. Müde am Morgen. Fühlt sich müde und schwer nach dem Essen.

Literaturverzeichnis

- Adachi Y, Okazaki M, Ohno N, Yadomae T. 1994. Enhancement of cytokine production by macrophages stimulated with (1-->3)-beta-D-glucan, grifolan (GRN), isolated from Grifola frondosa. Biol Pharm Bull. 1994, Dec;17(12):1554-60.
- Chen Y., Liu D., Wang D., Lai S., Zhong R., Liu Y., Yang C., Liu B., Sarker M.R., Zhao C. 2019. Hypoglycemic activity and gut microbiota regulation of a novel polysaccharide from Grifola frondosa in type 2 diabetic mice. Food Chem. Toxicol. 2019, 126:295–302.
- Gu C.-Q., Li J.-W., Chao F., Jin M., Wang X.-W., Shen Z.-Q. 2007. Isolation, identification and function of a novel anti-HSV-1 protein from Grifola frondosa. Antivir. Res. . 2007, 75:250–257. .
- Lei H., Ma X., Wu W. 2007. Anti-diabetic effect of an α-glucan from fruit body of maitake (Grifola frondosa) on KK-Ay mice. J. Pharm. Pharmacol. 2007, 59:575–582.
- Li X., Zeng F., Huang Y., Liu B. 2019. The positive effects of Grifola frondosa heteropolysaccharide on NAFLD and regulation of the gut microbiota. Int. J. Mol. Sci. 2019, 20:5302.
- Masuda Y., Kodama N., Nanba H. 2006. Macrophage J774. 1 cell is activated by MZ-Fraction (Klasma-MZ) polysaccharide in Grifola frondosa. Mycoscience. 2006, 47:360–366.
- Rolik I., Tschujkina E.,. 2011. Homöopathische Arzneimittelprüfungen der Präparate Bacillus cereus, Bacillus firmus, Mycobacterium phlei, Propionibacterium avidum, Grifola frondosa. www.provings.info, 2011.
- Su C.-H., Lu M.-K., Lu T.-J., Lai M.-N., Ng L.-T. 2020. A (1→6)-Branched (1→4)-β-d-Glucan from Grifola frondosa Inhibits Lipopolysaccharide-Induced Cytokine Production in RAW264. 7 Macrophages by Binding to TLR2 Rather than Dectin-1 or CR3 Receptors. J. Nat. Prod. 2020, 83:231–242.
- Wu JY, Siu KC, Geng P. 2021. Bioactive Ingredients and Medicinal Values of Grifola frondosa (Maitake). Foods. 2021, Jan 5;10(1):95.
- Zhao C., Gao L., Wang C., Liu B., Jin Y., Xing Z. 2016. Structural characterization and antiviral activity of a novel heteropolysaccharide isolated from Grifola frondosa against enterovirus 71. Carbohydr. Polym. 2016, 144:382–389.

Mucor racemosus (Mucor-r)

Arzneimittel aus Pilzen

› Charakteristika des Arzneimittels

In der Arzneimittelprüfung zeigten sich besonders solche Symptome, welche auf eine Durchblutungsstörung zurückzuführen sind. Seien es Muskelschmerzen oder generell chronische Schmerzen, Kopfschmerzen, Schwindel, Schwellungen/Ödeme, Verdauungsstörungen oder zu hoher bzw. zu niedriger Blutdruck.
Daraus ergeben sich als Anwendungsschwerpunkte Beschwerden der Blutgefäße, chronisch (infektiöse) Entzündungen, Allergien und Prozesse mit einer chronischen Stase und Ödemen. (Rolik I, 2014).

› Eigenschaften von *Mucor racemosus*

Der traubige Kopfschimmel (*Mucor (M.) racemosus*) gehört zu den Zygomyzeten und kommt weltweit im Boden vor. Besonders häufig gelingt der Nachweis von Getreidesamen, verschimmelten Heu, Tomaten und auch von Fleisch. *M. racemosus* gehört daher auch zu den Futtermittelverderbern. Durch das Einatmen von Schimmelpilzsporen kann eine Allergie oder bei immunsupprimierten Patienten, auch eine Infektion ausgelöst werden.
M. racemosus ist jedoch auch Bestandteil des Mycobioms des Menschen und Veränderungen in seiner Häufigkeit sind mit verschiedenen Erkrankungen assoziiert. Bei Patienten mit Adipositas kann es zu einer Verminderung von *M. racemosus* kommen. Untersuchungen haben gezeigt, dass diese Verminderung negativ assoziiert ist mit dem BMI, dem %Fettanteil, LDL-Cholesterol, Triglyceriden,Harnsäure und dem CRP (Rodríguez M, 2015). Es konnte ebenfalls ein Zusammenhang zwischen dem Mycobiom und Arteriosklerose der *A. carotis* nachgewiesen werden. Das Vorkommen von *M. racemosus* ist negativ assoziiert dem Framingham Risk Score (für cardiovaskuläre Erkrankungen) und der Dicke der Intima-Media der *A. carotis* (Chacón MR, 2018).

› Homöopathisches Arzneimittelbild (Rolik I, 2014)

- **Gemüt:** Wechselnde Stimmung während des Tages. Nervosität während des Tages. Gute Stimmung. Oberflächliche Gedanken. Zustand der Gefühllosigkeit. Schlechte Gedanken in der Nacht. Unwille, etwas zu tun, wurde weniger. Kurzzeitiges Gefühl der inneren Leere.
- **Kopf:** Schweregefühl im Nacken verschwand und kehrte innerhalb einiger Tage nicht wieder. Leichte Migräne in der rechten Seite des Kopfes. Der drückende Kopfschmerz verschwand. Leichter Kopfschmerz im Nacken wurde weniger. Ein pulsierendes Gefühl im Bereich der Stirn über dem rechten Auge. Der Druck in der linken Schläfe verstärkte sich in der Nacht.
- **Schlaf:** Kurzer Schlaf. Lebhafte Träume in manchen Nächten. Der gestörte Schlaf am Morgen verschwand. Schlafstörungen mitten in der Nacht.
- **Schwindel:** Schwindel am Abend. Schwindel wurde weniger. Dunkle Punkte in den Augen verschwanden. Schwindel trat im Bett auf.
- **Augen:** Schwellungen um die Augen verschwanden. Leichter Schmerz und Druck in den Augen. Gefühl von Juckreiz in beiden Augen. Gefühl „von Sand in den Augen“ am Morgen verschwunden. Kurzzeitiges Brennen im rechten Auge. Brennendes Gefühl in den Augen. Gefühl des Nebels in den Augen wurde weniger. Notwendigkeit, die Augen zu wischen.
- **Nase:** Leichte Nasenverstopfung. Die übliche Nasenverstopfung wurde weniger. Nasenverstopfung verschwand für mehrere Stunden. Schwaches Nasenbluten am Abend. Stärker verstopfte Nase. Juckreiz in der Nase am Morgen. Empfindlicher beim Einatmen von Luft. Jucken in beiden Nasenflügeln.
- **Ohr:** Klingeln im rechten Ohr wurde weniger. Gefühl von kalten Ohrläppchen. Das Klingeln in den Ohren nahm zu. Hitzegefühl im Innenohr in der Nacht. Leichter Schmerz im linken Ohr. Das Jucken im rechten Ohr ist verschwunden. Verstopfung des rechten Ohres beim Schnäuzen. Stimmen scheinen weit entfernt.
- **Mund:** Bitterer Geschmack im Mund. Leichte Schwellung der Unterlippe. Jucken in der Lippe. Leichter Metallgeschmack im Mund. Bitterer Geschmack im Mund. Gingivitis wurde weniger. Gefühl, als ob die Zunge mit Samt bedeckt wäre.
- **Zähne:** Leichte Zahnschmerzen in der Nacht. Die Zähne sind empfindlich gegen kalte Luft. Zähne sind beim Zähneputzen empfindlicher.
- **Rachen:** Gefühl von Halsschmerzen. Halsschmerzen nur beim Schlucken. Schmerzen im Rachen beim Trinken von heißen Getränken. Gefühl der Halsentzündung verschwand. Schlucken schmerzhaft. Bedürfnis, Nahrung herunterzuspülen. Trockenheit in der Kehle, besonders nachts.
- **Kehlkopf / Trachea:** Trockener Husten. Leichter Schmerz im Kehlkopf beim Husten. Husten am

Morgen mit Auswurf. Ein klumpiges Gefühl im Kehlkopf zwingt zum Schlucken. Trockener Husten verschwand. Würgender trockener Husten beim Aufwachen am Morgen. Luftmangel.

- **Magen / Darm:** Übermäßiger Appetit. Abdominales Völlegefühl wurde weniger. Häufiger Stuhlgang mit Durchfall nach dem Essen. Blähungen im Unterbauch in der Nacht. Laute Darmgeräusche. Aufstoßen wurde weniger. Akute Schmerzen im Unterbauch. Sodbrennen vor dem Schlaf verschwunden. Übelkeitsgefühl mit starkem Sodbrennen am Morgen. Schmerzen links im Bereich des Ileums nach dem Essen. Schmerzen im Bereich der linken Flexur nach den Mahlzeiten. Abends Abscheu vor dem Essen. Pulsieren im Unterleib beim Liegen auf dem Rücken.
- **Rektum / Stuhlgang:** Verstopfung. Hämorrhoiden treten nach der Defäkation weniger hervor. Komplizierte Defäkation, fester Stuhl verschwand. Brennen in der Analgegend. Gefühl von unzureichendem, unvollständigem Stuhlgang verschwunden. Weicher Stuhlgang. Leichte Diarrhöe.
- **Weibliche Genitalien:** Juckreiz an den äußeren Genitalien wurde weniger. Übermäßiges sexuelles Begehren. Schweregefühl im Unterbauch verschwunden. Häufiges Wasserlassen. Ausbleibende Menstruation.
- **Männliche Genitalien:** Häufiges Wasserlassen in der Nacht. Schmerzhaftes und kompliziertes Urinieren verschwand. Gefühl des Drucks in der Prostata am Morgen wurde weniger. Spontane Erektion.
- **Brust:** Schmerzen in der Brust vor der Menstruation wurden weniger. Gefühl von Hitze in den Brustdrüsen. Schmerzen in der rechten Brust. Leichte Schmerzen hinter dem Brustbein.
- **Rücken:** Morgens steife Wirbelsäule. Schmerzen in der linken Nierengegend. Krämpfe im Nackenmuskel auf der linken Seite. Leichte Schmerzen im Rücken in der Nacht. Schmerzen in der Taille nahmen am Ende des Tages ab. Schmerzen in der Lumbalregion beim Aufwachen wurden weniger.
- **Extremitäten:** Leichte Schmerzen in den Schultermuskeln. Die Steifheit in den Handgelenken wurde weniger. Schmerzen in den Schultergelenken verschwinden. Kalte Füße in der Nacht und am Morgen. Schweregefühl des linken Schienbeins in der Nacht. Schweregefühl in den Beinen bei Bewegung. Gefühl von kalten und feuchten Handflächen.
- **Haut:** Leichtes Jucken im Rücken. Brennen der Haut in der Nacht. Jucken der Haut und Hautausschläge an beiden Ellenbogen. Allergieausschlag an den Händen wurde weniger. Rötung und juckender Ausschlag in der Armbeuge verschwunden. Hauttrockenheit im Lendenbereich. Jucken im Bereich der Schulterblätter, das bei emotionaler Belastung zunimmt. Schwitzen beim Schlafen.
- **Erkältung / Fieber:** Gefühl von Frösteln am Tag. Erhöhte Temperatur. Frösteln trotz warmer Decke in der Nacht. Allgemeine Hitze in der Nacht.
- **Allgemeine Symptome:** Hypotonie. Verlangen nach Aktivität während des ganzen Tages. Leichte Tachykardie. Ekel vor fettigen Speisen. Viel Energie während des Tages. Gefühl des Zusammenbruchs am Ende des Arbeitstages. Übelkeit nach dem Essen. Unausgeruht nach dem Schlaf. Allgemeine Schwäche wurde weniger. Anstieg des arteriellen Blutdrucks.

Literaturverzeichnis

- Chacón MR, Lozano-Bartolomé J, Portero-Otín M, Rodríguez MM, Xifra G, Puig J, Blasco G, Ricart W, Chaves FJ, Fernández-Real JM. 2018. The gut mycobiome composition is linked to carotid atherosclerosis. Benef Microbes. 2018, Feb 27;9(2):185-198. doi: 10.3920/BM2017.0029.
- Rodríguez M, Pérez D, Javier Chaves F, Esteve E, Marin-Garcia P, Xifra G, Vendrell J, Jové M, Pamplona R, Ricart W, Portero-Otin M, Chacón MR, Fernández Real JM. 2015. Obesity changes the human gut mycobiome. Sci Rep. 2015, Oct 12. doi: 10.1038/srep14600.
- Rolik I. 2014. Symptom Picture of Homeopathic Medicine Mucor racemosus. Moskau. 2014.

Penicillium chrysogenum (Penic-ch)

Arzneimittel aus Pilzen

› Charakteristika des Arzneimittels

In der Arzneimittelprüfung waren die Symptome relativ gleichmäßig über den Körper verteilt, vermehrt aber im Nasenrachen-Raum/Lunge, Magen/Darm und in den Extremitäten. Weitere Symptome zeigten sich bei den weiblichen und männlichen Genitalien, Kopf und Schlaf sowie Schwindel und mentale Symptome. Unter den beobachtbaren Symptomen fielen eine Zunahme oder im Gegenteil die Abschwächung von starken oder stillen Entzündungsprozessen auf. Diese Symptome äußerten sich in einer Zunahme der Schmerzen oder im Gegenteil in einer Abnahme der Schmerzen und in einer Zunahme der Anzeichen einer entzündlichen Schwellung oder einer Abnahme derselben. Chronische infektiös-entzündliche Erkrankungen des Nasen-Rachen-Raums und der Atemwege wurden häufig in Kombination mit Reaktionen des Thermoregulationszentrums (Schwindel/Kälte) beobachtet. (Kolosyuk V, 2016).

› Eigenschaften von *Penicillium chrysogenum*

Penicillium (P.) chrysogenum gehört zu den Pinselschimmeln und ist ubiquitär verbreitet. Man findet ihn im Boden, in verrottenden Pflanzen, Getreide und verdorbenen Obst und Gemüse. Die Pilzsporen können sich leicht durch die Luft verteilen und gelangen so auch in Wohnräume, wo *P. chrysogenum* dann auch auf Oberflächen wie Trockenbauwänden, alle Arten von Holz, Tapeten, Teppichen, Farben, Textilien und Staub nachgewiesen werden kann. Schimmelpilze können allergische Symptome auslösen, zu diesen gehören besonders eine verstopfte und/oder laufende Nase, Niesen, gereizte Augen, Husten, pfeifende Atmung, Juckreiz an Augen, Nase und Rachens (American College of Allergy). *P. chrysogenum* ist auch ein wichtiger Produzent verschiedener Metabolite und Antibiotika. Das erste in der Medizin verwendete Antibiotikum – Penicillin – wurde von A. Fleming aus *P. chrysogenum* isoliert.

› Homöopathisches Arzneimittelbild (Kolosyuk V, 2016)

- **Gemüt:** Fühlt sich niedergeschlagen. Wut. Alte Ängste und Befürchtungen. Erhöhte Reizbarkeit. Fühlt sich ein wenig aggressiv. Grundlose Angst. Reizbarkeit an belebten Orten. Apathie. Unruhe vor dem Schlaf. Schlechte Laune mit Wunsch zu weinen. Sich affektioniert fühlen. Leichte Depression. Den ganzen Tag über ein Gefühl der Einsamkeit. Traurigkeit vom Musikhören.
- **Kopf:** Rechtsseitiger frontaler Kopfschmerz. Schmerz in der Stirn. Schmerzen in der Stirn und Okzipitalregion am Nachmittag. Pulsierender Schmerz in der linken Stirn. Schmerz in Schläfen, die kommen und gehen. Leichte Spannung und Schmerzen im Nacken am Abend nach der Arbeit. Aufwachen mit schwerem Kopf am Morgen. Gefühl, dass das Haar trockener wurde. Kribbeln im Kopf am Morgen. Schmerzen im Nacken, Taubheitsgefühl im Hinterkopf mit Schweregefühl. Leichte linksseitige Hemikranie. Beim Aufwachen kurzzeitig leichter Schmerz in der rechten Seite des Kopfes. Schweregefühl im Kopf. Die Fettigkeit der Kopfhaut und der Haare wurde talgig. Kurzzeitiger Kopfschmerz in kaltem Zimmer.
- **Schlaf:** Verlangen, den ganzen Tag zu schlafen. Schlaflosigkeit. Lebhafte Träume. Nachts mehrere Male aufgewacht. Gefühl des leichteren Einschlafens. Zweimaliges Aufwachen in der Nacht, mit Hitze und Schweiß. Gefühl, ausgeruhter zu sein, konnte am Morgen ausreichend schlafen. Der Schlaf war etwas unruhig. Am Morgen sehr schläfrig. Lebhafte und abstrakte Träume. Fühlte sich am Morgen schläfriger als sonst.
- **Schwindel:** Leichter Schwindel. Schwindel - beim Drehen des Kopfes von rechts nach links. Am Abend - Schwindelgefühl beim Blick nach oben. Verlust des Gleichgewichts beim Drehen des Kopfes. Schwindel beim Bewegen des Kopfes nach hinten, beim Aufwachen am Morgen. Leichter Schwindel und Übelkeit in einem überfüllten und warmen Raum. Nach einem Arbeitstag, Schwindel beim Blick auf sich bewegende Dinge und von lauten Geräuschen.
- **Auge:** Schwellung der Augenlider am Abend. Während des Tages mehrere Male Doppeltsehen, bei Angst. Abends oft Lust, die Augen zu reiben, als ob als ob Sand da wäre. Drückender Schmerz im rechten Auge. Gefühl von Schleier vor den Augen. Gefühl von vermehrtem Tränenfluss. Jucken in den Augen beim Gehen am Morgen. Schleimgefühl im rechten Auge. Jucken in den Augen für einige Minuten. Schwierigkeiten den Computer zu bedienen, wegen Doppeltsehen. Kurzzeitiges Zucken des rechten Auges. Rötung vor den Augen am Morgen. Gefühl der Überanstrengung in den Augen.
- **Nase:** Nasenkatarrh. Fühlt sich durch kalte und feuchte Luft verstopft an. Brennen in der Nase. Kruste in der Nase bemerkt. Nasenausfluss. Ständiges Niesen während des Tages. Nasensekret wird durch kalte Luft verschlimmert. Gefühl der Reizung der Nasenlöcher. Fließender Schnupfen bei bewölktem

und regnerischem Wetter. Gefühl weniger zu riechen. Brennen im rechten Nasenloch. Juckende Empfindung in der Nase. Morgens mehrere kleine rote Flecken auf der Nase. Leichte Epistaxis. Nasenverstopfung beim Aufwachen. Nasenausfluss roch schlecht. Nasenverstopfung, wenn das Zimmer stickig war. Gefühl der Trockenheit in der Nase. Nach einer emotionalen Störung gab es während einiger Minuten ein Brennen in der Nase. Gefühl, dass die Nasenatmung schwierig war. Empfindung, dass die Nasenschleimhaut empfindlich auf feuchte Luft und Klimaanlagen reagiert.

- **Ohr:** Brummen und Kribbeln in den Ohren. Pochende Schmerzen im rechten Ohr. Jucken in den Ohren. Gefühl einer Verstopfung in den Ohren beim Schlucken. Stechende Schmerzen in den Ohren. Gefühl, als ob man für einen Moment taub wäre. Abwechselnd leichte Schmerzen im rechten Ohr. Einen Moment lang das Gefühl eines Knalls in den Ohren. Jucken im rechten Ohr. Schmerz in den Ohren ausstrahlend zur Nasenwurzel. Gefühl, als ob sich das Gehör verbessert hätte. Periodisch ein unangenehmes Klingeln in den Ohren. Vermindertes Gehör. Mehrere Male seltsames Geräusch in den Ohren.
- **Gesicht:** Gefühl, als ob das Gesicht rau wäre. Schmerz in der Region des rechten Jochbeins. In außergewöhnlicher Situation wurde das Gesicht blass und kalt. Jucken in der Kinngegend. Schwellung und Schmerzen in den rechten Speicheldrüsen. Pickel mit Juckreiz auf der Stirn. Trockenheit der Lippen vor dem Sprechen. Leichter Schmerz in den Kiefergelenken. Brennen der Haut im Gesicht in einem engen, stickigen Raum. Gefühl der Irritation der der Gesichtshaut bei kaltem und windigem Wetter. Ungewöhnliche Röte im Gesicht an kalten oder heißen Orten und auch bei Erregung. Plötzliche Schwere und Taubheit an der Nasenwurzel. Leichter Ausschlag auf den Wangen am Abend. Rissige Lippen.
- **Mund:** Gefühl der Trockenheit im Mund die ganze Nacht. Erhöhter Speichelfluss vor dem Essen. Bitterer Geschmack im Mund in der Nacht. Schlechter Atem. Plötzliches Aufwachen mit dem Gefühl, dass die Zunge nicht in den Mund passt. Hohe Empfindlichkeit des Zahnfleisches beim Essen. Jucken in den Lippen nach dem Essen. Gefühl der Taubheit der Zunge. Die Zunge und Zahnfleisch erscheinen rau und trocken. Brennendes Gefühl auf der Zunge. Bitterer Geschmack im Mund nach dem Essen.
- **Zähne:** Rechtsseitige Zahnschmerzen. Überempfindliche Zähne. Die Zähne sind empfindlicher gegen kalte und heiße Getränke. Jucken des Zahnfleisches. Brennende Empfindungen des Zahnfleisches. Zahnfleischbluten nach dem Zähneputzen.
- **Rachen:** Halsschmerzen mit Trockenheit. Gefühl, als ob etwas auf den Rachen drückt, bei Gedanken an die Zukunft. Gefühl der Irritation und Schwellung im Rachen. Halsweh mit Rachensekretion. Schmerzen im Rachen beim Schlucken. Plötzliches Gefühl von Druck im Rachen, das durch Beunruhigung hervorgerufen wird. Schmerzen im Rachen beim Gähnen. Leichte Schmerzen im Rachen am Morgen. Gefühl von Halsweh während der Nacht. Brennen im Rachen und vermehrter Speichelfluss. Halsschmerzen mit Gefühl des Kratzens beim Husten. Gefühl, dass die Mandeln geschwollen sind. Trockener, gereizter Rachen beim Aufwachen.
- **Kehlkopf / Trachea:** Plötzlicher Stimmverlust bei Nervosität. Gefühl eines Fremdkörpers hinter dem Brustbein. Trockener Husten in der Nacht. Gefühl von Trockenheit und Brennen im Kehlkopf. Erstickungsgefühl beim Trinken. Husten und Schmerz im Kehlkopf nach langem Sprechen. Müdigkeit der Stimme. Halsschmerzen traten nach den Mahlzeiten auf. Nasaler Ton der Stimme. Heiserkeit am Abend. Würgen beim Trinken kalter Getränke. Gefühl von Druck und Taubheit im Kehlkopf bei Aufregung. Kratzendes Gefühl hinter dem Brustbein. Die Stimme wurde beim Sprechen rau. Die Stimme wird bei kalter Luft schwach.
- **Magen / Darm:** Übelkeit in der Nacht mit Aufstoßen. Kurzer stechender Schmerz mehrmals in der Nabelgegend. Nachts aufgewacht wegen Sodbrennen. Übelkeit nach dem Essen von fettigen Speisen. Schmerzen im Oberbauch oder ein Schmerz auf leeren Magen mit großem Hunger beim Aufstehen. Nach dem Frühstück Übelkeit. Brennen im Epigastrium. Schmerz im linken Hypogastrium. Schmerzen im Mesogastrium nach dem Essen. Aufstoßen. Abdominales Aufstoßen während des Tages. Leichtes Aufstoßen nach dem Mittagessen bis zum Abend. Saures Aufstoßen. Gefühl von Durst in der Nacht. Morgens kein Appetit, der Gedanke an Essen verursachte Übelkeit. Verlangen nach frischen Früchten. Abdominaler Druck beim Aufwachen. Intensive Koliken im Unterleib. Intensives Grummeln im Magen. Plötzlicher Schmerz im linken Hypogastrium vor dem Mittagessen, wie ein heftiger Spasmus. Schweregefühl im Magen. Blähungen nach dem Essen. Hörbare Darmgeräusche nach dem Frühstück. Stechender Schmerz oberhalb des Schambeins.
- **Rektum / Stuhlgang:** Verstopfung mit geringem Verlangen nach Stuhlgang. Analbrennen nach Stuhlgang. Drang zur Entleerung mit kolikartigen Schmerzen im linken Unterbauch. Der Stuhl wurde mehr geformt (dicht). Der Geruch des Stuhls war ungewöhnlich übelriechend. Gefühl von Juckreiz im Rektum in der Nacht. Schwierige und unbefriedigende Entleerung. Häufiger Blähungen als gewöhnlich. Brennendes Gefühl im Rektum, Stuhlgang in Form von Kugeln. Der Stuhlgang war zweimal am Tag statt einmal wie gewöhnlich. Entleerung mit Tenesmus. Kribbelndes Gefühl in der Perianalgegend. Die übliche Verstopfung hörte auf. Leichter Durchfall.
- **Weibliche Genitalien:** Die Menses setzte zwei Tage später ein. Schmerz in der rechten Seite des Unterbauches vor der Menstruation, mit leichtem Schwindelgefühl. Spärliche vaginale Blutung, dunkelkaffeefarben. Menses kam zur rechten Zeit, hatte aber unangenehmen Geruch. Die Menstruation war während des Schlafes stärker ausgeprägt. Gelblich-schleimiges Scheidensekret, leicht juckend. Nach Menstruation - zwei Tage leichte Schmerzen im Unterbauch, mit Übelkeit und

Müdigkeit. Vor der nächsten Menstruation gab es keine übliche Reizbarkeit und Unterleibsschmerzen. Juckende Empfindung im Genitaltrakt. Leichte Schmerzen im unteren Rücken am ersten Tag des Menstruationszyklus.

- **Männliche Genitalien:** Leichte Schwierigkeiten beim Urinieren. Schweregefühl im Perineum. In der Mitte des Tages gab es ein leichtes Brennen beim Urinieren. Häufiges Einnässen. In der Nacht dumpfer Schmerz im Schritt, beim Gedanken daran, kein Verlangen nach sexuellen Beziehungen. Abends Urin von stark gelber Farbe. Am Morgen war der Urin trübe und schaumig, mit leichter Dysurie. Leichte Rötung um die Eichel. In der ersten Nacht Hitzegefühl im Genitalbereich und verstärkte sexuelle Erregung. Verminderung des Urinstrahls. Jucken und Rötung der Eichel. Mehrmals Gefühl von stechenden Schmerzen in der Perineumregion.
- **Brust:** Trockener Husten mit retrosternalen Schmerzen und schwierigem Auswurf. Bei normalen sportlichen Aktivitäten entwickelte sich zu schnell Atemnot. Kurzfristige Kurzatmigkeit (beim Aufwachen mit Todesangst in der Nacht). Gefühl von geschwollenen Brüsten vor der Menstruation. Husten mit Übelkeit am Morgen. Drückender Schmerz im dem oberen Teil der Brust. Wachte nachts mit dem Gefühl auf, als ob das Herz schneller schlägt. Kurzatmigkeit. Husten mit schleimigem Auswurf nach dem Training in der Turnhalle. Retrosternales Druckgefühl, mit Gefühl von unzureichender Luft. Stechender Schmerz in der rechten unteren Seite des Brustkorbs. Gefühl von Schwere, Stauung und Spannung. Schmerzhaftes Herzklopfen in der Brust. Schmerzen in der Herzgegend aufgrund von Angstzuständen. Gefühl des Luftmangels, bei Aufregung.
- **Rücken:** Stechender Schmerz bei Bewegungen. Taubheit im Nacken. Schmerz mit Gefühl der Müdigkeit. Steifheit im Nacken und Spannung. Im unteren Rückenbereich, Rückenschmerzen als ob es drückt. Schwere und Spannung im unteren Rücken am Nachmittag. Schmerzen mit Gefühl der Müdigkeit im unteren Rückenbereich, plötzlicher Druck. Schwere und Druck. Taubheit und Druck. Taubheit und Steifheit im unteren Rücken beim Aufwachen. Dumpfer Schmerz im Kreuzbein. Schmerz in der rechten Seite des Halses bei Bewegungen. Schmerzen und Schweregefühl im unteren Rücken nach langem Sitzen.
- **Extremitäten:** Leichte Schmerzen im rechten Hüftgelenk. Schmerzen im rechten Knie. Juckreiz im Daumen der rechten Hand. Morgens Schmerzen und Steifheit in den Gelenken der Finger. Schmerzen in den Knien während des Tages. Gefühl von Trockenheit und Rauheit der Haut an den Ellenbogen. Schmerz im linken Fuß beim Beugen. Steifheit und Knirschen in den Gelenken der Hände am Morgen. Gefühl, dass die Haut auf der Rückseite des Beins trocken und rau ist. Gefühl von Steifheit und Taubheit in den Schultern. Schmerzen in der Hüfte beim Strecken der Beine. Leichtes Schälen der Haut an den Fersen. Schmerzen im rechten Knöchel. Brennender und pochender Schmerz im rechten Fuß. Stechen und Krämpfe an der Seite des rechten Fußes. Schmerzen in den Knochen der Arme und Beine. Zerrendes Gefühl in den Hüften während der Nacht. Kribbeln in den Armen am Abend. Ziehende Schmerzen in den Armen. Schwäche in Armen und Beinen.
- **Haut:** Jucken und Brennen der Haut an der Brust. Kleiner Ausschlag an der Brust. Die Haut juckte etwas nach Kontakt mit dem Waschmittel. Die Haut war sehr empfindlich gegen kalte Luft. Leichte Schälung der Haut am Bauch. Gefühl, als ob sich die Haut schält. Juckende Achselhöhlen.
- **Erkältung / Fieber:** Frösteln und Gefühl von Kälte. Zittern in der Nacht. Die Hitzewallungen (verbunden mit Menopause) weniger ausgeprägt. Fieber und unruhiger Schlaf in der Nacht mit Durst. Bei geistiger Anspannung Gefühl von Hitze im Körper. Kälte und plötzliche Hitze mit Schweiß. Verstärktes Schwitzen in der Nacht mit einem Gefühl der Ohnmacht am Morgen. Leichtes Frösteln wie bei einer Erkältung. Plötzliches Gefühl von Schüttelfrost. Leichtes Frösteln für einen Moment. Ungewöhnliches Schwitzen in stickigem Raum. Übermäßiger Schweiß in der Nacht. Spürbares Schwitzen nach großem Durst. Zweimaliges kaltes Schwitzen am Abend.
- **Allgemeine Symptome:** Vermehrter Appetit mit Verlangen, häufig zu essen. Vollständige Auszehrung. Gefühl wie Beulen im Nacken. Manchmal eine plötzliche Schwäche. Verlangen nach Süßigkeiten. Zuckende Muskeln des Rückens und der Extremitäten. Ungewöhnliche Schwäche beim Aufwachen. Am Morgen Gefühl von Steifheit in den Muskeln des ganzen Körpers. Am Abend leichtes Zittern im Inneren. Leichte Schmerzen in den Muskeln und Gelenken, wie bei einer Grippe.

Literaturverzeichnis

- American College of Allergy, Asthma & Immunology. acaai.org. mold allergies. [Online] [Zitat vom: 12. June 2023.] https://acaai.org/allergies/allergic-conditions/mold-allergies/.
- Kolosyuk V. 2016. Symptom Picture of Homeopathic Medicine Penicillium chrysogenum. St. Petersburg. 2016.

Penicillium glabrum (Penic-gl)

Arzneimittel aus Pilzen

› Charakteristika des Arzneimittels

In dieser Arzneimittelprüfung zeigten sich Schwerpunkte bei Symptomen in den Bereichen Schwindel, im Rachenraum und an den Extremitäten. Zu den häufigen Symptomen gehörten ebenfalls Kopf- und Rückenschmerzen sowie Gemütssymptome. Oft traten kombinierte Symptome auf, so waren Beschwerden im Rachenbereich häufig von Symptomen im Atemtrakt begleitet. Diese könnten einen entzündlichen Auslöser haben. Mögliche Anwendungsgebiete sind entzündliche und infektiöse Erkrankungen des Nasen-Rachen-Raums und im Respirationstrakt. Beschwerden in der Hals- und oberen Brustwirbelsäule, mit Kopfschmerzen und Schwindel. (Kolosyuk V, 2016).

› Eigenschaften von *Penicillium glabrum*

Bei *Penicillium (P.) glabrum* handelt es sich um einen ubiquitär vorkommenden Schimmelpilz, der häufig z.B. auf Früchten, Nüssen und Getreide nachgewiesen werden kann. *P. glabrum* kommt auch auf Bäumen vor. Gesundheitliche Probleme können jedoch auftreten, besonders, wenn regelmäßig Pilzsporen eingeatmet werden. Hiervon sind besonders Mitarbeiter der Kork-verarbeitenden Industrie betroffen. *P. glabrum* ist einer der Haupterreger einer Suberose, einer Überempfindlichkeits-pneumonitis, welche durch eine wiederholte Exposition gegenüber schimmeligem Korkstaub bei der industriellen Verarbeitung ausgelöst wird (Pimental JC, 1973).

› Homöopathisches Arzneimittelbild (Kolosyuk V, 2016)

- **Gemüt:** Morgens in Euphorie aufgewacht. Angst vor der Zukunft. Hypersensibilität, wollte weinen, während ich mir gewöhnliche Dinge ansah. Leicht zu beeindrucken. Sich affektioniert fühlen. Wut mit Verärgerung. Angst in der Nacht. Schwäche durch geistige Anstrengung. Fühlt sich ängstlich. Furcht vor Tod. Zweifelhaftigkeit. Mangelndes Interesse an Dingen, die früher wichtig waren. Leicht erregbare Emotionen. Verringerte geistige Energie. Konzentrationsschwierigkeiten. Abgelenkt beim Autofahren. Gleichgültigkeit. Verlangen, allein zu sein. Grundlose Angst.
- **Kopf:** Schmerz in der rechten Schläfe. Schweregefühl im Kopf. Stechender Kopfschmerz auf der rechten Seite. Kribbeln im Kopf am Morgen. Kopfschmerz wird durch Bewegung verschlimmert. Kopfschmerz am Morgen in der Stirnregion. Linksseitiger Kopfschmerz wie Stechen und Taubheit. Dumpfer frontaler Kopfschmerz mit Druckgefühl über den Augen. Stechender Schmerz in den Schläfen, der im Schlaf verschwindet. Pochende Schmerzen in Schläfenbereich. Frontaler Kopfschmerz, der in die Ohren ausstrahlt. Pulsieren in der Stirn. Gefühl der Leichtigkeit im Hinterkopf. Kopfschmerzen bei regnerischem Wetter. Haar schmerzhaft bei Berührung. Rechtsseitige supraorbitale Schmerzen. Schmerz und Schweregefühl im Nacken. Kopfschmerz bei Bewegung der Augen. Schweregefühl im Hinterkopf. Rechtsseitiges Schweregefühl und Schmerzen vom Nacken bis zur Schulter. Kopfschmerz vor der Menstruation.
- **Schlaf:** Schläfrigkeit den ganzen Tag. Schlaflosigkeit. Einschlafschwierigkeiten. Schläft sehr leicht. Unruhiger Schlaf mit Schwitzen. Ungewöhnliche Ängste beim Aufwachen, nach Albträumen. Stöhnen im Schlaf. Unruhiger Schlaf nach Mitternacht. Gefühl der Müdigkeit am nächsten Tag. Unterbrochener Schlaf mit lebhaften Träumen. Gefühl von Energie und Frische nach dem Schlaf. Zu spätes Einschlafen. Oberflächlicher Schlaf, Aufwachen mit Angst, Albträume mit Schweißausbrüchen.
- **Schwindel:** Schwindel. Schwankendes Gefühl. Verlust des Gleichgewichts beim Drehen des Kopfes. Schwindel beim Blick auf sich bewegende Dinge. Schwindel beim Aufstehen. Gefühl, als ob sich alles bewegen würde, wenn man sich hinlegt. Schwindelgefühl durch Lärm auf der Straße am Abend. Ständiger Schwindel am Morgen. Schwindelgefühl beim Blick nach oben. Schwindel nach dem Essen. Plötzliche Angst und Schwindel beim Autofahren. Gefühl des Schwankens beim Schließen der Augen. Schwindel in der Dunkelheit. Vertigo erlaubt nicht, den Blick zu fixieren. Schwindel während der Menstruation. Schwindel mit Schweregefühl im Hinterkopf. Gefühl, als würden Dinge sich drehen. Schwindel beim Hinlegen. Fühlt sich schwindelig, weil sich die Dinge am selben Ort bewegen. Schwindel mit Hitzegefühl im Körper.
- **Auge:** Anschwellen der Augenlider. Jucken in den Augen in der Nacht. Zucken des rechten Auges. Schmerzen in den Augen beim Bewegen. Rötung der Augen am Morgen. Leichter Schmerz in den Augen nach dem Aufwachen. Schwellung und Rötung der oberen Augenlider. Gefühl der Trockenheit in den Augen. Gefühl der Überanstrengung in den Augen. Irritation durch Licht. Tränensäcke. Müdes Gefühl in den Augen nach der Arbeit. Gefühl von Sand in den Augen mit Brennen. Flimmern in den Augen, als ob alles unscharf wäre. Gefühl von winzigen Lichtern in den Augen, die das konzentrierte Sehen beim Lesen erschweren. Verschwommenes Sehen am Abend.

- **Nase:** Brennen in der Nase. Niesen. Erhöhte Nasensekretion am Morgen. Üppiger Nasenausfluss in der Nacht. Rötung der Nasenlöcher am Abend. Nase verstopft beim Aufwachen. Nasenkatarrh am Morgen. Leichter blutiger Nasenausfluss am Morgen. Nasenausfluss. Gefühl, weniger zu riechen. Nasensekret begleitet von Tränenfluss. Rechtsseitiges Nasenbluten. Durchsichtiges Nasensekret. Erhöhte Empfindlichkeit gegenüber kalter Luft. Gefühl der Trockenheit in der Nase.
- **Ohr:** Gefühl der Verstopfung während des Schluckens. Kopf reagiert zu stark auf Geräusche. Jucken im linken Ohr. Leichter Schmerz im rechten Ohr beim Husten. Leichtes Pulsieren im linken Ohr am Abend. Ohren empfindlicher gegen Kälte. Vermindertes Hörvermögen tagsüber. Pulsieren in den Ohren beim Liegen. Gefühl von Ameisenlaufen hinter den Ohren. Taubheit der Ohrläppchen. Gefühl der Verstopfung in den Ohren. Gefühl des Pulsierens im linken Ohr beim Aufwachen. Summen in den Ohren wie vom Geräusch der Hochspannungsleitung. Plötzlicher Hörverlust. Dröhnen und Gefühl von verstopften Ohren. Paroxysmale Schmerzen im Ohr während der Nacht. Brennen im rechten Ohr beim Liegen. Kribbeln im rechten Ohr beim Drehen des Kopfes.
- **Gesicht:** Schmerzen in der Jochbeinregion. Empfindung leichter Stiche im Gesicht. Hitzewallungen im Gesicht bei Angstzuständen. Trockenheit der Lippen. Fettige Gesichtshaut. Akne erschien auf der Stirn. Gefühl, dass die Gesichtshaut rau wird. Jucken der Stirn. Abschuppung der Haut in der Kinnregion.
- **Mund:** Brennendes Gefühl auf der Zunge. Bitterer Geschmack im Mund nach dem Aufwachen. Empfindlichkeit des Zahnfleisches. Gefühl der Trockenheit des Gaumens. Unangenehmer Geschmack im Mund nach dem Essen. Trockenheit und bitterer Geschmack im Mund in der Nacht. Pickel in der Mundschleimhaut. Gefühl der Trockenheit auf der Zunge. Bitterer Geschmack im Mund nach dem Essen. Saurer Geschmack im Mund nach dem Essen. Erhöhter Speichelfluss vor dem Essen.
- **Rachen:** Halsschmerzen beim Aufwachen. Gefühl, dass die Kleidung einschnürt. Leichter Schmerz in der Kehle am Morgen. Kehle empfindlicher gegen kalte Luft. Gefühl eines Kloßes im Hals. Fühlt sich an wie Adenopathie bei kalter und feuchter Luft. Schmerz im Rachen beim Husten. Anschwellen der Lymphknoten des Halses beim Aufwachen. Leichter Schmerz im Hals, der in die Ohren ausstrahlt. Jucken im Hals mit leichter Rötung. Druckschmerz in der linken Seite des Halses. Gefühl von Halsschmerzen, die in der Nacht auftreten. Trockenheit im Rachen, die Husten verursacht. Schmerzen im Rachen beim Schlucken. Schmerz in den Muskeln und Gelenken des Halses. Schmerz im Hals nach dem Trinken eines kalten Getränks. Schmerzen in der rechten Seite des Halses, Gefühl, als ob der Kragen die Atmung behindert. Knirschen im Nacken. Gefühl der Spannung im Nacken. Steifheit im Nacken. Leichter Schmerz im Rachen beim Einatmen, während einiger Minuten. Gefühl der Taubheit im Nacken. Kragen verursacht Unbehagen. Gefühl von Schwellung und Schmerz in den Halslymphknoten. Schmerzen in den Mandeln wie bei einer Gräte. Jucken im Rachen, welcher Husten und Tränenfluss hervorruft.
- **Kehlkopf / Trachea:** Heiserkeit am Abend und am Morgen. Gefühl, dass die Stimme am Morgen rau wird. Gefühl, dass die Stimme bricht, wenn man sich Sorgen macht. Bellender Husten in der Nacht. Gefühl von Spannung und Taubheit im Kehlkopf. Gefühl der Reizung im Kehlkopf, welche Husten hervorruft. Geschwächte Stimme bei kalter Luft. Gefühl von Heiserkeit. Müdigkeit der Stimme kommt schnell beim Sprechen. Näselnder Ton der Stimme. Schmerz hinter dem Brustbein beim Husten. Gefühl, dass die Stimme schwach wird. Würgender Husten in der Nacht.
- **Magen / Darm:** Brechreiz am Morgen mit Appetitlosigkeit. Gefühl von Unbehagen im Epigastrium. Grummeln im Magen vor dem Frühstück. Verminderter Appetit. Starker Durst Tag und Nacht. Völlegefühl im Magen nach dem Essen. Kolikartige Schmerzen am Nachmittag. Empfindung, dass sich der Darm intensiv bewegt. Stechen in der rechten Seite des Unterleibs. Schmerz in der linken Seite des Abdomens. Aufstoßen. Vermehrte Blähungen in der Nacht.
- **Rektum / Stuhlgang:** Gefühl der Erschlaffung des rektalen Schließmuskels. Zwei Entleerungen am Tag. Leichter Durchfall. Die Fäkalien sind dick und schwer auszuscheiden. Verstopfung. Jucken im Anus. Gefühl der Irritation in der Analregion. Gefühl von Juckreiz im Rektum. Vermehrte Blähungen beim Stuhlgang. Leichte Diarrhöe am Morgen. Verstopfung. Analbrennen nach dem Stuhlgang.
- **Weibliche Genitalien:** Menstruation setzte drei Tage früher ein. Spärliche und dunkle Menstruation. Brennendes Gefühl in der Harnröhre am Morgen. Es schien, dass der Orgasmus lebhafter wurde. Das Gefühl von Hitze im Genitalbereich. Häufiges nächtliches Wasserlassen. Es gab alle Arten von verdorbenen Gedanken. Jucken in der Harnröhre. Plötzlicher Drang zu urinieren. Schmerzen im unteren Rücken in der Mitte des Menstruationszyklus. Aufblähung des Unterleibs drei Tage vor der Menstruation. Verspätete Menstruation mit Unterleibsschmerzen. Starke Menstruation begleitet von analem Juckreiz. Ungewöhnliche Schmerzen im Unterleib während Menstruation. Plötzlich auftretende sexuelle Erregung. Beginn der Menstruation zwei Tage später als sonst. Menstruation bei Bewegung heftiger. Frühe und übelriechende Menstruation. Anhaltende Menstruation in einer leuchtend roten Farbe.
- **Männliche Genitalien:** Jucken in der Harnröhre. Plötzliches Hitzegefühl im Genitalbereich. Brennen in der Harnröhre mit häufigem Harndrang. Leichtes Taubheitsgefühl und Kälte im Genitalbereich. Verbesserte Erektion. Ziehende Schmerzen in der Leiste. Urin mit starkem Geruch. Plötzlich auftretende sexuelle Erregung. Trüber Urin. Schmerzen in der linken Leiste. Schmerzhafte Empfindung in der rechten Niere mit häufigerem Wasserlassen. Schwache Erektion am Morgen mit brennendem Gefühl in der Harnröhre. Schmerzen in den Hoden. Taubheit und Schweregefühl im

Perineum. Als ob eine Erektion schwach geworden ist. Ziehendes Gefühl im rechten Hoden. Kleine Schwierigkeiten beim Urinieren.

- **Brust:** Husten an kalten Orten oder an der frischen Luft. Husten mit gelbem Auswurf. Retrosternaler Druck bei tiefer Inspiration. Kurzatmigkeit beim Hinausgehen. Gefühl, dass die Brüste geschwollen sind. Gefühl von unzureichender Luft einige Male während der Nacht. Herzklopfen in Brust und Ohren nach Ärger. Plötzlicher retrosternaler Schmerz bei Rumpfbewegungen. Stechender Schmerz unter dem rechten Schulterblatt. Das Gefühl von Kurzatmigkeit und Beklemmung bei großen Menschenansammlungen in der U-Bahn. Kurzzeitige Schmerzen in der Brust. Aufwachen mit einem Gefühl von Angst und Luftmangel.
- **Rücken:** Stechender Schmerz zwischen den Schulterblättern beim Liegen. Gefühl des Zitterns zwischen den Schulterblättern bei Beklemmung. Schmerzen im unteren Rücken nach dem Schlafen auf hartem Bett. Stechender Schmerz in der oberen Rückengegend. Zittern in der Nackengegend. Verspannung und leichte Schmerzen im unteren Rücken am Abend. Leichte Stiche im Rücken. Verspannung und Steifheit zwischen den Schulterblättern. Für einen Moment schien es, dass der Nacken nichts spürt. Bohrender Schmerz in der linken Schulterblattgegend. Am Morgen dumpfer Schmerz im oberen Rücken, der in die Schultern ausstrahlt. Schweregefühl im oberen Rücken mit Taubheit der Schultern und Finger. Taubheit und Steifheit im unteren Rücken nach dem Aufwachen. Knacken und leichter Schmerz in der Rückengegend. Schweregefühl in den Schultern nach Schlaf. Müdigkeit in den Schultern. Morgens verstärktes Knacken im Nacken. Schwere und Spannung im unteren Rücken.
- **Extremitäten:** Gefühl von Steifheit und Taubheit in den Schultern. Schmerz im rechten Arm vor Kälte. Leichtigkeit in den Beinen, als könne man fliegen. Schmerzen in den Knien. Schmerz im linken Handgelenk beim Bewegen. Schmerzen im rechten Knie beim Gehen. Schmerzen in der rechten Hand, die in die Finger ausstrahlen. Nadelartige Einstiche in den Fingerspitzen. Stechender Schmerz im rechten Unterarm. Kältegefühl in den Füßen, begleitet von Taubheit. Schmerzen und Stechen in den Fingern, wenn der Rumpf bewegt wird. Schmerzen in den Knochen und Gelenken der Arme bei kaltem Wetter. Gefühl von Hitze in den Fingern. Ziehender Schmerz in den Schultern während der Nacht. Leichte Schmerzen im rechten Hüftgelenk. Gefühl von Taubheit und Kribbeln in den Füßen. Schmerzen im rechten Oberschenkel. Krämpfe von der Handfläche der rechten Hand bis zum Ellbogen. Steifheit und Knirschen in den Handgelenken der Hände am Morgen. Taubheit der Fingerspitzen. Knirschen im rechten Schultergelenk bei Bewegungen. Vibrationsgefühl in den Armen am Abend bei Müdigkeit. Beine und Arme schwer, als ob sie gelähmt wären. Schießender Schmerz entlang des rechten Arms mit einer scharfen Drehung des Kopfes. Schmerz und Steifheit im linken Ellenbogen.
- **Haut:** Rötung und Trockenheit der Haut im Gesicht. Makulopapulöser Ausschlag, nicht juckend. Leichter Ausschlag auf den Wangen.
- **Erkältung / Fieber:** Gefühl von Hitze mit Frösteln vor der Menstruation. Frösteln in Händen und Füßen mit Müdigkeit. Leichtes Fieber in der Nacht. Schwitzen mit Übelkeit und Trägheit beim Aufwachen. Ungewöhnliches Schwitzen am Tag bei geringster Anstrengung und übermäßiges Schwitzen in der Nacht. Vermehrtes Schwitzen bei gewöhnlicher Bewegung. Schwitzen in der Nacht und Aufwachen mit Unruhe. Als ob der ganze Körper taub und kalt würde. Erhöhtes Schwitzen bei Anstrengung. Hitze und Schweiß am ersten Tag der Menstruation. Unaufhörliches Frösteln am Morgen nach dem Aufwachen. Kälte im Allgemeinen bei emotionalem Stress. Plötzliches Frösteln in der Nacht, gefolgt von Schweiß. Kurzzeitiges Frösteln mit Schüttelfrost nach Husten. Schwäche und Schweißausbrüche nach dem Aufwachen. Hitze des ganzen Körpers nach dem Frühstück. Verstärktes Schwitzen bei Angstzuständen.
- **Allgemeine Symptome:** Erschöpfung mit allgemeiner Schwäche. Große Empfindlichkeit gegenüber kalter Luft. Gefühl, dass es nicht relevant ist, wichtige Dinge zu tun. Verbesserung der allgemeinen Gesundheit bei Wärme. Plötzlich schien es, dass alle Farben verblasst sind.

Literaturverzeichnis

- Kolosyuk V. 2016. Symptom Picture of Homeopathic Medicine Penicillium glabrum. St. Petersburg. 2016.
- Pimentel JC, Avila R. 1973. Respiratory disease in cork workers („suberosis“). Thorax. 1973, Jul;28(4):409-23.

Penicillium roqueforti (Penic-r)

Arzneimittel aus Pilzen

› Charakteristika des Arzneimittels

Die häufigsten Symptome der Arzneimittelprüfung stammten aus dem Magen-Darm-Trakt (Magen/Darm; Rektum/Stuhlgang). Weitere Schwerpunkte waren der Nasenrachenraum und der Rachen, die Extremitäten, Haut, Auge und das Gesicht. Betrachtet man alle Symptome, so fällt auf, dass es eine hohe Häufigkeit von Hauterscheinungen und Reaktionen der Schleimhäute gab. Die gastrointestinalen Symptome veranlassen dazu, mehr über den Zusammenhang mit Leber, Dick- und Dünndarm nachzudenken. Zusätzlich wurde häufig eine veränderte Reaktion auf Nahrungsmittel festgestellt. Symptome im Atemtrakt äußerten sich am häufigsten mit Atemnot, ähnlich wie bei Asthma. (Kolosyuk V, 2016).

› Eigenschaften von *Penicillium roqueforti*

Penicillium (P.) roqueforti gehört zu den Pinselschimmeln und ist ubiquitär verbreitet. Man findet ihn besonders in toter, sich zersetzender, organischer Substanz. Spezifische Stämme von *P. roqueforti* werden zur Käseherstellung verwendet. Hierbei handelt es sich jedoch um spezielle Zuchtstämme, welche kein gesundheitsschädigendes Potential mehr aufweisen. Denn Wildformen von *P. roquefortii* können verschiedene Toxine bilden und zählen, wie viele andere Schimmelpilze, zu den Lebensmittelverderbern.

› Homöopathisches Arzneimittelbild (Kolosyuk V, 2016)

- **Gemüt:** Gleichgültig gegenüber allem. Während eines abendlichen Spaziergangs im Park schienen die Tiere sehr rührend zu sein. Angst in der Nacht. Plötzlich Schuldgefühle wegen mangelnden Arbeitseifers. Sich affektioniert fühlen. Es schien, dass alle Probleme leicht zu lösen waren. Erhöhte Reizbarkeit. Gefühl der Einsamkeit. Unbegründete Ängste. Ohne jeglichen Grund kamen Ideen auf, dass die Leute ungerecht zu mir sind. Leicht mit anderen Menschen einverstanden.
- **Kopf:** Leichte Verspannungen und Schmerzen im Nacken am Abend nach der Arbeit. Gefühl, dass das Haar trockener wurde. Kribbeln im Kopf am Morgen. Kurzzeitig leichte Schmerzen in der rechten Kopfseite. Schweregefühl im Kopf. Die Fettigkeit der Kopfhaut und der Haare wurde etwas stärker. Kopfschmerzen im kalten Raum. Mit einem schweren Kopf aufgewacht.
- **Schlaf:** Der Schlaf war etwas unruhig. Fühlte sich am Morgen schläfriger als sonst. Mehrere Male aufgewacht. Schlaflosigkeit. Gefühl des leichteren Einschlafens. Lebhafte Träume beobachtet. Fühlte sich am nächsten Tag schläfrig. Fühlte sich ausgeruhter und bekam morgens genügend Schlaf.
- **Schwindel:** Etwas schwindelig. Schwindelgefühl beim Blick nach oben. Ein wenig schwindelig am Abend. Schwindel beim Blick auf sich bewegende Dinge. Mir wurde schwindelig, wenn ich im Straßenverkehr unterwegs war.
- **Auge:** Doppeltsehen. Juckreiz in den Augen. Es war schwierig, am Computer zu arbeiten, da die Augen tränten. Rötung der Augen. Zucken des rechten Auges. Bedürfnis die Augen zu reiben, als ob Sand darin wäre. Gefühl der Überanstrengung in den Augen. Gefühl, dass sich ein Film auf den Augen befindet. Geschwollene Augenlider. Tränensäcke.
- **Nase:** Ausfluss aus der Nase riecht schlecht. Nasenverstopfung beim Aufwachen. Schwierigkeiten bei der Nasenatmung für kurze Zeit. Gefühl, weniger zu riechen. Nach dem Verzehr von Obst gab es einen leichten Ausfluss aus der Nase. Erhöhte Empfindlichkeit gegenüber kalter Luft. Gefühl der Trockenheit in der Nase. Niesen. Nasenausfluss. Innerhalb von zwei Tagen nach einer emotionalen Störung gab es ein Brennen in der Nase. Mehrere kleine rote Flecken auf der Nase. Mehrmals Nasenverstopfung, wenn der Raum stickig war. Kruste in der Nase.
- **Ohr:** Nach dem Essen von Fisch Juckreiz in den Ohren. Gefühl der Verstopfung beim Schlucken. Kurzzeitige Schmerzen im rechten Ohr. Juckreiz in den Ohren. Periodisch ein unangenehmes Klingeln in den Ohren. Vermindertes Hörvermögen. Mehrmals gefühltes Rauschen in den Ohren.
- **Gesicht:** Gefühl, als ob die Wangen brennen würden. Trockenheit der Lippen weniger ausgeprägt. Leichte Ausschläge auf den Wangen. Die Haut im Gesicht schien trocken und rau. Mitesser auf der Nase. Juckreiz auf der Stirn. Am Morgen war das Gesicht ein wenig geschwollen. Abschuppung der Haut in der Kinnregion. Leichtes Brennen der Haut auf der Stirn. An den Lippen sind Risse entstanden.
- **Mund:** Kurzzeitiges Gefühl, dass die Zunge nicht in den Mund passt. Empfindlichkeit des Zahnfleischs. Zunge und Zahnfleisch wirkten rau und trocken. Brennendes Gefühl auf der Zunge. Bitterer Geschmack im Mund nach dem Essen. Schlechter Atem.
- **Rachen:** Druckgefühl im Rachen, bei Beunruhigung. Gefühl, als ob etwas auf den Rachen drückt, wenn an die Zukunft gedacht wird. Leichter Schmerz im Rachen am Morgen. Gefühl von Halsweh in

der Nacht. Schmerzen im Rachen beim Schlucken.

- **Kehlkopf / Trachea:** Plötzlich verlor ich meine Stimme, wenn ich nervös war. Halsschmerzen traten nach den Mahlzeiten auf. Nasaler Ton der Stimme. Heiserkeit am Abend.
- **Magen / Darm:** Übelkeit nach dem Frühstück. Verstärktes Grummeln im Magen. Aufstoßen. Mehrmals kurzer stechender Schmerz in der Nabelgegend. Schweregefühl im Magen. Einige Male ein Schweregefühl im rechten Hypochondrium nach den Mahlzeiten. Durstgefühl in der Nacht. Am Morgen kein Appetit, der Gedanke an Essen verursachte Übelkeit.
- **Rektum / Stuhlgang:** Geruch des Stuhls ungewöhnlich übelriechend. Nachts Gefühl von Juckreiz im Rektum. Die übliche Verstopfung hörte auf. Leichter Durchfall. Der Stuhlgang war zweimal am Tag statt einmal wie gewöhnlich. Analbrennen nach dem Stuhlgang. Der Stuhl wurde fester (dichter). Fühlte sich häufiger als sonst aufgebläht. Wachte nachts wegen Sodbrennen auf.
- **Weibliche Genitalien:** Es gab einen kleinen Schmerz im Unterbauch. Die Menstruation setzte zwei Tage später ein. Juckreiz im Genitalbereich (Vagina). Rückenschmerzen am ersten Tag des Menstruationszyklus.
- **Männliche Genitalien:** Leichtes Brennen beim Urinieren. Gefühl von Hitze im Genitalbereich. Nachts leichter Schmerz im Schritt. Am Morgen leichte Rötung um die Eichel. Kleine Schwierigkeit beim Urinieren.
- **Brust:** Bei normalen sportlichen Aktivitäten entwickelte sich schneller Atemnot. Gefühl, als ob das Herz schneller zu schlagen begann. Kurzatmigkeit. Vermehrtes Abhusten von Schleim. Gefühl des Luftmangels, bei Aufregung. Kurzzeitige Kurzatmigkeit (wenn ich nachts mit Todesangst aufwachte).
- **Rücken:** Schwere und Spannung im unteren Rücken. Taubheit und Steifheit im unteren Rücken nach dem Aufwachen. Gefühl des Knirschens und leichter Schmerz in der Rückengegend.
- **Extremitäten:** Gefühl, als ob die Handflächen heiß wären. Gefühl von Trockenheit und Rauheit der Haut an den Ellenbogen. Juckreiz im Daumen der rechten Hand. Morgens Steifheit und Knirschen in den Gelenken der Hände. Es bestand das Gefühl, dass die Haut auf der Rückseite des Beins trocken und rau wurde. Gefühl von Steifheit und Taubheit in den Schultern. Nachts Juckreiz auf der Haut des Gesäßes. Leichte Schmerzen im rechten Hüftgelenk. Leichtes Abschälen der Haut an den Fersen.
- **Haut:** Die Haut hat nach dem Kontakt mit dem Waschmittel etwas gejuckt, was vorher nicht aufgefallen war. Die Haut reagierte sehr empfindlich auf kalte Luft. Leichte Schälung der Haut am Bauch. Es fühlt sich an, als ob sich die Haut schält. Juckende Achselhöhlen.
- **Erkältung / Fieber:** Bei geistiger Anspannung hatte ich das Gefühl von Hitze im Körper. Leichtes Frösteln für einen Moment. Die Hitzewallungen (im Zusammenhang mit der Menopause) waren weniger ausgeprägt für mehrere Tage. Leichtes Frösteln wie bei einer Erkältung.
- **Allgemeine Symptome:** Gefühl der Schwäche. Eine gewisse Steifheit in den Muskeln. Häufige Stimmungswechsel im Laufe des Tages. Kurzfristige Schmerzen in den Knochen. Kurzfristiges Taubheitsgefühl im Körper. Kurzzeitiges Zittern im Körper. Seltsame Schwäche.

Literaturverzeichnis

- Kolosyuk V. 2016. Symptom Picture of Homeopathic Medicine Aspergillus niger. St. Petersburg. 2016.

Arzneimittel aus Bakterien

Einleitung

Die Arzneimittel aus dieser Gruppe werden nach GMP-Richtlinien aus verschiedenen Bakterien hergestellt. Nach Gewinnung der mikrobiellen Zellmasse erfolgt eine standardisierte Zerkleinerung der Mikroorganismen. Der dabei entstandene Extrakt bildet die Grundlage zur Arzneimittelherstellung.

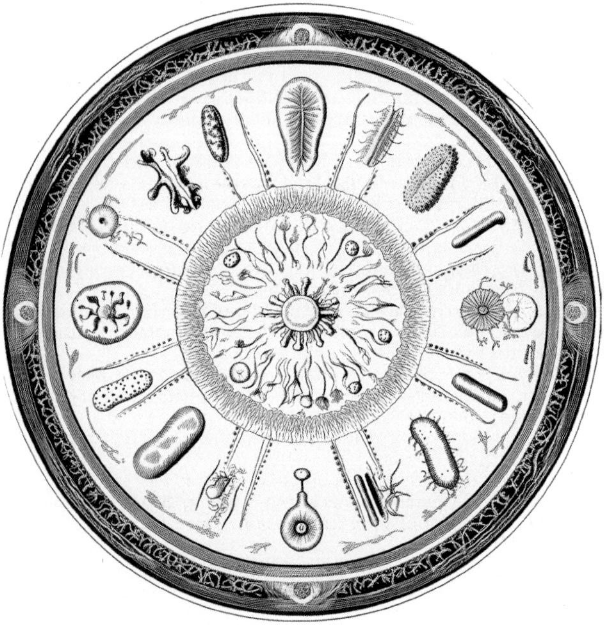

Bacillus cereus (Bac-cer)

Arzneimittel aus Bakterien

› Charakteristika des Arzneimittels

Bei der Prüfung lag der Schwerpunkt der Symptome bei den Atemwegen und im Magen-Darm-Trakt. Viele Symptome deuteten auf Störungen der Schleimhäute hin. Im Atemtrakt waren besonders die Nase, Kehle, Trachea, Bronchien und die Lungen betroffen. Vielfältige Prüfsymptome zeigten sich im Bereich Magen-Darm, besonders im Mund, Hals/Rachen, Magen und Darm. Ein weiterer Schwerpunkt war der Stütz- und Bewegungsapparat, hier besonders die Muskeln, Bänder, Gelenke und die Wirbelsäule und die Haut. Einzelne Symptome zeigten sich im Bereich von den Zähnen, als Schwindel, Änderung der Körpertemperatur. (Rolik I, 2011).

› Eigenschaften von *Bacillus cereus*

Bacillus (B.) cereus zählt zu den Verderbern von Lebensmitteln und kann durch die Bildung verschiedener Toxine auch Magen-Darm-Erkrankungen im Menschen auslösen (Stenfors Arnesen LP., 2008). Aber *B. cereus* wird schon lange auch als Probiotikum eingesetzt, besonders im Veterinärbereich (Duskaev G., 2020). Erste Studien belegen die positive Wirkung von *B. cereus* auf den Magen-Darm-Trakt auch im Menschen (de Castro Soares GG, 2017). Untersuchungen haben gezeigt, dass *B. cereus* das Immunsystem modulieren und regulierend auf das Darmmikrobiom einwirken kann (Li YT, 2019). Dabei spielen vermutlich oberflächenassoziierte Proteine der Bakterien und Sporen eine wichtige Rolle bei den Interaktionen zwischen *B. cereus* und dem Magen-Darm-Trakt (Elshaghabee FMF, 2017).

› Homöopathisches Arzneimittelbild (Rolik I, 2011)

- **Gemüt:** Gute Laune. Einfache Gedanken während des ganzen Tages. Zustand der Gefühllosigkeit. Schlechte Gedanken nachts. Unbeteiligtheit. Emotional verwirrt. Starker Wunsch nichts zu machen. Innere Leere. Gute Laune. Unlust zur Arbeit zu gehen.
- **Kopf:** Leichte Kopfschmerzen, vom Nacken ausgehend. Pulsierende Kopfschmerzen im Bereich der Stirn über dem rechten Auge. Schmerz beim schwachen Drücken auf die linken Schläfe. Allgemeine, mittelstarke Kopfschmerzen. Drückender Kopfschmerz in der linken Schläfe. Schmerzen im Nacken. Druck auf der linken Stirn. Die ganze Stirn fühlt sich zusammengedrückt an. Leichte Kopfschmerzen im Vorderkopf mit Druckgefühl. Schmerzen in der Mitte der Stirn.
- **Schlaf:** Kurzer Schlaf. Unruhiger Schlaf, morgens schweißgebadet. Viele wilde Träume - Inhalt vergessen. Schlafstörungen mitten in der Nacht. Hypersomie. Müde, aber unfähig einzuschlafen.
- **Schwindel:** Schwindel gegen Abend. Morgens Schwindel beim Drehen von einer Seite auf die andere.
- **Auge:** Schwellung der Tränensäcke. Schmerz und Druck in den Augen. Jucken der Konjunktiva beider Augen. Jucken des linken Augenlides. Tränendes Auge. Empfinden von Sand in den beiden Augen. Kurze Episode von starkem Brennen des rechten Auges in der Nacht, was zum Aufwachen führte. Ringe um die Augen. Krampf der Augenmuskulatur bei der Arbeit am Computer. Fremdkörpergefühl in den Augen. Müde Augen. Das Gefühl eines Haares unter dem Augenlid. Jucken der Augen. Tränende Augen, besonders rechts. Ringe um die Augen. Schmerz im linken Augenapfel.
- **Nase:** Katarrhalische Symptome. Nase läuft. Nasenbluten beim Schnäuzen. Durchsichtige und reichliche Exkretion aus der Nase. Verstopfte Nase. Wühlen in den Nebenhöhlen. Juckende Nase. Geruch von Straßenluft, die schon morgens nicht ganz frisch ist. Juckreiz an beiden Nasenflügeln. Schnupfen. Klarer Schnupfen. Katarrhalische Symptome. Verstopfte Nase ohne Sekret. Nase läuft. Juckende Nase. Nase sehr trocken. Unangenehmes Gefühl in der Nase, als ob ein Schnupfen begänne.
- **Ohr:** Kalte oder warme Ohrläppchen beidseits. Hitzegefühl im linken inneren Ohr nachts. Ohrschmerzen links. Leichte Schmerzen im äußeren Gehörgang. Die Ohren jucken innerlich. Kalte Ohrläppchen. Hitzegefühl im linken inneren Ohr.
- **Gesicht:** Schmerzhafter Gesichtsausdruck. Schmerzen in den Kieferhöhlen. Eiterpickelchen am Kinn und an der linken Wange. Gerötete Wangen um die Mittagszeit. Hitzewallungen im Gesicht. Beginnender Herpes unter der Nase. Gefühl der Einschnürung der Gesichtshaut an den Wangen. Schmerzhafter Gesichtsausdruck. Die Nasenflügel sind schmerzhaft. Glühende Wangen.
- **Mund:** Leichter stechender Schmerz der Oberlippe. Neuralgischer Schmerz der Unterlippe. Wundes Gefühl der Lippe morgens. Leichter metallischer Geschmack im Mund. Bitterkeit im Mund. Rote Mundschleimhaut. Gingivitis. Unangenehmer Geschmack im Mund. Gingivitis. Rote Mundschleimhaut. Schmerzhafte Lippen. Starker Speichelfluss. Brennen der Zunge. Die Zunge ist weißlich belegt. Mund und Lippen sind trocken. Mundwinkelrhagaden.

- **Zähne:** Zahnschmerzen nachts. Leichte Zahnschmerzen nach warmem Essen. Plötzlich wurden alle Zähne temperaturempfindlich.
- **Rachen:** Halsschmerzen mittags. Halskratzen. Stechende Halsschmerzen nur durch Schlucken. Wundheit am Gaumen. Wundheitsgefühl beim Trinken von heißen Getränken. Leichte Entzündung des Rachens. Stechender Schmerz in den Mandeln. Halsschmerzen. Brennen im Hals. Brennen und Schmerz im Rachen. Die Nerven der Halswirbelsäule „schlafen" nachts ein (werden abgedrückt), es ist schmerzhaft sich zu bewegen. „Einschlafen" der Halswirbelsäule nachts, häufiges Erwachen.
- **Kehlkopf / Trachea:** Gelockerter Husten. Trockener Husten. Schmerz im Kehlkopf beim Husten. Stechender Schmerz in der Kehlkopfhöhe. Husten morgens mit reichlichem Eiterauswurf. Erschwerender Atmen, Husten, verstärkt nachts. Trockener Husten bei emotionalen Reizen. Halskratzen, besonders bei Aufregung. Trockenheit in der Kehle, besonders nachts. Starker trockener Husten beim Aufwachen morgens. Krampfhaftes Schlucken. Trockener Husten. Die Nase und der Rachen sind tags und nachts stark verschleimt. Ausschnauben und Ausspucken größerer Mengen gelben Sekretes. Husten in Rückenlage. Ungewöhnlich häufiger Hustenreiz. Fremdkörpergefühl in der Kehle. Empfinden einer starken Trockenheit der Kehle. Rasselgeräusche. Verminderung des Hustens.
- **Magen / Darm:** Öfter Stuhldrang mit Diarrhoe nach dem Essen. Krampfwehen im Bauch nach dem Essen und Durchfall. Blähungen im Unterbauch nachts. Drückender Schmerz im rechten Unterbauch an der Stelle der Narbe (nach Appendektomie). Stechen im Bereich des Nabels, was für den Zustand nach der Cholezystektomie vor 4 Jahren charakteristisch war. Blähungen mit leichtem Schmerz, lauten Darmgeräuschen und Stuhldrang mit Stuhl nach dem Mittagsessen. Schneidender Schmerz im Unterbauch wie bei einem Schnitt nach einer OP. Sodbrennen vor dem Schlaf. Plötzliches Stechen im Oberbauch nachts. Übelkeit mit starkem Sodbrennen am Morgen. Großes Hungergefühl zu Mittag. Schmerzen in der Gegend der linken Flexur nach dem Essen. Weniger Süßes gegessen. Keine Lust auf Abendessen. Plötzliche Anfälle von Übelkeit. Übelkeit nach dem Frühstück. Magenschmerzen. Druckschmerzen im Oberbauch. Blähungen im Bauch nach dem Mittagessen. Übelkeit im Laufe des Tages. Im Laufe des Tages entwickelten sich Blähungen. Großes Hungergefühl vor dem Frühstück. Sodbrennen morgens und abends. Übelkeit mit metallischem Geschmack. Druckschmerz in der Magengegend. Leeres Gefühl im Bauch. Drückender Schmerz im linken Oberbauch. Juckreiz im Oberbauchbereich. Druck von außen auf den Magen.
- **Rektum / Stuhl:** Durchfall. Stuhl dünn. Erschwerte Darmentleerung, fester Stuhl. Brennen im Analbereich. Stuhldrang nach dem Abendessen. Stuhldrang mit Defäkation nach dem Mittagessen. Brennen im Analbereich nach dem Stuhlgang. Ein wundes Gefühl im After. Kraftvoller Blähungsabgang.
- **Weibliche Genitalien:** Schleimige Leukorrhöe. Juckreiz der äußeren Schamlippen. Die Menstruation verlief besonders schwer am ersten Tag. Größeres Verlangen nach Sexualkontakt. Die Menstruation kommt eine Woche später. Sehr angenehmes Gefühl beim Sexualkontakt. Unterleibsschmerzen. Kein Verlangen nach Sexualität wegen schmerzhafter Trockenheit der Vagina. Leichtes Jucken in der Vagina.
- **Männliche Genitalien:** Häufiges Harnlassen nachts. Harndrang nachts. Krankhaftes und erschwertes Harnlassen. Empfindung von Druck in der Prostata. Spontane Erektion morgens. Heftiger drückender und stechender Schmerz in der Prostata. Blase ist voll und Penis eregiert. Größeres Verlangen nach Sexualkontakt.
- **Brustkorb:** Warme Brust. Stiche in der rechten Mamille. Beim Einatmen leichte Schmerzen hinter dem Brustbein. Herzklopfen nachts. Leichtes Herzklopfen. Herzstiche. Stechender Schmerz im rechten Brustkorb. Druck in der linken Brust. Schwergefühl in Bronchien und Lunge.
- **Rücken:** Stechender Schmerz lumbal links. Muskelverspannungen lumbal. Drückender Kreuzschmerz. Schmerz bei der linken Niere. Krämpfe der linken Nackenmuskulatur. Leichte Schmerzen im Rücken an der BWS. Ziehende Schmerzen im Rücken rechts während des Arbeitstags. Prickeln im Rücken rechts in der Nacht. Verminderung der Schmerzen im Lendenbereich gegen Ende des Tages. Steifheit der Wirbelsäule morgens. Schmerzen in der Lumbalregion, die zu beiden Seiten in die Hüften ausstrahlen. Kribbeln im Bereich der linken Niere. Stechen im Rücken. Stechen in der linken Niere. Nach Feierabend Schmerz im Lendenbereich des Rückens, ausstrahlend in den Kreuzbeinbereich. Rückenschmerzen im Kreuzbeinbereich. Schmerzen in der Lendenwirbelsäule. Der Rücken schmerzt total, besonders bei Bewegung. Die gesamte Rückenmuskulatur ist steif und schmerzt. Knacken in der Brustwirbelsäule bei Bewegung. Kurzfristige ziehende Schmerzen in der Halswirbelsäule in Ruhe. Schmerzen in der Halswirbelsäule. Nach längerem Sitzen (Autofahrt) sind die Rückenschmerzen verschwunden. Stechen im Hals.
- **Extremitäten:** Steifheit der Handgelenke. Schmerzen in den Schultergelenken. Kalte Füße nachts und morgens. Gefühllosigkeit des linken Schienbeins. Schmerzen im linken Knie bei leichtem Drücken. Schmerzen in der linken Hüfte. Gliederschmerzen, wie am Beginn einer Grippe oder bei Erkältungen. Schwere Beine bei Bewegung. Schmerzen in den Schultermuskeln. Knieschmerzen in beiden Knien. Schmerzen im linken Handgelenk. Schulterschmerzen rechts. Steifheit in den Handgelenken. Hände und Füße sind kalt. Schmerzen in den Schultergelenken. Stechen im rechten Ellbogengelenk. Stechender Schmerz im rechten Knie beim Bewegen und Berühren. Kalte Füße nachts und morgens. Schmerz im linken Schultergelenk. Hände sind geschwollen. Beim Liegen auf der rechten Seite Krämpfe im rechten Oberschenkel. Fingergelenke sind gerötet.

- **Haut:** Leichter Juckreiz auf dem Rücken. Jucken der Haut beider Ellbogen. Rötung an beiden Ellbogen. Bläschenbildung auf den Händen. Rötung und juckender Ausschlag an der Armbeuge. Nässender Hautausschlag auf den Fingern. Hauttrockenheit im lumbalen Bereich. Juckreiz über den Schulterblättern, zunehmender nachts. Juckreiz im Bereich der Schulterblätter, zunehmender bei emotionaler Belastung. Jucken im Bereich der Akne. Trockenheit der Gesichtshaut. Hautjucken überall. Juckreiz auf der Haut am linken Schienbein. Starkes Jucken des linken Fußes. Jucken der Ellbogen. Hautausschlag auf den Händen. Starker Juckreiz auf dem Rücken. Trockenheit der Gesichtshaut. Leichte Rötung der Gesichtshaut.
- **Erkältung / Fieber:** Temperatur 38,6°C. Leichte allgemeine Frostigkeit in der Nacht. Frieren trotz der warmen Decke nachts etwa 1 Stunde lang. Kältegefühl um 18.00 Uhr. Temperatur 38,8°C. Kältegefühl im Körper. Starker Nachtschweiß am ganzen Körper. Bettkälte in der Nacht. Gefühl von Grippe. Leichtes Frieren.
- **Allgemeinsymptome:** Viel Energie. Abnahme der Kräfte gegen Ende des Arbeitstags. Keine Erholung nach dem Schlaf am nächsten Morgen. Verlangen nach kalten Getränken. Allgemeine Schwäche. Starker Muskelkater nach intensiver Muskelarbeit. Verlangen nach einer heißen Badewanne. Gefühl, als ob der Körper nass sei, ohne Schwitzen. Erhöhung des arteriellen Blutdrucks gegen Abend. Leicht und voller Energie. Viel Energie. Am Nachmittag große Müdigkeit. Müde, aber nicht erschöpft. Nachmittags erschöpft. Sehr müde, wenig leistungsfähig nach Muskelarbeit mit starken Muskelschmerzen. Verlangen nach Wärme. Nach Feierabend total erschöpft. Großes Verlangen nach Traubensaft.

Literaturverzeichnis

- de Castro Soares GG, Marinho CH, Pitol R, Andretta C, Oliveira E, Martins C, Riella MC. 2017. Sporulated Bacillus as alternative treatment for diarrhea of hospitalized adult patients under enteral nutrition: A pilot randomized controlled study. Clin Nutr ESPEN. 2017, Dec;22:13-18.
- Duskaev G, Rakhmatullin S, Kvan O. 2020. Effects of Bacillus cereus and coumarin on growth performance, blood biochemical parameters, and meat quality in broilers. Veterinary World. 2020, 13(11): 2484-2492.
- Elshaghabee FMF, Rokana N, Gulhane RD, Sharma C, Panwar H. 2017. Bacillus As Potential Probiotics: Status, Concerns, and Future Perspectives. . Front Microbiol. 2017, 8:1490. Published 2017 Aug 10. doi:10.3389/fmicb.2017.01490.
- Li YT, Ye JZ, Lv LX, Xu H, Yang LY, Jiang XW, Wu WR, Shi D, Fang DQ, Bian XY, Wang KC, Wang QQ, Xie JJ, Lu YM, Li LJ. 2019. Pretreatment With Bacillus cereus Preserves Against D-Galactosamine-Induced Liver Injury in a Rat Model. Front Microbiol. 2019, Jul 31;10:1751.
- Rolik I., Tschujkina E.,. 2011. Homöopathische Arzneimittelprüfungen der Präparate Bacillus cereus, Bacillus firmus, Mycobacterium phlei, Propionibacterium avidum, Grifola frondosa. www.provings.info. 2011.
- Stenfors Arnesen LP, Fagerlund A, Granum PE. 2008. From soil to gut: Bacillus cereus and its food poisoning toxins. FEMS Microbiol Rev. 2008, Jul;32(4):579-606.

Bacillus firmus (Bac-fir)

Arzneimittel aus Bakterien

› Charakteristika des Arzneimittels

Der Schwerpunkt vieler Symptome in der Prüfung lag im Bereich der Schleimhäute.
Diese betrafen am häufigsten die Schleimhaut der Nase, des Mundes, des Halses, des Atmungssystems und der Verdauungsorgane, aber auch auch den Bewegungsapparat, die Körpertemperatur und den allgemeinen Zustand. Einzelne Symptome zeigten sich während der Prüfung im Bereich der männlichen und weiblichen Genitalien, vom Kopf, von der Haut, von den Augen, Ohren, vom Geist und Gemüt, Schwindel und Schlaf. Die Wirkungsrichtung ist organotrop: Atmungsorgane, hauptsächlich Schleimhaut (Nase, Kehle, Bronchien, Lungen), Magen-Darm-Kanal, hauptsächlich Schleimhaut (Mund, Ösophagus, Magen, Darm, Bauchspeicheldrüse) und Stütz- und Bewegungsapparat (Muskel, Bänder, Gelenke, Wirbelsäule). (Rolik I, 2011).

› Eigenschaften von *Cytobacillus firmus*

Cytobacillus (C.) firmus (ehemals *Bacillus firmus*) gehört zu den Bodenbakterien und wird vorrangig in der Landwirtschaft zur Verbesserung des Pflanzenwachstums eingesetzt. Untersuchungen haben jedoch ergeben, dass *C. firmus* auch immunmodulierende Eigenschaften besitzt. Im Tiermodell konnten immunmodulierende Eigenschaften auf B-und T-Lymphozyten gezeigt werden. Einen besonders aktivierenden Einfluss hatte *C. firmus* auf B-Lymphozyten, bei T-Lymphozyten war die Wirkung stimulierend oder inhibierend (Prokesová L, 2002). Des Weiteren wirkt *C. firmus* modulierend auf die Zytokinantwort ein, fördert eine Th2-Immunantwort und induziert in Makrophagen die Stickstoffmonooxid-Produktion (Lomáková I, 2006). Eine immunmodulierende Wirkung auf NK-Zellen konnte in einem in vitro Versuche nachgewiesen werden, inaktive NK-Zellen werden aktiviert, bereits aktivierte Zellen werden dagegen nicht überstimuliert (Sudowe S, 2021).

› Homöopathisches Arzneimittelbild (Rolik I, 2011)

- **Gemüt:** Abendliche Aktivität. Erhöhte Aktivität am Tage. Gleichmut. Erhöhte Energetik gegen Abend.
- **Kopf:** Schmerzen in den Schläfen und im Nacken. Kopfschmerzen. Migräne morgens.
- **Schlaf:** Wiederherstellung des Schlafens. Ungewöhnliche Träume nachts.
- **Schwindel:** Schwacher Schwindel tagsüber.
- **Auge:** Aufgedunsenheit unter den Augen.
- **Nase:** Schnupfen. Verstopfte Nase. Unangenehmes Gefühl in der Nase, trockene Nase mehrmals am Tage.
- **Ohr:** Zischendes Geräusch in den Ohren abends vor dem Schlafen.
- **Gesicht:** Unangenehmes Empfinden im Bereich der Akne im Gesicht. Zunahme von Pickeln im Gesicht.
- **Mund:** Trockenheit der Zunge. Trockenheit im Mund besonders nachts. Gingivitis. Belegte Zunge. Erhöhte Empfindlichkeit der Zunge gegen Warmes und Saures. Erhöhte Speichelabsonderung. Durst. Mundgeruch. Durst in der Nacht.
- **Hals:** Schleim im Rachen. Trockenheit im Rachen. Halskratzen. Halsschmerzen. Globusgefühl beim Schlucken. Vergrößerung des regionalen Lymphknotens, brennendes Gefühl im Lymphknoten. Überempfindlichkeit des Halses. Kältegefühl im Rachen.
- **Kehlkopf / Trachea:** Husten mit Absonderung von Eiter morgens. Bellender Husten im Laufe des Tages. Husten mit blutdurchsetztem Auswurf. Trockener Husten nachts. Empfinden des Wundseins in der Trachea. Schluckbeschwerden. Gefühl der Mandelvergrößerung. Jucken in den Mandeln. Zäher Auswurf. Wunsch, warmes Essen einzunehmen, um den Hals zu erwärmen. Wunsch abzuhusten.
- **Magen / Darm:** Schmerzen im rechten Hypochondrium. Verstopfung. Vollgefühl im Magen. Übelkeit. Blähung gegen Abend. Sodbrennen. Epigastralschmerz beim Fasten. Fastenschmerz. Saures Aufstoßen. Verschlechterung des Appetits. Schlechter Appetit. Metallischer Geschmack und Trockenheit im Mund. Aufstoßen. Aufstoßen nach dem Verzehr von nicht frischem Essen. Schweregefühl im Oberbauch und Vollgefühl nach dem Essen. Dumpfer Schmerz im Oberbauch nach dem Essen. Grummeln und Blähung des Bauchs. Bitteres Aufstoßen. Rumoren im Bauch. Schmerzen im Bereich des Nabels nachts. Bauchschmerzen zwei Stunden nach dem Essen. Dumpfer Schmerz im Bereich des Nabels. Bohrender Schmerz in der Darmflexur rechts. Krampfender Schmerz im Hypochondrium links. Erbrechen nach der Einnahme von Milch am Morgen. Appetitverbesserung. Empfinden der nicht vollständigen Darmentleerung nach der Defäkation. Gefühl, mehr Platz zu brauchen, Druckgefühl im linken Hypochondrium. Blähung.

Schmerzen im Hypochondrium links mit Reizung im Oberbauch und in der rechten Hälfte des Brustkorbs. Krampfartige Schmerzen entlang des Querdarmes. Dumpfer Schmerz im linken Hypochondrium ausstrahlend in den Rücken abends. Appetitlosigkeit. Abneigung gegen fettes Essen. Aufstoßen nach dem Essen.

- **Rektum / Stuhl:** Verstopfung. Häufiger und flüssiger Stuhl. Nicht regelmäßiger Stuhl. Schafkotähnlicher Stuhl. Durchfall mit Schaum. Farbloser Stuhl.
- **Weibliche Genitalien:** Häufiges Wasserlassen. Schmerzen im Unterbauch links. Schmerzen in der Darmflexur rechts mit Reizung in der Dammgegend. Schleimiger Fluor vaginalis.
- **Männliche Genitalien:** Häufiges Wasserlassen tagsüber. Schmerzhaftes Harnlassen. Dunklerer Harn.
- **Brustkorb:** Dumpfer Schmerz im linken Brustkorb. Herzklopfen. Hitzewallungen im Bereich des Brustkorbs links. Schmerzen im linken Brustkorb. Gefühl des Luftmangels mit Angst. Pfeifende Rasselgeräusche. Engegefühl in der Brust mittags nach dem Essen.
- **Rücken:** Rückenschmerzen. Druckgefühl zwischen den Schulterblättern. Verminderung einschießender Schmerzen im Rücken. Verbesserung der Halsbeweglichkeit. Wärmeempfinden im Bereich des Halses. Wunsch den Hals zu massieren. Knacken im Hals.
- **Extremitäten:** Knieschmerzen. Schmerzen in den Gelenken. Stechen im Bereich der linken Schulter. Morgensteifheit des Handgelenks. Schmerzen im rechten Hüftgelenk morgens. Rötung und Aufgedunsenheit der Gelenke der rechten Hand. Rötung des linken Knies gegen Abend. Knieschmerzen beim Kniebeugen. Schwacher ziehender Schmerz in beiden Knien abends. Kalte Extremitäten. Gefühllosigkeit des rechten Beins nachts. Intensives Prickeln in beiden Fußsohlen. Vermehrt Schmerzen in den Beinen nach gewöhnlichem Wandern.
- **Haut:** Hautjuckreiz an der Brust und am Abdomen. Juckreiz der Haut am Rücken. Verfärbung der Haut im Bereich der Kniegelenke, vorwiegend zyanotisch. Unangenehmes Empfinden in der von Akne befallenen Haut. Überempfindlichkeit der Kopfhaut. Überempfindlichkeit der Gesichtshaut.
- **Erkältung / Fieber:** Gefühl der Kälte und Frösteln. Frösteln. Plötzlich auftretende kurze Schüttelfrostanfälle. Kurzfristiges Frösteln abwechselnd mit Hitzewallungen. Frösteln gegen Abend, das sich durch das Trinken von heißem Tee bessert. Subfebrile Körpertemperatur.
- **Allgemeinsymptome:** Adynamie morgens. Ausgeprägte Schweißabsonderung. Vermehrte Schweißabsonderung. Verminderung der Müdigkeit, zunehmende Aktivität. Zunehmende Aktivität abends. Müdigkeit. Allgemeine Schwäche. Verschwinden der Müdigkeit.

Literaturverzeichnis

- Lomáková I, Petrásková P, Sterzl I, Prokesová L. 2006. Immunomodulatory effects of Bacillus firmus on mouse peritoneal cells in vitro. Folia Microbiol (Praha). 2006, 51(3):243-247. doi:10.1007/BF02932130.
- Prokesová L, Mlcková P, Stanková I, et al. 2002. Immunostimulatory effect of Bacillus firmus on mouse lymphocytes. Folia Microbiol (Praha). 2002, 47(2):193-197. doi:10.1007/BF02817682.
- Rolik I., Tschujkina E. 2011. Homöopathische Arzneimittelprüfungen der Präparate Bacillus cereus, Bacillus firmus, Mycobacterium phlei, Propionibacterium avidum, Grifola frondosa. www.provings.info. 2011.
- Sudowe S., Sonntag D. 2021. Effects of Bacillus firmus e volumine ex muris cellulae 6x on cytolytic activity of natural killer cells in vitro. Int J High Dilution Res. 2021, 20 (2-3):34-43.

Corynebacterium stationis (Coryn-st)

Arzneimittel aus Bakterien

› Charakteristika des Arzneimittels

Folgende Schwerpunkte zeigten sich in der Arzneimittelprüfung: Immunstörungen und Verminderung der körpereigenen Abwehrkräfte, körperliche Erschöpfung und Durchblutungsstörungen. Zu den häufigsten Symptomen zählten Schüttelfrost, Fieber, Unwohlsein und juckende Haut. Allgemeine Abgeschlagenheit, Nachtschweiß, intensive Träume, Blässe und Schmerzen waren weitere häufige Symptome. Die Wirkung des Arzneimittels ist nicht organotrop sondern eher systemisch und beeinflusst pathologische Prozesse. Dabei handelte es sich um Durchblutungsstörungen im Mikrozirkulationssystem, welche zu Stauungen führen. Diese Stauungen begünstigen Schmerzen und Schwellungen im Gewebe/Knochen. Eine Unterstützung der Ausscheidung von Stoffwechsel- und Abbauprodukten ist hilfreich in der Therapie von Immunstörungen (auch bei Tumoren und Präkanzerosen), chronischen Gefäßerkrankungen, chronischer Kreislaufinsuffizienz, Erschöpfung und einem Müdigkeitssyndrom. (Rolik O, 2020).

› Eigenschaften von *Corynebacterium stationis*

Bei *Corynebacterium (C.) stationis* handelt es sich um ein keulenförmiges, grampositives Stäbchenbakterium. Die Bakterien verfügen, wie die Mykobakterien, über spezifische Substanzen in der Zellmembran, wie z.B. Mykolsäuren und Arabinogalactan. *C. stationis* wird vor allem industriell genutzt, gehört aber auch zur Darmflora. Untersuchungen zur Altersosteoporose in Ratten haben gezeigt, dass sich im Alter und mit beginnender Osteoporose auch das Darmmikrobiom verändert. Gattungen wie *Bacteroides*, *Prevotella*, *Escherichia* und *Parabacteroides* nehmen zu, wohingegen die Gattungen *Corynebacterium* und *Akkermansia* abnehmen. Das Darmmikrobiom scheint in die Regulierung des Knochenstoffwechsels involviert zu sein (Wang N, 2022).

› Homöopathisches Arzneimittelbild (Rolik O, 2020)

- **Gemüt:** Gegen Ende des Tages trat eine allgemeine zunehmende Schwäche auf. Am Tag nach dem Schlaf trat ein Gefühl der Müdigkeit auf, welches nach dem Frühstück verschwand.
- **Kopf:** Leichter Kopfschmerz in der rechten Seite des Kopfes, im Hinterkopf, der am Abend zunahm. Nachts wurde eine leichte Zunahme der Kopfschmerzen beobachtet, die am Morgen nach dem Aufwachen vollständig verschwanden. Gefühl der Schwere im Kopf, drückend oder schmerzend.
- **Schlaf:** Vorherrschende beunruhigende Träume mit häufigem Aufwachen (3 Mal pro Nacht). Schwierigkeiten beim Einschlafen. Es wurden auch zahlreiche Träume festgestellt, die zu Beginn und am Ende des Schlafes auftraten. Schläfrigkeit.
- **Schwindel:** Schwindel, der in der Mitte des Tages auftrat. Am Ende des Tages war der Schwindel nicht mehr vorhanden.
- **Augen:** Das Gefühl von Juckreiz in beiden Augen und der Haut um die Augen herum, das gegen Mitte des Tages zunahm. Ein leichtes Druckgefühl in den Augen wurde im Laufe des Tages beobachtet und verschwand am Ende des Tages.
- **Nase:** Am Tag stellte sich ein Gefühl der Trockenheit in der Nase ein. Die Trockenheit der Nase wurde von leichten Empfindungen unangenehmer Gerüche und hoher Empfindlichkeit begleitet und verschwand an der frischen Luft.
- **Ohren:** Leichte Schmerzen und Wundsein in den Ohren am Ende des Tages. Die Ohrenschmerzen verstärkten sich in der Nacht und verschwanden am Morgen.
- **Gesicht:** Eine Blässe des Gesichts, insbesondere der Wangen und der Nase.
- **Mund:** Empfindlichkeit des Zahnfleisches.
- **Zähne:** Empfindlichkeit gegenüber heißem Tee, beim Zähneputzen.
- **Rachen:** Leichtes Halsweh beim Schlucken.
- **Kehlkopf / Trachea:** Trockener Husten, Gefühl eines Kloßes im Kehlkopf.
- **Magen / Darm:** Schwere- und Druckgefühl im Hypochondrium. Leichte Übelkeit am Morgen.
- **Rektum / Stuhlgang:** Verstopfung.
- **Weibliche Genitalien:** Häufiges Wasserlassen, brennendes Gefühl, Empfindlichkeit beim Wasserlassen.
- **Männliche Genitalien:** Häufiger Harndrang. Verminderung der Libido bei Frauen.
- **Brust:** Brustschmerzen.
- **Rücken:** Schmerzen im unteren Rücken. Schwache, streuende Schmerzen in der Wirbelsäule. Leichte Schmerzen in den Hüften und Beinen.
- **Extremitäten:** Schwäche und Kältegefühl in beiden Füßen und Schienbeinen. Parästhesien in den Beinen, nachts, bei längerem Sitzen. Schweregefühl in den Wadenmuskeln beim Gehen am Tag.

Schwitzen und Empfindlichkeit der Handflächen und Füße. Leichter Juckreiz an beiden Beinen.

- **Haut:** Allgemeine nächtliche Schweißausbrüche während des Schlafes sowie am Tag. Vermehrtes Schwitzen in den Achselhöhlen. Bei emotionalem Stress nahm das Schwitzen dramatisch zu. Ein allergischer Ausschlag auf dem Bauch. Juckende Haut und Rötungen in den Ellenbogen.
- **Erkältung / Fieber:** Schüttelfrost, Zittern und Fieber. Schüttelfrost in der Nacht bei normaler Körpertemperatur mit einem Fiebergefühl. Schüttelfrost und Erkältung, gefühlt periodisch. Hitzewallungen.
- **Allgemeine Symptome:** Schlechter allgemeiner Gesundheitszustand. Körperliche Schmerzen, allgemeine Schwäche und Schwäche im Laufe des Tages. Gefühl einer allgemeinen Erschöpfung, als ob man mit Stöcken geschlagen wird. Gefühl der völligen Erschöpfung, als ob man am Ende des Tages keine Kraft mehr hätte. Ich fühle mich krank und erschöpft, wie nach einer anstrengenden und harten Arbeit. Schwitzen mit Anspannung und erhöhte Spastik in den Muskeln der Beine.

Literaturverzeichnis

- Rolik O. 2020. Symptom picture of Homeopathic Medicine Corynebacterium stationis culturae filtratum. Moskau. 2020.
- Wang N, Ma S, Fu L. 2022. Gut Microbiota Feature of Senile Osteoporosis by Shallow Shotgun Sequencing Using Aged Rats Model. Genes (Basel). 2022, Mar 29;13(4):619.

Mycobacterium phlei (Myc-phl)

Arzneimittel aus Bakterien

› Charakteristika des Arzneimittels

In der Arzneimittelprüfung zeigten sich besonders viele Symptome an den verschiedenen Schleimhäuten im Körper, wie Nase, Halses, Brustkorb, Atemtrakt und Haut. Weitere häufige Symptome waren Änderungen in der Körpertemperatur, Symptome im Bewegungsapparat. Die Wirkungsrichtung ist organotrop, Schwerpunkt sind die Atmungsorgane (Bronchien, Lungen), der Stütz- und Bewegungsapparat (Knochen, Gelenke, Wirbelsäule), Bindegewebe, Haut, das lymphatische System von Magen und Darm und der Urogenitaltrakt (Nieren, Blase, Geschlechtsorgane). (Rolik I, 2011).

› Eigenschaften von *Mycobacterium phlei*

Mycobacterium (M.) phlei gehört zu den atypischen Mykobakterien und wird bisher noch wenig in der Therapie eingesetzt, obwohl es verschiedene, vielversprechende Publikationen gibt. Haupteinsatzgebiete in diesen Untersuchungen waren Lungenerkrankungen (Asthma). Hierbei zeigte sich, dass *M. phlei* immunmodulierend auf verschiedene Immunzellen einwirken kann. (Ming M, 2016; Ming M, 2017; Ming M, 2016). Ein weiteres Einsatzgebiet sind Patienten mit einem nichtinvasiven Blasenkrebs. Hier wird *M. phlei* immer dann eingesetzt, wenn die Therapie mit *M. bovis* BCG keine Wirkung zeigt (Qui T, 2022; Filion MC, 1999).

› Homöopathisches Arzneimittelbild (Rolik I, 2011)

- **Gemüt:** Geistige Arbeit erschwert, bei gewöhnlichen, einfachen mathematischen Berechnungen. Unwille gewöhnliches Tagwerk zu erfüllen. Aktivitätssteigerung. Ausgeprägte Reizbarkeit. Stärke. Emotionaler Schwung. Zerstreutheit. Konzentrationsverlust beim Arbeiten. Optimistische Laune. Unlust, sich mit Leuten zu unterhalten. Nach innen gerichtetes Nachdenken über die Bedeutung des Lebens. Aufregung ohne Grund.
- **Kopf:** Druckgefühl im Nacken. Spannung der Nackenmuskeln. Schmerzen im Bereich des Scheitels. Leichte Kopfschmerzen, vom Nacken ausgehend. Juckreiz im Nacken. Druck im linken Scheitel.
- **Schlaf:** Gestörter Schlaf. Ruheloser Schlaf. Bedürfnis nach einem Mittagsschlaf. Lebhafte Träume. Unruhiger Schlaf. Leichtes Aufwachen morgens nach gestörtem Schlaf. Schlaflosigkeit gegen Morgen.
- **Schwindel:** Schwindel beim Autofahren mit dem Kopf auf dem Kopfpolster. Schwindel draußen und in der U-Bahn. Schwindel beim Aufstehen vom Stuhl. Schwindel und Flimmern vor den Augen beim schnellen Aufstehen.
- **Auge:** Überempfindlichkeit gegenüber Sonnenlicht. Schmerzen in den Augenäpfeln bei leichtem Drücken. Druckgefühl auf den Augen. Tränen aus beiden Augen. Gefühl von Sand in den Augen. Schnelle Erschöpfbarkeit der Augen bei der Arbeit am Computer. Vergrößerung des Drucks in den Augen nachmittags. Rötung und Juckreiz der Augen. Sehverschlechterung (weniger scharf) gegen Nachmittag. Schlechte Fokussierung der Augen (Diplopie beim Blicken nach links).
- **Nase:** Kurzfristiger Schnupfen mit reichlich seröser Absonderung. Schnupfen mit wenig seröser Absonderung. Jucken in der Nase. Kitzeln in der Nase. Störung des Geruchssinns. Regelmäßige Trockenheit in der Nase im Laufe des Tages. Schmerzhafte Krusten in der Nase. Flüssiger farbloser Nasenausfluss, zunehmender draußen. Intensiver Juckreiz der Nase. Niesanfälle. Niesreiz. Lautes Schnaufen nachts. Periodischer Schnupfen im Laufe des Tages, zunehmender nach dem Essen, und tränende Augen.
- **Ohr:** Ohrenschmerzen. Zischen in den Ohren, zunehmend gegen Abend. Jäher Schmerz im Ohr.
- **Gesicht:** Juckreiz an den Wangen.
- **Mund:** Bitterkeit im Mund. Trockenheit im Mund. Speichelfluss. Trockenheit der Lippen.
- **Zähne:** Überempfindlichkeit der Zähne beim Einatmen frischer kalter Luft durch den Mund.
- **Hals:** Ziehender Schmerz im Hals. Kloß im Hals vor dem Essen (Mittagessen). Halskratzen.
- **Kehlkopf / Trachea:** Leichter Husten mittags. Hustenreiz, ohne zu Husten. Kitzeln im Rachen. Trockene Husten. Husten mit reichlich Auswurf morgens („maulvoll"). Seltener Husten während des Tages. Häufiger krampfartiger Reizhusten. Dyspnoe abends. Schluckbeschwerden morgens. Belegte Stimme während des ganzen Tages. Verschlechterung des gewöhnlichen Hustens besonders beim Rausgehen.
- **Magen / Darm:** Unangenehmes Gefühl im Bereich des Nabels. Ziehender Schmerz im Bereich der Rippenbögen rechts nachts. Durst. Übelkeit. Appetitlosigkeit. Druckgefühl im Magenbereich. Sodbrennen. Magenschmerzen mit Ausstrahlung in den Rücken. Kolikartiger Schmerz um den Nabel nach dem Essen. Druckgefühl im Rippenbogen links. Lange Appetitlosigkeit. Blähungen. Unangenehmes Empfinden nach dem gewöhnlichen Essen. Schmerzsteigerung im Magen bei nervaler Anspannung. Wunsch heißen Tee mit Honig zu trinken.
- **Rektum / Stuhl:** Jucken im Anus, besonders nach der Defäkation. Jucken in der Damm- und

Leistengegend. Flüssigerer Stuhl als gewöhnlich.

- **Weibliche Genitalien:** Gefühl der Trockenheit in der Vagina. Jucken im Bereich der Harnröhre. Harndrang bei Fehlen von Urin. Harntrübung. Gefühl der nicht völligen Entleerung der Harnblase nach dem Urinieren. Akuter schneidender Schmerz im Bereich der Harnröhre.
- **Männliche Genitalien:** Harndrang nach dem Mittagessen. Harntrübung.
- **Brustkorb:** Herzklopfen. Gefühl des Luftmangels beim Schlafen gegen Morgen. Dyspnoe nach dem Essen. Druckgefühl im Brustkorb.
- **Rücken:** Kreuzschmerzen mit Ausstrahlung in die Dammgegend. Erschöpfung der Rückenmuskel (Kreuz). Kreuzschmerzen im Bereich der 10.-12. Rippe links. Schwäche in der BWS, Wunsch, sich aufzurichten. Knacken im Rücken. Ziehende Schmerzen im lumbalen Bereich. Knacken in der HWS. Plötzliche, kurz anhaltende, leichte Schmerzen in der Lumbalregion.
- **Extremitäten:** Schmerzen im Bereich beider Bizepsmuskeln. Schwäche der Beinmuskeln. Gefühllosigkeit in beiden Füßen. Gänsehaut an Hüften, mehr links. Kalte Füße beim Schlafen. Jucken in Ellbogen und Knien, zunehmend nach einer Mahlzeit. Schmerzhafte Überempfindlichkeit an der Stelle einer ehemaligen Fraktur. Jucken an der Stelle einer ehemaligen Fraktur des linken Fußes. Gefühllosigkeit des Körpers und der Extremitäten nachts. Abends Muskelschmerzen in den Beinen. Gelenkschmerzen beim Spazierengehen.
- **Haut:** Rote Flecken am Körper und im Gesicht. Örtlich begrenzter Juckreiz an Hals und Brust. Hyperämie im Bereich der Kniegelenke am Abend. Feuchte Haut am Hals und an der Brust. Ausschlag am Abdomen. Kleinfleckiges (punktförmiges) rotes Exanthem an Schienbeinen hinten. Jucken im Bereich des Nabels und im Nabel. Jucken im behaarten Kopfteil nachts, was zum Erwachen führte. Zucken der Schultern. Juckender papulöser Hautausschlag am Abdomen. Urtikariaähnlicher Hautausschlag am Gesäß. Starker Juckreiz am Körper mit unruhigem Schlaf, der tagsüber abnimmt. Überempfindlichkeit der Kopfhaut. Hautrötung und Juckreiz an den Stellen einer ehemaligen Hautwunde. Warzenjucken. Juckende Knie. Starkes Brennen der Handflächen und Fußsohlen binnen einiger Minuten nach dem Kontakt mit Wasser. Starkes Brennen der Fußsohlen ohne Grund.
- **Erkältung / Fieber:** Fieber (subfebrile Körpertemperatur). Bedarf nach Wärme (Bettdecke), um sich zu wärmen. Abendlicher Temperaturanstieg. Anfallartiges Frösteln gegen Abend. Frösteln.
- **Allgemeine Symptome:** Adynamie. Allgemeine Schwäche gegen Abend. Blutdruck sinkt gegen Abend. Allgemeines Unwohlsein am Tage. Trägheit. Atypische Konzentrationsschwierigkeiten. Gereizt. Leichter Anstieg des Blutdrucks. Schwäche. Trägheit.

Literaturverzeichnis

- Filion MC, Lépicier P, Morales A, Phillips NC. Br J Cancer. 1999. Mycobacterium phlei cell wall complex directly induces apoptosis in human bladder cancer cells. Br J Cancer. 1999, Jan;79(2):229-35.
- Ming M, Li C, Luo Z, Lv S, Sun Q. 2017. The effect of inhaled inactived Mycobacterium phlei as a treatment for asthma. Mol Med Rep. 2017, 15(2):777-783. doi:10.3892/mmr.2016.6087.
- Ming M, Luo Z, Lv S, Li C. 2016. Inhalation of inactivated Mycobacterium phlei prevents asthma mediated airway hyperresponsiveness and airway eosinophilia in mice by reducing IL 5 and IL 13 levels. Mol Med Rep. 2016, Dec;14(6):5343-5349.
- Ming M, Luo Z, Lv S, Sun Q, Li C. 2016. Inactivated Mycobacterium phlei inhalation ameliorates allergic asthma through modulating the balance of CD4+CD25+ regulatory T and Th17 cells in mice. Iran J Basic Med Sci. 2016, 19(9):953-959.
- Qiu T, Luo G, Jiang J, Ding P, Li Q. 2022. Genomic, Metabolic, and Immunological Characterization of GMP-Grade Mycobacterium phlei. Microbiol Spectr. 2022, Aug 31;10(4):e0007022.
- Rolik I., Tschujkina E. 2011. Homöopathische Arzneimittelprüfungen der Präparate Bacillus cereus, Bacillus firmus, Mycobacterium phlei, Propionibacterium avidum, Grifola frondosa. www.provings.info. 2011.

Propionibacterium acnes (Pro-acn)

Arzneimittel aus Bakterien

› Charakteristika des Arzneimittels

Folgende Schwerpunkte zeigten sich in der Arzneimittelprüfung: Pathologien der Gelenke (mit Gelenkschmerzen, Müdigkeit und Schwäche), Erkrankungen der Wirbelsäule (mit Schweregefühl, Schmerzen, Verspannungen der Wirbelsäule und Wirbelsäulenbeschwerden), Muskelerkrankungen (mit Muskelschmerzen, -schwäche, -verspannungen, Muskelsteifheit) und Pathologien des parodontalen Gewebes (wie Unbehagen, Druckschmerz, Empfindlichkeit des Zahnfleisches). Die Wirkung des Arzneimittels scheint nicht organotrop zu sein, sondern hat eher einen Einfluss auf bestimmte Gewebe und pathologische Prozesse, welche kongestiv und ödematös sein können. Häufig liegen auch Durchblutungsstörungen vor. Dazu gehören besonders chronische Erkrankungen der Gelenke und Muskeln sowie Erkrankungen des Zahnhalteapparates. Symptome wie Gelenkschmerzen, Müdigkeit, Schwäche, Verspannungen der Wirbelsäule, chronische Muskelschmerzen, -schwäche und –verspannungen, Druckschmerz und Empfindlichkeit des Zahnfleisches. Mögliche Einsatzgebiete sind daher Patienten mit entzündlichen Gelenkerkrankungen (Arthritis, rheumatoide Arthritis), Rheuma, Arthrose, Osteochondrose, Bandscheibenvorfall, Myalgien und Myogelosen und Parodontitis, Gingivitis. (Rolik O, 2020).

› Eigenschaften von *Cutibacterium acnes*

Bei *Cutibacterium (C.) acnes* (ehemals *Propionibacterium acnes*) handelt es sich um ein grampositives, anerobes Stäbchenbakterium, welches zur physiologischen Hautflora gehört. Unter bestimmten Bedingungen sind jedoch auch Erkrankungen möglich. *C. acnes* wird assoziiert mit invasiven Hautinfektionen und Infektionen im Weichteilgewebe. Beschrieben wurden aber auch Infektionen im Herz-Kreislaufsystem und einzelner Organe. Nach Implantaten kann es ebenfalls zu Infektionen kommen, welche tief ins Gewebe oder in den Knochen reichen können. (Achermann Y, 2014). Zusätzlich scheinen sich zirkulierende Immunkomplexe an Knochen und Gelenken anlagern zu können, hier stehen sie in Verdacht, bei Patienten mit einem SAPHO Syndrom rheumatische Symptome auszulösen (Gutzmer R, 1997). Aber *C. acnes* kann auch therapeutisch eingesetzt werden, denn abgetötete *C. acnes* verfügen über immunmodulatorische und antitumoröse Eigenschaften. So sind die Bakterien in der Lage in Makrophagen die Phagozytose und die antitumoralen Eigenschaften zu erhöhen. Zusätzlich wird die Reifung von Dendritischen Zellen gefördert und eine proinflammatorische Immunantwort mit einer Verstärkung der humoralen Antwort angeregt (Ishimura ME, 2018). Zusätzlich unterstützt *C. acnes* die antivirale Abwehr. Im Tierversuch konnte gezeigt werden, dass die Interferonbildung, die NK-Zellen und Makrophagen angeregt werden, teilweise waren die Tiere vor einer viralen Infektion geschützt (Palmieri B, 2020).

› Homöopathisches Arzneimittelbild (Rolik O, 2020)

- **Gemüt:** Gefühl der Hilflosigkeit. Verminderte geistige Energie.
- **Kopf:** Schweregefühl im Kopf.
- **Schlaf:** Oberflächlicher Schlaf, Aufwachen mit Angst. Unruhiger Schlaf nach Mitternacht. Schläfrigkeit während des Tages.
- **Schwindel:** Leichter Schwindel nach Sitzen oder Liegen mit schnellem Aufstehen.
- **Auge:** Gefühl der Anstrengung in den Augen, Verschlechterung des Sehvermögens. Leichter Schmerz in den Augen nach dem Aufwachen. Brennen, Jucken in den Augen, Anschwellen der Augenlider am Morgen.
- **Ohr:** Ohren empfindlicher gegen Kälte.
- **Gesicht:** Leichte Rötung der Wangen. Juckreiz an der Stirn. Fettige Haut im Gesicht.
- **Mund:** Schwellungen und Spannungen in Mund, Lippen und Zahnfleisch. Empfindlichkeit des Zahnfleisches. Gefühl von Schwellungen und Spannungen im Mund, in den Lippen und im Zahnfleisch. Erhöhte Empfindlichkeit des Zahnfleischs beim Zähneputzen. Entzündungen und Rötungen des Zahnfleischs. Vorübergehendes Zahnfleischbluten. Rötung der Mund- und Rachenschleimhäute.
- **Zähne:** Erhöhte Empfindlichkeit gegenüber Kälte und sauren Lebensmitteln. Hohe Empfindlichkeit der Zähne beim Zähneputzen. Die Zähne reagieren empfindlich auf kaltes Wasser und heißen Tee. Leichte Zahnschmerzen. Erhöhte Empfindlichkeit der Zähne auf Druck.
- **Rachen:** Rachen empfindlicher gegen kalte Luft. Leichter Schmerz beim Schlucken im Rachen am Morgen. Leichter Schmerz im Rachen beim Einatmen. Schwieriges Schlucken und Trockenheit im Rachen in der Nacht. Gefühl eines Kloßes im Hals.
- **Magen / Darm:** Gefühl von Schwere im Oberbauch nach dem Essen. Durstgefühl in der Nacht.

- **Rektum / Stuhlgang:** Leichter Durchfall.
- **Brust:** Kurzzeitige Schmerzen in der Brust.
- **Rücken:** Zittern in der Nackengegend. Morgens knackende Geräusche im Nacken. Abends Verspannung der Nackenmuskeln. Gefühl von Knirschen und leichtem Schmerz in der Rückengegend. Einen Moment lang schien es, als ob der Nacken nichts spürt. Schwere und Spannung im unteren Rücken. Schmerzen im unteren Rücken nach dem Schlafen auf hartem Bett. Schmerzen im oberen Teil des unteren Rückens. Schwache, ausstrahlende Schmerz im Rücken. Verspannungen und leichte Schmerzen im unteren Rücken am Abend. Taubheit und Steifheit im unteren Rücken nach dem Aufwachen. Unbehagen, Verspannung, leichter Schmerz und Schweregefühl im unteren Rücken beim Aufwachen. Leichte Steifheit der Wirbelsäulenmuskeln am Abend.
- **Extremitäten:** Abends bei Müdigkeit Gefühl von Vibration in den Armen. Beine und Arme schwer, als ob gelähmt. Leichtigkeit in den Beinen, als könne man fliegen. Empfindung von unruhigen Beinen in der Nacht. Knirschen im rechten Schultergelenk bei Bewegungen. Steifheit und Knirschen in den Gelenken der Hände am Morgen. Schmerzen und Steifheit im rechten und linken Ellenbogen. Steifheit in den Gelenken der linken oder rechten Hand am Morgen nach dem Aufwachen. Gefühl von Steifheit und Taubheit in den Schultern. Schmerzen in der rechten Schulter. Mäßige Schmerzen und Knirschen in den Knien. Am Abend nach dem Arbeitstag Kribbeln in den Beinen. Schießender Schmerz entlang des rechten Arms mit starker Drehung des Kopfes. Leichte Schmerzen im rechten Hüftgelenk. Gefühl von Taubheit und Kribbeln in den Füßen. Vermehrtes Schwitzen und Empfindlichkeit der Handflächen und Füße, leichter Juckreiz an den Handflächen. Kältegefühl in beiden Füßen und Schienbeinen in der Nacht. Kalte Füße in der Nacht. Schweregefühl in den Wadenmuskeln beim Gehen. Spasmen der Wadenmuskeln des linken oder rechten Beines in der Nacht. Parästhesien in den Beinen in der Nacht und bei längerem Sitzen, die beim Gehen verschwanden. Schwitzen mit leichten Schmerzen, Spannung und erhöhter Spastik in den Beinmuskeln während der Nacht. Muskelkrämpfe.
- **Haut:** Reizung und Rötung der Haut auf der Kopfhaut. Rötung der Haut an der frischen Luft. Erhöhte Empfindlichkeit der Kopfhaut gegenüber kalter Luft. Trockenheit und Brennen der Haut nach einer heißen Dusche.
- **Erkältung / Fieber:** Hitze und Schweiß. Schwitzen in der Nacht. Schwitzen mit Übelkeit und Trägheit beim Aufwachen. Vermehrte Schweißabsonderung bei Anstrengung. Gefühl von Hitze mit Frösteln vor der Menstruation. Hitze im Allgemeinen bei emotionalem Stress. Hitze des ganzen Körpers nach dem Essen. Plötzliches Frösteln in der Nacht, gefolgt von Schweiß. Schwäche und Schweißausbrüche nach dem Aufwachen. Vermehrtes Schwitzen bei Angstzuständen. Schüttelfrost oder Kältegefühl. Hitze im Allgemeinen und Hitzewallungen in der Nacht.
- **Allgemeine Symptome:** Allgemeine Schwäche und Gebrechlichkeit. Anfälle von Schläfrigkeit, Schwäche. Kalter und nächtlicher Schweiß, Herzklopfen. Müdigkeit im ganzen Körper nach dem Aufwachen. Spannungsgefühl im ganzen Körper am Abend. Grundlose Angstzustände und Anspannung.

Literaturverzeichnis

- Achermann Y, Goldstein EJ, Coenye T, Shirtliff ME. 2014. Propionibacterium acnes: from commensal to opportunistic biofilm-associated implant pathogen. Clin Microbiol Rev. 2014, Jul;27(3):419-40.
- Gutzmer R, Herbst RA, Kapp A, Weiss J. 1997. Das SAPHO-Syndrom. Fallbeschreibung von drei Patienten mit Akne conglobata und osteoartikulären Symptomen [SAPHO syndrome. Case description of 3 patients with acne conglobata and osteoarticular symptoms]. Hautarzt. 1997, Mar;48(3):186-90.
- Ishimura ME, Teixeira D, Silveira GDP, Gambero M, Gama GAC, Pimenta BSO, Rodrigues EG, Longo-Maugéri IM. 2018. Killed Propionibacterium acnes enhances immunogenicity and tumor growth control of a dendritic-tumor cell hybrid vaccine in a murine melanoma model. PLoS One. 2018, Oct 9;13(10):e0205148.
- Palmieri B, Vadalà M, Roncati L, et al. 2020. The Long-Standing History of Corynebacterium Parvum, Immunity and Viruses [published online ahead of print, 2020 May 30]. J Med Virol. 2020, 10.1002/jmv.26100. doi:10.1002/jmv.26100.
- Rolik O. 2020. Symptom picture of Homeopathic medicine Propionibacterium acnes culturae filtratum. Moskau. 2020. www.provings.info.

Propionibacterium avidum (Pro-avi)

Arzneimittel aus Bakterien

› Charakteristika des Arzneimittels

In der Arzneimittelprüfung zeigten sich viele Symptome im Gefäßsystem, Herz- und in den Geschlechtsorganen. Weitere Symptome zeigten sich im Bereich des Bewegungsapparats, des Atmungssystems, des Kopfes, der Haut, der Augen, Ohren und Zähnen, des Geistes und Gemüts sowie durch Frost, Schwindel und Schlaf. Die Hauptwirkungsrichtungen sind das Immunsystem, das Gefäßsystem (insbesondere Mikrozirkulation im Kopf und in den Beinen) und die Harnblase. Mögliche Anwendungsgebiete sind Erkrankungen des Herz-Kreislaufsystems (Kreislaufstörungen und schlechte Heilung der Wunden, Raucherbeine, Ohrensausen, diabetischer Fuß, Arteriosklerose, Zustände nach einem Herzinfarkt), Entzündungen von Organen des kleinen Beckens (insbesondere Harnblasenentzündung), Immundefizite und Tumorerkrankungen. (Rolik I, 2011).

› Eigenschaften von *Cutibacterium avidum*

Bei *Cutibacterium (C.) avidum* (ehemals *Propionibacterium avidum*) handelt es sich um ein pleomorph wachsendes, grampositives Stäbchenbakterium. Das Bakterium gehört zur normalen Hautflora und kann besonders an den Hautarealen nachgewiesen werden, wo sich auch Schweißdrüsen befinden. *C. avidum* galt lange als apathogen, ist jedoch in der Lage, schwerwiegende invasive Infektionen und Abszesse im Menschen auszulösen (Corvec S, 2018). Aber *C. avidum* gehört auch zu den ersten Bakterien, die sehr schnell nach der Geburt den Darm besiedeln. Hier sind sie ein wichtiger Lieferant von kurzkettigen Fettsäuren wie Propionat bei Kindern unter drei Monaten (Rocha Martin VN, 2019). Zusätzlich verfügt *C. avidum* auch über antibakterielle, antivirale und antitumoröse Eigenschaften und wird schon seit Jahren als Immunmodulator in der Krebstherapie eingesetzt (Corvec S, 2018).

› Homöopathisches Arzneimittelbild (Rolik I, 2011)

- **Gemüt:** Reduzierte Emotionalität. Aufheiterung im Laufe des Tages. Unruhe. Unangenehme Gedanken. Depressiver Zustand morgens. Depressive Gedanken über die Zukunft. Vergesslichkeit. Grundlose Reizbarkeit. Grundloses Lachen. Starker Wunsch einen Spaziergang am Morgen zu machen. Unwilligkeit sich mit Leuten zu unterhalten.
- **Kopf:** Druckschmerz in den Schläfen rechts. Migräneähnliche Kopfschmerzen. Geräusche und Pfeifen im Kopf. Dumpfer Kopfschmerz am Morgen.
- **Schlaf:** Schlaflosigkeit. Leichter Schlaf. Schlechter, unterbrochener Schlaf. Unangenehme Träume und abruptes Wecken in der Nacht. Unwilligkeit abends ins Bett zu gehen.
- **Schwindel:** Schwindelanfälle nach dem Erwachen. Leichter Schwindel im Laufe des Tages. Schwindel nach reichem Essen. Schwindel beim Liegen.
- **Auge:** Augenreizung. Verschlechterung der Sehkraft gegen Abend. Jucken in den Augen. Augenmüdigkeit ab Morgen. Gefühl eines Fremdkörpers im linken Auge. Augenmüdigkeit während des Tages.
- **Nase:** Trockenheit in der Nase, unangenehme Empfindungen. Schnupfen. Gegen Abend kann man besser durch die Nase atmen. Überempfindlichkeit gegen Gerüche.
- **Ohr:** Gefühl eines kurzen Druckanfalls in den Ohren von außen und innen. Zischen in den Ohren nachts, in der Ruhe. Verschlechterung des Gehörs tagsüber. Rauschen im linken Ohr nach einer Wanderung.
- **Gesicht:** Gefühl des Zusammenziehens der Gesichtshaut. Überempfindlichkeit der Gesichtshaut.
- **Mund:** Trockenheit und saurer Geschmack im Mund. Risse in den Mundwinkeln. Risse an der Unterlippe. Trockenheit der Lippen. Trockenheit der Zunge. Hautrötung in Mundwinkeln. Jucken der Lippen. Häufiges Gähnen.
- **Hals:** Halsschmerzen. Trockenheit im Rachen.
- **Kehlkopf / Trachea:** Husten. Halskratzen. Husten beim Rauchen. Kratzige Stimme.
- **Magen / Darm:** Überempfindlichkeit im Bereich des Nabels. Magenschmerzen. Blähung. Krampfhafte Schmerzen im Abdomen den Dickdarm entlang. Übelkeit. Scharfer anfallsartiger Schmerz im Abdomen. Leichte Übelkeit nach dem Abendessen. Dumpfer kurzfristiger Schmerz im Unterbauch. Leichtes Sodbrennen nach dem Mittagessen. Ausgeprägter Druck im Magen. Magenschmerzen nach dem schweren Abendessen.
- **Rektum / Stuhl:** Durchfall. Anusreizung. Anusjucken. Stuhlgang leichter. Schmerzhafter Stuhl.
- **Weibliche Genitalien:** Häufiges Harnlassen. Akuter schneidender Schmerz in der Harnröhre. Harn mit Flocken. Brennen in der Harnröhre. Harn mit schlechtem Geruch. Trüber Harn. Gestörte Kontrolle über Harnlassen. Häufiger Harndrang mit Schmerzen. Verstärktes Harnlassen nachts und schlechter Schlaf.

- **Männliche Genitalien:** Druckgefühl in der Leisten- und Dammgegend. Reizung der Harnröhre nach dem Harnlassen. Schmerzen in der Harnröhre morgens.
- **Brustkorb:** Verminderung der Tachykardie morgens. Druckgefühl am Herzen. Kurzfristiger Schmerz hinter dem Brustkorb beim Lachen. Druckschmerz im Brustkorb beim Essen. Leichter Schmerz mit Ausstrahlung in den Hals. Druckgefühl im Brustkorb links und in der linken Schulter und im Unterkiefer. Brustenge. Herzklopfen nachts. Herzklopfen nach dem Essen. Schweres Atmen im geschlossenen Raum nach dem Essen.
- **Rücken:** Schmerzen im Nacken. Bohrende Schmerzen im Nacken. Diffuser Schmerz im Rücken. Schwache Schmerzen in der Wirbelsäule im Laufe des Tages. Knacken in der BWS. Steifigkeit der Wirbelsäule. Knacken und krankhaftes Empfinden in der HWS. Akuter jäher Schmerz in der HWS abends. Rückenschmerzen (zwischen Schultern). Überempfindlichkeit im Bereich der Nieren. Stechen in der rechten Niere.
- **Extremitäten:** Schmerzen im rechten Fuß. Schmerzen im rechten Knie beim Hinaufklettern. Schmerzen im linken Fußgelenk. Jucken der Fußsohlen und Füße. Druckgefühl in den Beinen. Schmerzen in den Beinen beim Gehen. Aufgedunsenheit des linken Beins. Aufgedunsenheit der Fußgelenke. Kalte Füße und Beine abends. Leichte Schmerzen im Fuß beim Gehen. Schmerzen im rechten Ellbogen abends. Knieschmerzen nachts. Gefühllosigkeit der Beine am Tage. Gefühllosigkeit des rechten Arms. Zucken der Waden. Muskelschmerzen in den Beinen nach dem Schlaf. Gefühllosigkeit der Beine nach dem Schlaf. Verschlechterung der Schmerzen im Fuß nach dem Gehen. Kalte Hände.
- **Haut:** Hautjucken am Körper. Abschuppung an den Fußsohlen. Jucken des linken Schienbeins. Hautrisse an der rechten Ferse. Gelbe Zehennägel. Hautrötung an den Fußgelenken. Warzenjucken. Starkes Jucken am ganzen Körper nachts. Hautjucken nach dem Abendessen, besonders in der Nacht. Abschuppung an den Händen. Wunsch ständig das Gesicht zu waschen wegen der Trockenheit der Gesichtshaut. Gefühl des Zusammenziehens der Gesichtshaut. Überempfindlichkeit der Gesichtshaut.
- **Frost:** Frösteln am ganzen Körper. Frösteln. Kurzfristige Hitzewallungen mit Schweißabsonderung nachts. Kurzfristige Hitzewallungen tagsüber.
- **Allgemeinsymptome:** Steigerung des Blutdrucks. Gesteigerte Müdigkeit. Vermehrte Schweißabsonderung. Senkung der Gehirnaktivität. Schlafsucht. Schnelle Erschöpfbarkeit bei gewöhnlicher Arbeit. Wunsch sich auszuruhen. Schnelle Erschöpfbarkeit. Steigerung körperlicher Leistungsfähigkeit.

Literaturverzeichnis

- Corvec S. 2018. Clinical and Biological Features of Cutibacterium (Formerly Propionibacterium) avidum, an Underrecognized Microorganism. Clin Microbiol Rev. 2018, 31(3):e00064-17. Published 2018 May 30. doi:10.1128/CMR.00064-17.
- Rocha Martin VN, Schwab C, Krych L, Voney E, Geirnaert A, Braegger C, Lacroix C. 2019. Colonization of Cutibacterium avidum during infant gut microbiota establishment. FEMS Microbiol Ecol. 2019, Jan 1;95(1).
- Rolik I., Tschujkina E. 2011. Homöopathische Arzneimittelprüfungen der Präparate Bacillus cereus, Bacillus firmus, Mycobacterium phlei, Propionibacterium avidum, Grifola frondosa. www.provings.info. 2011.

Arzneimittel aus der Zellwand von Mikroorganismen

Einleitung

Die Arzneimittel aus dieser Gruppe werden in einem aufwendigen Extraktionsverfahren nach GMP-Richtlinien und der HAB Vorschrift 5a (und 5b) hergestellt. Nach Gewinnung der mikrobiellen Zellmasse erfolgt eine standardisierte Zerkleinerung und saure Extraktion. Der dabei entstandene Extrakt wird auf eine definierte Molekülgröße gereinigt und bildet danach die Grundlage zur Arzneimittelherstellung.

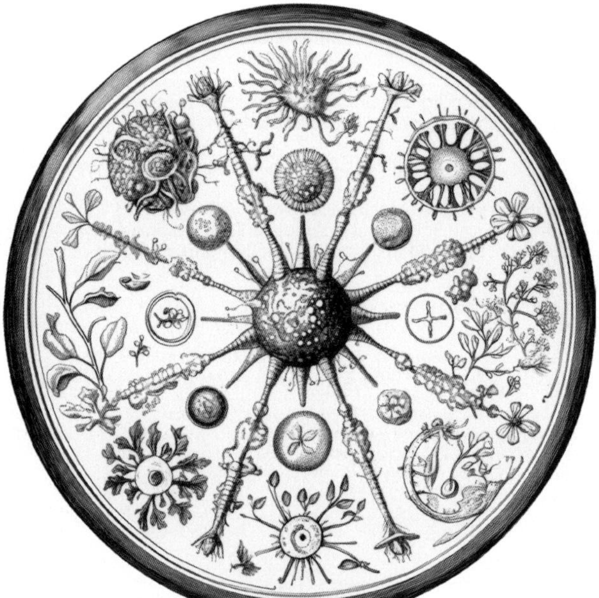

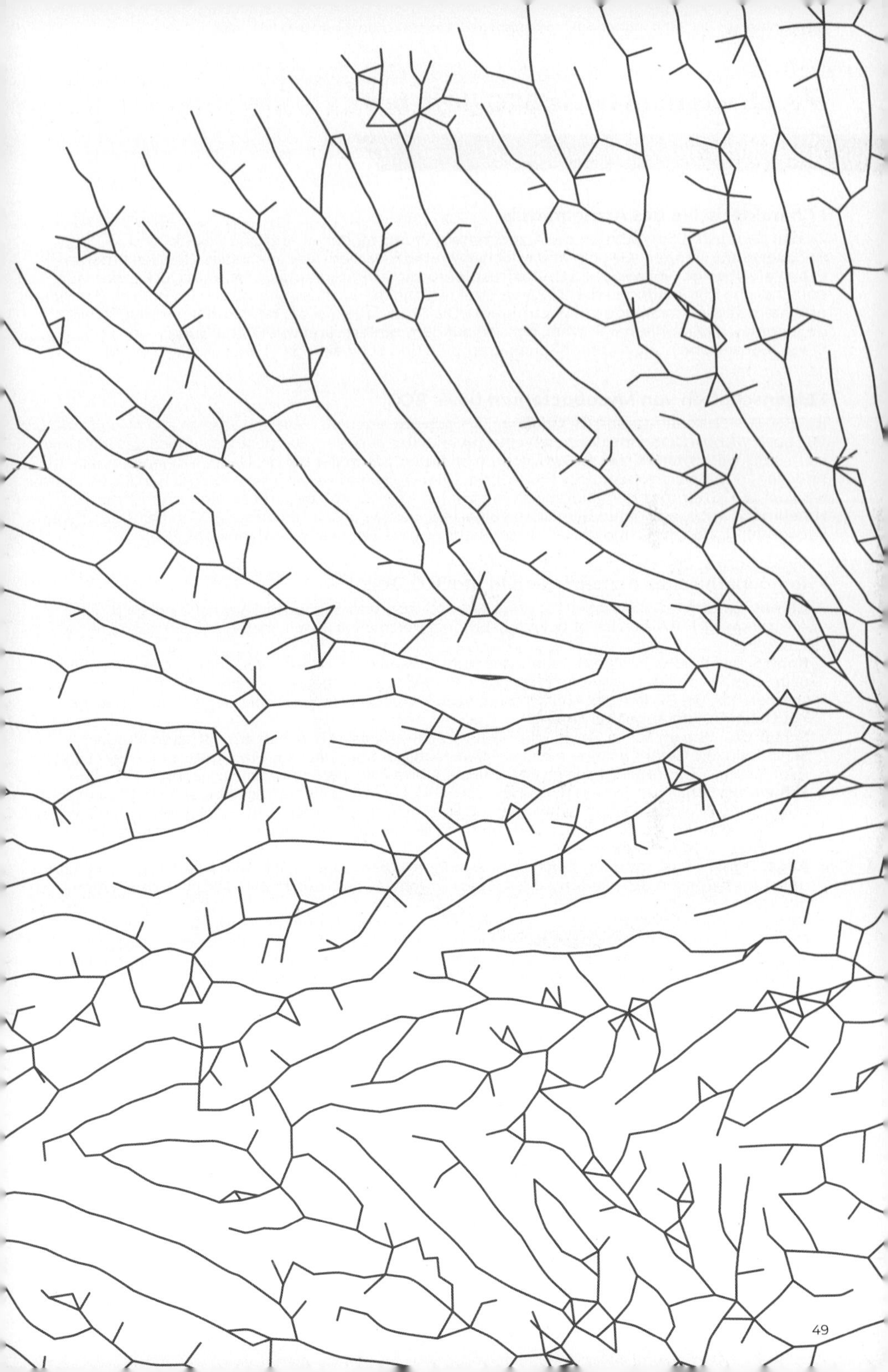

Mycobacterium bovis BCG (Myc-bov)

Arzneimittel aus der Zellwand von Mikroorganismen

› Charakteristika des Arzneimittels

Zu den häufigsten Symptomen der Arzneimittelprüfung zählten chronische Gelenk- und Knochenerkrankungen (Gelenk- und Knochenschmerzen), Darmerkrankungen (Bauchschmerzen, Durchfall, Übelkeit, Völlegefühl, Schüttelfrost), chronische Erkrankungen der Haut (juckende Haut), entzündliche Erkrankungen des Urogenitaltrakts (Scheidenausfluss, Schmerzen im Bereich der Nieren) und Atemwegserkrankungen (Kurzatmigkeit). Die Grundlage dieser Erkrankungen ist häufig ein degenerativ-dystrophischer Prozess, der sich auf dem Hintergrund von Entzündungs- und Stagnationserscheinungen, chronischen Krämpfen und Schwellungen bildet. (Rolik O, 2020).

› Eigenschaften von *Mycobacterium bovis* BCG

Bei *Bacillus-Calmette-Guerin* (BCG) handelt es sich um einen attenuierten Stamm von *Mycobacterium (M.) bovis. M. bovis* kann im Menschen eine Tuberkulose auslösen, Hauptwirt ist jedoch das Rind. Hier kann es im gesamten Körper zu Symptomen kommen, z.B. in der Lunge, Darm, Urogenitaltrakt, Knochen- und Gelenktuberkulose (BG RCI, 04/2014). Aufgrund seiner immunologischen Eigenschaften wird der BCG Stamm in der Medizin seit Jahrzenten als Impfstoff gegen TBC eingesetzt. Doch BCG wird zunehmend auch in anderen Bereichen eingesetzt. Seit vielen Jahren findet BCG in der Krebstherapie Verwendung, z.B. bei nichtinvasiven Blasenkrebs und Melanomen (Kremenovic M, 2020).

› Homöopathisches Arzneimittelbild (Rolik O, 2020)

- **Gemüt:** Gefühl der Hilflosigkeit. Geistige Aktivität während des Tages. Schwäche bei geistiger Anstrengung. Fühlt sich leicht beleidigt. Erhöhte Reizbarkeit. Zweifelhaftigkeit. Verminderte geistige Energie.
- **Kopf:** Schweregefühl im Kopf. Taubheitsgefühl an der linken Schläfe. Verspannung in der rechten Seite. Gefühl von Leichtigkeit im Hinterkopf. Kopfschmerzen bei regnerischem Wetter. Haar schmerzhaft bei Berührung. Kopfschmerz nach Kaffeegenuss. Kopfschmerz nach dem Rauchen. Kopfschmerz von Augenbewegung.
- **Schlaf:** Stöhnen im Schlaf. Ängstlicher Traum. Schwieriges Aufwachen am nächsten Morgen. Schlaflosigkeit. Gefühl, leichter einzuschlafen. Müdigkeit am nächsten Tag. Unterbrochener Schlaf mit lebhaften Träumen. Zu spätes Einschlafen. Albträume mit Schweißausbrüchen.
- **Schwindel:** Schwindel in der Dunkelheit. Schwindel beim Aufstehen. Schwindel beim Blick nach oben. Schwankendes Gefühl. Schwindel mit Hitzegefühl im Körper. Schwindelgefühl durch Lärm auf der Straße am Abend. Schwindel beim Blick auf sich bewegende Dinge. Plötzliche Angst und Schwindel beim Autofahren.
- **Auge:** Tränensäcke. Irritation durch Licht. Brennen in den Augen nach dem Autofahren. Juckreiz in den Augen. Zucken des rechten Auges. Geschwollene Augenlider. Müdes Gefühl in den Augen nach der Arbeit.
- **Ohr:** Gefühl von Pulsieren und Schmerzen im Ohr. Periodische leichte Schmerzen in den Ohren. Die Ohren sind empfindlicher gegen Kälte. Juckreiz im rechten Ohr. Vermindertes Hörvermögen. Schmerzen im rechten Ohr beim Husten. Gefühl von Ohrendruck beim Schlucken. Empfindlichkeit gegenüber lauten Geräuschen. Gefühl von Ameisenlaufen hinter den Ohren.
- **Nase:** Gefühl, weniger zu riechen. Nasenausfluss. Niesen. Nasenverstopfung beim Aufwachen. Erhöhte Empfindlichkeit gegenüber kalter Luft. Gefühl der Trockenheit in der Nase.
- **Gesicht:** Gefühl, dass die Gesichtshaut rau geworden ist. Abschuppung der Haut auf der Stirn. Trockenheit der Lippen. Leichter Ausschlag auf den Wangen. Akne erschien auf der Stirn.
- **Mund:** Trockenheit und bitterer Geschmack im Mund in der Nacht. Saurer Geschmack im Mund nach dem Essen. Vermehrter Speichelfluss vor dem Essen. Empfindlichkeit des Zahnfleisches. Bitterer Geschmack im Mund nach dem Aufwachen. Brennendes Gefühl auf der Zunge.
- **Zähne:** Überempfindlichkeit gegen kalte und saure Speisen. Leichte Zahnschmerzen. Empfindlichkeit der Zähne beim Zähneputzen.
- **Rachen:** Empfindung von Halsschmerzen während der Nacht. Schmerzen im Rachen beim Husten. Trockenheit im Rachen, die Husten verursacht. Kragen verursacht Unbehagen. Leichter Schmerz im Rachen am Morgen. Schmerzen im Rachen beim Schlucken. Kehlkopf und Luftröhre: Gefühl von Heiserkeit. Gefühl, dass die Stimme bricht, wenn man sich Sorgen macht. Geschwächte Stimme bei kalter Luft. Stimme ermüdet schnell beim Sprechen. Heiserkeit am Abend. Bellender Husten in der Nacht. Gefühl der Spannung und Taubheit im Kehlkopf. Schmerz hinter dem Brustbein beim Husten. Näselnder Ton der Stimme.
- **Magen / Darm:** Unterleibsschmerzen nach dem Frühstück. Unterleibsschmerzen in der Nacht.

Völlegefühl, Schweregefühl im Magen am Nachmittag. Übelkeit nach dem Mittagessen. Schmerzen im rechten Oberbauch nach dem Mittagessen. Hitzegefühl im Oberbauch nach dem Abendessen. Aufstoßen. Vermehrte Blähungen in der Nacht. Gesteigerter Appetit am Morgen. Verminderter Appetit. Grummeln im Magen vor dem Frühstück. Leichte Schmerzen in der rechten Seite des Bauches nach dem Mittagessen. Durstgefühl in der Nacht. Ein ziehendes Gefühl im rechten Unterbauch. Hitzewallungen im Magen nach dem Essen. Sodbrennen nach dem Trinken von kaltem Wasser.

- **Rektum / Stuhlgang:** Leichter Durchfall in der Nacht. Leichter Durchfall. Analbrennen nach dem Stuhlgang. Gefühl von Juckreiz im Rektum. Vermehrte Blähungen während des Mittagessens. Verstopfung.
- **Weibliche Genitalien:** Vaginaler Ausfluss. Gefühl von vaginalem Ausfluss und Hitzegefühl im Genitalbereich. Die Menstruation begann zwei Tage später als gewöhnlich. Die Menstruation setzte drei Tage früher ein. Rückenschmerzen in der Mitte des Menstruationszyklus. Plötzlicher Harndrang. Es gab alle Arten von verdorbenen Gedanken. Leichtes Taubheitsgefühl und Kältegefühl im Genitalbereich. Ungewöhnliche Schmerzen im Unterleib während der Menstruation. Plötzliches Gefühl sexueller Erregung. Schmerzen in der rechten Leistengegend am Abend.
- **Männliche Genitalien:** Schmerzen in den Hoden. Gefühl von Hitze im Genitalbereich. Obszöne Gedanken kommen einem in den Sinn. Als ob eine Erektion schwach geworden ist. Ziehendes Gefühl im Hoden. Plötzlich empfundene sexuelle Erregung. Schmerzen in der linken Leiste. Kleine Schwierigkeiten beim Urinieren. Bemerkte eine gewisse Abnahme der Libido. Leichtes Taubheitsgefühl und Kältegefühl im Genitalbereich.
- **Brustkorb:** Kurzatmigkeit am Ende des Tages bei intensiver geistiger Arbeit. Das Gefühl von Kurzatmigkeit und Beklemmung in der U-Bahn. Intermittierender, schießender Schmerz in der Brust beim Beugen. Das Gefühl von Luftmangel bei Erregung. Kurzzeitige Schmerzen in der Brust. Aufwachen mit einem Gefühl von Angst und Luftmangel.
- **Rücken:** Leichte Steifheit der Wirbelsäulenmuskeln am Abend, die am Morgen verschwunden war. Verspannung der Nackenmuskulatur am Morgen. Knirschen im Nacken am Morgen. Verspannung und Steifheit zwischen den Schulterblättern. Zittern in der Nackengegend. Schulterschmerzen am Abend. Kurzzeitige Schmerzen in den Knochen des Unterarms am Abend. Schmerzen in der rechten Hüfte. Vorübergehende Schmerzen in beiden Schienbeinen. Schmerzen in der Nierengegend. Kurzzeitige Schmerzen in der Nierengegend am Abend. Gefühl von Knirschen und leichten Schmerzen in der Rückengegend. Schweregefühl und Verspannung im unteren Rücken. Der Schmerz trat im unteren Rücken auf. Schwacher, diffuser Schmerz im Rücken. Verspannung und leichte Schmerzen im unteren Rücken am Abend. Taubheit und Steifheit im unteren Rücken nach dem Aufwachen. Unbehagen, leichte Schmerzen und Schweregefühl im unteren Rücken beim Aufwachen. Verspannung und leichte Schmerzen im unteren Rücken am Abend. Gefühl des Knirschens und leichte Schmerzen in der Rückengegend.
- **Extremitäten:** Schmerzen in der linken Schulter. Vorübergehender Schmerz in den Knochen des rechten Schienbeins. Leichte Schmerzen in der rechten Hüfte am Ende des Tages. Leichte Schmerzen im linken Unterarm am Morgen. Schmerz und Steifheit im rechten Ellenbogen am Abend. Leichte Schmerzen in den Hüftgelenken. Schweregefühl und Schmerzen in den Kniegelenken am Ende des Tages. Schmerzen und Steifheit im rechten Ellenbogen. Gefühl von Taubheit und Kribbeln in den Füßen. Muskelkrämpfe in den Armen am Abend. Schießender Schmerz entlang des rechten Arms. Leichtigkeit in den Beinen, als ob man fliegen könnte. Gefühl von Steifheit und Taubheit in den Schultern. Mäßige Schmerzen und Knirschen in den Knien. Am Abend Kribbeln in den Beinen. Spasmen der Wadenmuskeln der Beine in der Nacht. Schweregefühl in den Wadenmuskeln beim Gehen. Erhöhte Empfindlichkeit der Handflächen und Füße. Juckreiz an den Handflächen. Gefühl von Taubheit und Kribbeln in den Füßen. Gefühl von unruhigen Beinen in der Nacht. Schießender Schmerz entlang des linken Arms bei einer scharfen Drehung des Kopfes. Leichtigkeit in den Beinen, als könne man fliegen.
- **Haut:** Juckreiz der Haut zwischen den Schulterblättern am Morgen. Trockenheit und Brennen der Haut nach einer heißen Dusche. Reizung und Rötung der Haut auf der Kopfhaut. Erhöhte Empfindlichkeit der Haut der Kopfhaut gegenüber kalter Luft. Irritation und Rötung der Haut durch kaltes Wasser. Rötung der Haut in einem stickigen Raum. Rötung der Haut an der frischen Luft. Das Gefühl, dass die Haut an den Füßen rissig wird. Die Haut ist sehr empfindlich gegen die kalte Luft.
- **Erkältung / Fieber:** Kurzzeitiges Kältegefühl mit Schüttelfrost. Subfebrile Temperaturen bis 37,3 Grad, Schüttelfrost. Kältegefühl im Allgemeinen bei emotionalem Stress. Gefühl von Hitze mit Frösteln. Plötzliches Frösteln in der Nacht, gefolgt von Schweiß. Schwitzen in der Nacht und Aufwachen mit Angst. Vermehrtes Schwitzen bei Anstrengung. Vermehrtes Schwitzen bei Angstzuständen. Hitze des ganzen Körpers nach dem Frühstück. Gefühl, als ob der ganze Körper taub und kalt würde. Schwitzen mit Übelkeit und Trägheit beim Aufwachen. Hitze und Schweiß. Intermittierendes Frösteln am Morgen nach dem Aufwachen. Schwäche und Schweißausbrüche nach dem Aufwachen.
- **Allgemeine Symptome:** Gefühl der Sorglosigkeit über die Zukunft. Plötzliches Gefühl des Selbstmitleids. Die Stimmung änderte sich häufig während des Tages. Gefühl der Sorglosigkeit bei der Arbeit. Traum, in dem der ganze Körper juckte. Leichtigkeit im ganzen Körper. Traurigkeit am Abend beim Gedanken an die verstorbenen Eltern. Bedürfnis zu weinen bei Erinnerung an die verstorbenen Eltern. Alle Gerüche wurden für ein paar Minuten schärfer.

Literaturverzeichnis

- BG RCI, Industrie, Berufsgenossenschaft Rohstoffe und chemische. 04/2014. Mycobacterium bovis. 04/2014.
- Kremenovic M, Schenk M, Lee DJ. 2020. Clinical and molecular insights into BCG immunotherapy for melanoma. J Intern Med. 2020, Dec;288(6):625-640.
- Rolik O. 2020. Symptom picture of Homeopathic Medicine Mycobacterium bovis (BCG) extractum. Moskau. 2020.

Propionibacterium acnes (Pro-acn)

Arzneimittel aus der Zellwand von Mikroorganismen

› Charakteristika des Arzneimittels

Bei der Arzneimittelprüfung zeigten sich folgende Wirkungsrichtungen: chronische Erkrankungen von Haut und Gelenken, Durchblutungsstörungen. Die Symptommerkmale zeigten, dass es sich um entzündliche Prozesse in der Haut, im Bindegewebe und in den Gelenken sowie um Durchblutungsstörungen handelte. Dazu zählten Symptome wie: Schmerzen, Schweregefühl, Steifheit, Hitze und Fieber in Zusammenhang mit Gelenkserkrankungen, Hautrötung, Ausschlag, Reizung und eine erhöhte Empfindlichkeit der Haut; Fieber, Schüttelfrost und Fieberanfälle, Entzündungen in Bindegewebe, Haut und Gelenken, Durchblutungsstörungen mit Symptomen wie Hitzegefühl in Kopf und Gesicht, stechende Kopfschmerzen, Schwindel, Abnahme der Sehschärfe. Mögliche Anwendungsgebiete in der Praxis sind entzündliche und autoimmune Gelenk- und Bindegewebserkrankungen (Arthritis, rheumatoide Arthritis), Rheumatismus, Erkrankungen der Haut (Akne, Rosazea, Dermatitis/Entzündung, Überempfindlichkeit) und Durchblutungsstörungen (Schwindel, Blutandrang im Kopf, Kopfschmerzen, Tinnitus). (Rolik O, 2020).

› Eigenschaften von *Cutibacterium acnes*

Bei *Cutibacterium (C.) acnes* handelt es sich um ein grampositives, anaerobes Stäbchenbakterium, welches zur physiologischen Hautflora gehört. Unter bestimmten Bedingungen sind jedoch auch Erkrankungen möglich. *C. acnes* wird assoziiert mit invasiven Hautinfektionen und Infektionen im Weichteilgewebe. Beschrieben wurden aber auch Infektionen im Herz-Kreislaufsystem und Infektionen einzelner Organe. Nach Implantaten kann es ebenfalls zu Infektionen kommen, welche tief ins Gewebe oder in den Knochen reichen können. (Achermann Y, 2014). Zusätzlich scheinen sich zirkulierende Immunkomplexe an Knochen und Gelenken anlagern zu können, hier stehen sie in Verdacht, bei Patienten mit einem SAPHO Syndrom rheumatische Symptome auszulösen (Gutzmer R, 1997).
Aber *C. acnes* kann auch therapeutisch eingesetzt werden, denn abgetötete *C. acnes* verfügen über immunmodulatorische und antitumoröse Eigenschaften. So sind die Bakterien in der Lage in Makrophagen die Phagozytose und die antitumoralen Eigenschaften zu erhöhen. Zusätzlich wird die Reifung von Dendritischen Zellen gefördert und eine proinflammatorische Immunantwort mit einer Verstärkung der humoralen Antwort angeregt (Ishimura ME, 2018). Zusätzlich unterstützt *C. acnes* die antivirale Abwehr. Im Tierversuch konnte gezeigt werden, dass die Interferonbildung, die NK-Zellen und Makrophagen angeregt werden, teilweise waren die Tiere vor einer viralen Infektion geschützt (Palmieri B, 2020).

› Homöopathisches Arzneimittelbild (Rolik O, 2020)

- **Gemüt:** Viele Gedanken vor dem Einschlafen, aber sie sind nicht systematisch. Es sind so viele Gedanken, dass es unmöglich ist, sich nach dem Aufwachen an sie zu erinnern. Erhöhte Reizbarkeit vor dem Essen.
- **Kopf:** Heißer Kopf und Gesicht, mit Rötung des Gesichts. Druck, Schwere, Spannung im Kopf. Hitzegefühl im Kopf. Punktförmige Kopfschmerzen im Hinterkopf, wandernde punktförmige Kopfschmerzen.
- **Schlaf:** Schläfrigkeit am Nachmittag. Anfälliger leichter Schlaf beim schnellen Einschlafen vor

Mitternacht.

- **Schwindel:** Schwindel im Bett nach dem Aufwachen.
- **Augen:** Erhöhte Empfindlichkeit der Augenlider und Augen bei Berührung nach dem Schlafen. Kribbeln in den Augen am Ende des Tages. Spannungsgefühl in den Augen und Abnahme der Sehschärfe am Abend. Juckende Bindehaut beider Augen, Schwellungsgefühl und Schweregefühl der Augenlider.
- **Ohren:** Erhöhte Empfindlichkeit der Ohren gegenüber Veränderungen der Außentemperatur (auf der Straße und im Zimmer). Periodischer Tinnitus. Konstanter Tinnitus.
- **Gesicht:** Juckreiz und Fieber im Gesicht, Juckreiz und Nasenhyperämie. Mehrfacher Ausschlag auf den Wangen und der Stirn. Einzelne Elemente eines Ausschlags auf der Nase und am Kinn am Tag. Trockener Ausschlag am Kinn. Überempfindlichkeit der Gesichtshaut, fettige Gesichtshaut, besonders an den Wangen.
- **Mund:** Anschwellen des Zahnfleisches im Oberkiefer.
- **Zähne:** Leichte Empfindlichkeit und Bluten des Zahnfleisches beim Zähneputzen. Erhöhte Empfindlichkeit gegenüber kaltem Wasser, heißem Tee und Druck.
- **Rachen:** Halsschmerzen am Ende des Tages. Gefühl eines Fremdkörpers in der Kehle beim Schlucken. Halsschmerzen beim Trinken von heißem Tee.
- **Magen / Darm:** Wanderkoliken in der Nabelgegend nach dem Frühstück
- **Rektum / Stuhlgang:** Stuhldrang am Ende des Tages. Flüssiger Stuhlgang.
- **Brust:** Schweregefühl in der Brust, Gefühl der Brustvergrößerung.
- **Rücken:** Wandernde Schmerzen im Rücken, Gefühl von leichten Schmerzen in der Rückengegend. Steifheit der Wirbelsäulenmuskulatur. Schweregefühl und Verspannung im unteren Rücken. Verspannung und leichte Schmerzen im unteren Rücken am Abend.
- **Extremitäten:** Taubheitsgefühl und Gefühl von Nadelstichen in den Wadenmuskeln. Schwer zu charakterisierendes Unbehagen in den Beinen mit dem Wunsch, sich beim Einschlafen zu bewegen. Hitzegefühl in den Beinen und Schienbeinen. Kribbeln in den Füßen und Beinen. Kalte Füße. Schweregefühl in den Wadenmuskeln beim Gehen. Konvulsionen der Wadenmuskeln der Beine in der Nacht während des Schlafes. Beinmuskelkrämpfe in der zweiten Hälfte der Nacht. Schwitzende Handflächen und gleichzeitig leichte Schmerzen, Spannung und Spastik der Beinmuskeln am Morgen nach dem Aufwachen. Schwitzen und Empfindlichkeit der Füße, Juckreiz der Handflächen am Abend. Ständiges Steifheits- und Taubheitsgefühl in den Handgelenken. Periodisches Steifheitsgefühl in den Hüft- und Schultergelenken. Schmerzen in den Schultern und Unterarmen. Wandernde und einschießende Schmerzen in den Ellenbogen und Handgelenken bei Bewegung in diesen Gelenken. Schweregefühl und Schmerzen im linken Hüftgelenk bei nächtlicher Ruhe. Schweregefühl in den Beinen am Morgen, das bis zum Mittagessen und beim Gehen verschwindet. Knirschen in den Kniegelenken beim Hocken. Steifheit in den Gelenken der Hände am Morgen. Überwärmung in den Hand- und Kniegelenken. Hitze und Brennen in den kleinen Gelenken in der Nacht und beim Händewaschen mit warmem Wasser. Schmerzhaftigkeit und Steifheit in den Ellenbogengelenken, morgens nach dem Aufwachen mehr in der rechten Seite. Parästhesien in den Oberschenkeln beim Sitzen, die beim Gehen verschwanden.
- **Haut:** Rötung des Gesichtes an der Luft. Brennen der Brusthaut nach einer heißen Dusche. Lokale Reizung und Rötung der Rückenhaut. Erhöhte Empfindlichkeit der Haut an den Händen gegenüber kalter Luft.
- **Erkältung / Fieber:** Fieber am ganzen Körper nach dem Essen. Vermehrtes Schwitzen in der Nacht. Abwechselnd vermehrtes Schwitzen und Kälte. Schwäche und Schweißausbrüche nach dem Aufwachen. Starkes Schwitzen und Fieber am ganzen Körper bei geringstem Nervenstress und körperlicher Anstrengung. Anstieg der Körpertemperatur auf 37,5 Grad mit Schüttelfrost am Abend. Periodisch auftretende Schüttelfrost- und Fieberanfälle.
- **Allgemeine Symptome:** Schwächeanfälle. Anfälle von Nachtschweiß und Herzklopfen. Schwere Müdigkeit und Lethargie im ganzen Körper am Morgen. Unbegründete Angst und Anspannung.

Literaturverzeichnis

- Achermann Y, Goldstein EJ, Coenye T, Shirtliff ME. 2014. Propionibacterium acnes: from commensal to opportunistic biofilm-associated implant pathogen. Clin Microbiol Rev. 2014, Jul;27(3):419-40.
- Gutzmer R, Herbst RA, Kapp A, Weiss J. 1997. Das SAPHO-Syndrom. Fallbeschreibung von drei Patienten mit Akne conglobata und osteoartikulären Symptomen [SAPHO syndrome. Case description of 3 patients with acne conglobata and osteoarticular symptoms]. Hautarzt. 1997, Mar;48(3):186-90.
- Ishimura ME, Teixeira D, Silveira GDP, Gambero M, Gama GAC, Pimenta BSO, Rodrigues EG, Longo-Maugéri IM. 2018. Killed Propionibacterium acnes enhances immunogenicity and tumor growth control of a dendritic-tumor cell hybrid vaccine in a murine melanoma model. PLoS One. 2018, Oct 9;13(10):e0205148.
- Palmieri B, Vadalà M, Roncati L, et al. 2020. The Long-Standing History of Corynebacterium Parvum, Immunity and Viruses [published online ahead of print, 2020 May 30]. J Med Virol. 2020, 10.1002/jmv.26100. doi:10.1002/jmv.26100.
- Rolik O. 2020. Symptom picture of Homeopathic Medicine Propionibacterium acnes extractum. Moskau. 2020.

Pseudomonas aeruginosa (Pseud)

Arzneimittel aus der Zellwand von Mikroorganismen

› Charakteristika des Arzneimittels

Folgende Schwerpunkte konnten in der Arzneimittelprüfung ermittelt werden: Erkrankungen der Atemwege und des Immunsystems, chronische Hauterkrankungen, Beschwerden im Bindegewebe und in der Muskulatur. Die Symptommerkmale zeigten, dass es sich um allergische und Autoimmunprozesse, Immunstörungen in den Atemwegen, in den Harnwegen und Durchblutungsstörungen handelte. Häufige Symptomen waren erschwerte Atmung und Atemgeräusche, eine raue Stimme, pulsierender Schmerz im Ohr, Druckgefühl in den Wangen und an der Stirn, gerötete Augen, Schmerzen im Harntrakt, trockene Nase und ein Gefühl von rauer Haut. (Rolik O, 2020).

› Eigenschaften von *Pseudomonas aeruginosa*

Bei *Pseudomonas (P.) aruginosa* handelt es sich um ein gramnegatives, ubiquitär vorkommendes Stäbchenbakterium. *P. aeruginosa* zählt zu den opportunistischen Krankheitserregern, welcher in Mensch und Tier Infektionen auslösen kann, die lebensbedrohlich sein können. Zusätzlich ist *P. aeruginosa* einer der Haupterreger bei nosokomialen Infektionen und inzwischen gibt es Stämme, welche gegen alle gängigen Antibiotika resistent sind. Häufige Infektionsorte sind der Atemtrakt, das Blutsystem (Sepsis), der Harntrakt (besonders Patienten mit einem Katheter) und Patienten nach chirurgischen Eingriffen oder Transplantationen (Moradali MF, 2017). Unter dem Einfluss von Antibiotika kommt es schnell zu einer morphologischen Veränderung der Bakterien, aus normalen Stäbchenbakterien werden sperisch geformte Zellen mit einer defekten Zellwand. Diese zellwandfreien Formen (CWDs) können der Wirkung der Antibiotika entgehen und stehen in Verdacht, an chronischen Infektionen beteiligt zu sein (Spalding C, 2022).

› Homöopathisches Arzneimittelbild (Rolik O, 2020)

- **Gemüt:** Erschöpfung. Schwäche. Die Schwierigkeit der geistigen Aktivität. Fehlender Wunsch, die tägliche Arbeit zu erledigen. Erhöhte Aktivität. Reizbarkeit. Energie. Emotionaler Auftrieb. Ablenkung.
- **Kopf:** Schweregefühl im Hinterkopf. Druck in den Wangen und auf der Stirn. Kopfschmerzen im Hinterkopf. Juckreiz am Hinterkopf während des Tages. Druck im Scheitelbereich des Kopfes.
- **Schlaf:** Unterbrochener Schlaf. Ängstlicher Traum. Schläfrigkeit in der Mitte des Tages. Lebhafte Träume. Unruhiger Schlaf. Frühes Aufwachen nach unterbrochenem Schlaf. Morgendliche Schlaflosigkeit.
- **Schwindel:** Schwindel beim Fahren im Auto mit zurückgelegtem Kopf an der Kopfstütze. Schwindel auf der Straße und beim Fahren mit der U-Bahn. Schwindel beim Aufstehen aus dem Bett. Schwindel und Flimmern von Fliegen vor den Augen beim schnellen Aufstehen.
- **Auge:** Überempfindlichkeit gegen Sonnenlicht. Rötung der Augen. Schlechte Fokussierung (Doppeltsehen beim Blick nach links). Schmerzen in den Augäpfeln bei leichtem Druck. Gefühl von Druck auf den Augen. Tränen beider Augen. „Sand" in den Augen. Ermüdung der Augen bei der Arbeit mit einem Computer.
- **Nase:** Trockene Nase, übermäßiger seröser Ausfluss aus der Nase. Laufende Nase mit leichtem serösem Ausfluss. Juckreiz in der Nase. Kitzeln in der Nase. Kurzzeitiger Fließschnupfen. Störung des Geruchsinns. Regelmäßige Trockenheit in der Nase während des Tages. Schmerzhafte Krusten in der Nase. Flüssiger farbloser Nasenausfluss, der draußen zunimmt. Intensiver Juckreiz in der Nase. Niesanfälle. Niesen. Lautes Schnäuzen in der Nacht. Periodischer Nasenausfluss während des Tages, der nach dem Essen zunimmt, tränende Augen.
- **Ohr:** Pulsierende Schmerzen im Ohr. Ohrenschmerzen. Pfeifen in den Ohren, das gegen Abend zunimmt. Plötzlicher Schmerz im Ohr.
- **Gesicht:** Gefühl von rauer Haut im Gesicht. Juckreiz an der Stirn. Fettige Haut im Gesicht.
- **Mund:** Bitterkeit im Mund. Speichelfluss. Trockenheit der Lippen. Trockenheit im Mund.
- **Zähne:** Überempfindlichkeit der Zähne beim Einatmen frischer, kalter Luft durch den Mund. Hohe Empfindlichkeit der Zähne beim Zähneputzen.
- **Rachen:** Raue Stimme. Ziehender Schmerz im Hals. Ein Kloß im Hals vor dem Essen (Mittagessen). Halsschmerzen. Gefühl eines Kloßes in der Kehle. Leichter Schmerz im Rachen beim Einatmen. Schwieriges Schlucken und Trockenheit im Rachen in der Nacht.
- **Kehlkopf / Trachea:** Atembeschwerden. Atemgeräusche. Leichter Husten. Verlangen zu husten. Kitzeln im Rachen. Trockener Husten. Morgens Husten mit viel Auswurf. Seltener Husten. Häufigerer anfallsartiger Husten. Dyspnoe am Abend. Schwierigkeiten beim Schlucken am Morgen. Belegte Stimme. Verschlimmerung des üblichen Hustens, besonders beim Hinausgehen.

- **Magen / Darm:** Unbehagen in der Nabelgegend. Durst. Übelkeit. Appetitlosigkeit. Schweregefühl im Magen. Sodbrennen. Magenschmerzen, die in den Rücken ausstrahlen. Krampfartige Schmerzen um den Nabel nach dem Essen. Ein Druckgefühl im linken Hypochondrium. Schmerzen im Magen bei leichter Erregung.
- **Rektum / Stuhlgang:** Juckreiz am Anus, besonders nach dem Stuhlgang. Juckreiz im Dammbereich, Leistengegend. Flüssiger Stuhlgang.
- **Brustkorb:** Herzklopfen, Gefühl von Luftmangel während des Schlafes am Morgen. Nach dem Essen fällt das Atmen schwer. Schweregefühl in der Brust.
- **Weibliche Genitalien:** Leichte Schmerzen in den Harnwegen, vor allem in der Harnröhre. Juckreiz in der Harnröhre. Harndrang in Abwesenheit von Urin. Trübung des Urins. Gefühl der unvollständigen Entleerung der Blase nach dem Urinieren. Schneiden in der Harnröhre. Gefühl der Trockenheit in der Vagina.
- **Männliche Genitalien:** Leichte Schmerzen in der Harnröhre. Drang zum Urinieren nach dem Essen. Trübung des Urins.
- **Rücken:** Schmerzen im unteren Rücken, die in den Damm ausstrahlen. Ermüdung der Muskeln des Rückens (unterer Rücken). Schmerzen im unteren Rücken nach rechts. Leichter, kurzzeitiger, plötzlicher Schmerz in der Lendengegend.
- **Extremitäten:** Schmerzen in beiden Bizepsmuskeln. Muskelschwäche in den Beinen. Taubheitsgefühl in beiden Füßen. Kriechende Schmerzen in den Hüften, mehr nach links. Muskelschmerzen in den Beinen am Abend. Gliederschmerzen beim Gehen. Muskelkrämpfe. Schweregefühl in den Wadenmuskeln beim Gehen. Schwitzen mit leichten Schmerzen, Anspannung und erhöhter Spastik in den Beinmuskeln in der Nacht. Spasmen der Wadenmuskeln des linken oder rechten Beins in der Nacht.
- **Haut:** Rote Flecken auf der Haut des Körpers, des Gesichts. Gefühl von rauer Haut im Bereich der Unterschenkel, des Halses und der Brust. Lokalisierte Juckreizherde an Hals und Brust. Hyperämie im Bereich der Kniegelenke am Abend. Feuchte Haut im Hals- und Brustbereich. Ausschlag auf der Haut des Unterleibs. Punktförmiger roter Ausschlag in der Unterschenkelregion. Juckreiz im Nabelbereich. Juckreiz der Kopfhaut in der Nacht, die zum Aufwachen zwang. Zucken der Haut im Schulterbereich. Juckende Hautausschläge auf dem Bauch. Ausschlag wie Nesselsucht auf dem Gesäß. Starker Juckreiz am Körper mit unruhigem Schlaf, der tagsüber nachlässt. Überempfindlichkeit der Kopfhaut. Rötung der Haut und Juckreiz an den Stellen der ehemaligen Hautwunden. Juckende Warzen. Juckende Knie. Brennen der Handflächen und Fußsohlen innerhalb weniger Minuten nach Kontakt mit Wasser. Brennende Fußsohlen ohne Grund.
- **Erkältung / Fieber:** Fieber (leichtes Fieber). Anstieg der Körpertemperatur auf 37,2 Grad, Schüttelfrost oder Kältegefühl. Bedürfnis nach Wärme (Decke), um sich warm zu halten. Temperaturanstieg am Abend. Schweißausbrüche mit Übelkeit und Mattigkeit beim Aufwachen. Anfallartiges Frösteln am Abend. Hitze im Allgemeinen bei emotionalem Stress. Schüttelfrost.

Literaturverzeichnis

- Moradali MF, Ghods S, Rehm BH. 2017. Pseudomonas aeruginosa Lifestyle: A Paradigm for Adaptation, Survival, and Persistence. Front Cell Infect Microbiol. 2017, Feb 15;7:39.
- Rolik O. 2020. Symptom picture of Homeopathic Medicine Pseudomonas aeruginosa extractum. Moskau. 2020.
- Spalding C, Shirgill S, Taylor E, Krachler A-M and Jabbari S. 2022. Mathematical Modelling of Pseudomonas aeruginosa L-forms Reveals Complex Interplay Between Host Defence Mechanisms and Putative Treatments. Front. Syst. Biol. 2022, 2:899990. doi: 10.3389/fsysb.2022.899990.

Serratia marcescens (Serrat-m)

Arzneimittel aus der Zellwand von Mikroorganismen

› Charakteristika des Arzneimittels

Die häufigsten Symptome der Arzneimittelprüfung standen im Zusammenhang mit Pathologien des Immunsystems (Fieber, Atemnot, Übelkeit) und Pathologien des Lymphsystems (Kopfschmerzen, schmerzhaftes Wasserlassen, Brustschmerzen, Nackenschmerzen, Körperschmerzen). Daraus ergeben sich folgende Wirkungsrichtungen des Arzneimittels wie allgemeine infektiöse und entzündliche Prozesse (mit Symptomen wie Fieber, Kopfschmerzen, Übelkeit, Nackenschmerzen, Körperschmerzen), infektiöse und entzündliche Prozesse der mittleren und unteren Atemwege (mit Atembeschwerden, Brustschmerzen) und infektiöse und entzündliche Prozesse des kleinen Beckens bei Männern und Frauen (wie schmerzhaftes Wasserlassen). (Rolik O, 2020).

› Eigenschaften von *Serratia marcescens*

Bei *Serratia (S.) marcescens* handelt es sich um ein gramnegatives Stäbchenbakterium, welches zur Familie der Enterobacteriacae gehört. *S. marcescens* kann in Boden- und Wasserproben nachgewiesen werden, ist aber auch ein wichtiger Erreger nosokomialer Infektionen. Besonders immunkomprimierte Patienten sind von einer Infektion betroffen, es kommen aber auch Infektionen in immunkompetenten Patienten vor. Im Fall einer Infektion kommt es besonders zu respiratorischen Erkrankungen (Pneumonie), Erkrankungen des ZNS, Harntraktinfektionen, Blut- und Wundinfektionen. (Prashad Y, 2019).

› Homöopathisches Arzneimittelbild (Rolik O, 2020)

- **Gemüt:** Unruhe vor dem Schlaf. Grundlose Angstzustände. Erhöhte Reizbarkeit. Fühlt sich ein wenig aggressiv. Leichte Depression und Traurigkeit.
- **Kopf:** Anspannung und Schweregefühl im Kopf. Kopfschmerzen bei Hitze und Wind. Pulsierender Schmerz in der linken Stirn. Schläfenkopfschmerz. Kurzzeitige Schmerzen in der Okzipitalregion. Leichte Spannung und Schmerzen im Nacken am Abend. Schwerer Kopf am Nachmittag.
- **Schlaf:** Schlaf etwas unruhig. Am Morgen sehr schläfrig. Schlaflosigkeit. Intensive Träume. Verlangen, den ganzen Tag zu schlafen. Viele Male in der Nacht schweißgebadet aufgewacht.
- **Schwindel:** Nach der Arbeit Schwindel beim Anblick von sich bewegenden Dingen. Leichter Schwindel am Morgen. Leichter Schwindel und Übelkeit in überfülltem Raum. Schwindel und Verlust des Gleichgewichts beim Drehen des Kopfes. Schwindel beim Bewegen des Kopfes nach hinten.
- **Auge:** Drückender Schmerz im linken Auge. Gefühl der Überanstrengung in den Augen. Kurzfristig Juckreiz in den Augen.
- **Nase:** Nasenkatarrh. Gefühl der Nasenverstopfung. Katarrhalischer Nasenausfluss. Verschlimmerung des Nasensekrets durch kalte Luft und in liegender Position.
- **Ohr:** Vorübergehender Tinnitus. Seltsames Geräusch in den Ohren. Kribbeln in den Ohren für einige Minuten. Stechende Schmerzen in den Ohren. Abwechselnd leichte Schmerzen im rechten und linken Ohr. Juckreiz in den Ohren. Gefühl der Verstopfung in den Ohren beim Schlucken.
- **Gesicht:** Rötung der Wangen. Erröten im Gesicht bei Erregung. Brennen der Haut im Gesicht in den Wangen. Plötzliche Schwere und Taubheit an der Nasenwurzel. Gefühl der Irritation der Gesichtshaut. Juckreiz in der Kinnregion. Leichtes Schweregefühl, Schmerz in den Kiefergelenken. Gefühl eines leichten Schmerzes in der rechten Jochbeinregion. Leichter Ausschlag auf den Wangen am Abend.
- **Mund:** Hohe Empfindlichkeit des Zahnfleisches beim Essen. Bitterer Geschmack im Mund. Gefühl der Trockenheit im Mund. Leichtes Brennen auf der Zunge. Erhöhter Speichelfluss nach dem Essen.
- **Zähne:** Überempfindliche Zähne. Zähne empfindlich gegenüber kalten und heißen Getränken. Jucken des Zahnfleisches. Zahnfleischbluten nach dem Zähneputzen.
- **Rachen:** Schmerzen im Rachen beim Schlucken. Halsschmerzen mit Trockenheit. Schmerzen im Hals beim Gähnen. Leichter Schmerz im Hals am Morgen. Gefühl der Irritation und Schwellung im Rachen. Gefühl von Halsschmerzen in der Nacht. Trockener gereizter Rachen.
- **Kehlkopf / Trachea:** Gefühl von Trockenheit und Brennen im Kehlkopf. Trockener Husten in der Nacht. Husten und Schmerzen im Kehlkopf nach langem Sprechen. Die Stimme wurde beim Sprechen rau. Müdigkeit der Stimme. Näselnder Ton der Stimme. Druckgefühl und Taubheit im Kehlkopf bei Aufregung. Stimme wird bei kalter Luft schwach. Schwierigkeiten beim Atmen. Empfindung eines Fremdkörpers hinter dem Brustbein. Ständiges Niesen.
- **Magen / Darm:** Übelkeit mit Aufstoßen. Schmerzen in der Nabelgegend. Übelkeit nach dem Verzehr fetter Speisen, Sodbrennen. Schmerzen im leeren Magen am Morgen. Schweregefühl im Magen. Leichte und kurzfristige Koliken im Unterbauch. Schwache Schmerzen und Krämpfe im

Mesogastrium vor dem Mittagessen. Leichter Schmerz im Hypogastrium. Druckgefühl im Hypogastrium nach dem Essen.

- **Rektum / Stuhlgang:** Analbrennen, Gefühl von Juckreiz im Rektum nach dem Stuhlgang. Leichte Verstopfung. Schwierige und unbefriedigende Entleerung. Entleerung mit Tenesmus. Leichte Diarrhöe. Der Stuhlgang war zweimal am Tag, statt einmal wie gewöhnlich. Der Stuhl wurde fester (dichter). Geruch des Stuhls ungewöhnlich stinkend.
- **Weibliche Genitalien:** Juckende Empfindung im Genitaltrakt. Gefühl der Schwere im Dammbereich. Schmerz in der rechten Seite des Unterbauches vor der Menstruation. Leichte Schmerzen im unteren Rücken am ersten Tag des Menstruationszyklus. Häufiger Harndrang. Schmerzhaftes Wasserlassen.
- **Männliche Genitalien:** Gefühl der Schwere im Dammbereich. Leichtes Brennen beim Wasserlassen. Kleine Schwierigkeiten beim Urinieren. Häufiger Harndrang. Dumpfer Schmerz im Schritt. Leicht brauner Urin. Am Morgen war der Urin trübe und schaumig, mit leichter Dysurie. Verminderung des Urinstrahls. Juckreiz und Rötung an der Eichel. Gefühl von stechendem Schmerz in der Dammgegend.
- **Brust:** Trockener Husten mit retrosternalen Schmerzen und schwerem Auswurf. Husten mit morgendlicher Übelkeit. Kurzfristige Kurzatmigkeit am Morgen. Gefühl von geschwollenen Mammae vor der Menstruation. Drückender Schmerz in der Brust. Schmerzhaftes Herzklopfen in der Brust. Gefühl von Luftmangel bei Erregung.
- **Rücken:** Nackenschmerzen. Taubheitsgefühl im Nacken. Steifheit im Nacken und Verspannung. Stechender Nackenschmerz bei Bewegungen. Schmerzen mit Ermüdungsgefühl in der unteren Rückengegend. Schwere und Spannung im unteren Rücken am Nachmittag. Schmerzen und Schweregefühl im unteren Rücken nach langerem Sitzen.
- **Extremitäten:** Schmerzen in den Knien während des Tages. Schmerzen im linken Knie. Stechen und Verkrampfung in der Seite des linken Fußes. Gefühl von Steifheit und Taubheit in den Schultern. Schmerzen im linken Knöchel. Steifheit und Knirschen in den Gelenken der Hände. Steifheit im rechten Fuß beim Beugen. Schmerzen in der Hüfte beim Strecken der Beine. Schwäche in den Beinen. Kribbeln in den Armen am Abend. Schmerzen in den Knochen der Arme und Beine. Ein ziehendes Gefühl in den Hüften.
- **Haut:** Leichtes Schälen der Haut am Bauch. Juckreiz der Haut auf der Brust. Die Haut war empfindlich gegenüber kalter Luft.
- **Erkältung / Fieber:** Fieber und unruhiger Schlaf. Zittern in der Nacht. Frösteln und Kältegefühl seit zwei Tagen. Gefühl von Hitze im Körper. Kälte, Hitze mit Schweiß. Vermehrtes Schwitzen in der Nacht. Übermäßiger Schweiß in der Nacht. Kraftloses Gefühl am Morgen. Ein wenig Frösteln und Kältegefühl. Abends plötzliches Frösteln.
- **Allgemeine Symptome:** Gefühl von plötzlicher Schwäche. Ungewöhnliches Schwächegefühl. Gefühl von leichter Auszehrung. Leichte Schmerzen in den Muskeln und Gelenken. Steifheit in den Muskeln des ganzen Körpers. Leichte Körperschmerzen.

Literaturverzeichnis

- Prashad Y. 2019. A Critical Review of the Bacteria Serratia marcescens and its Impact on Human Health. WebmedCentral BACTERIOLOGY. 2019, 10(6):WMC005573.
- Rolik O. 2020. Symptom picture of Homeopathic Medicine Serratia marcescens extractum. Moskau. 2020.

Trichophyton verrucosum (Tricho-ver)

Arzneimittel aus der Zellwand von Mikroorganismen

› Charakteristika des Arzneimittels

Zu den häufigsten Symptomen der Arzneimittelprüfung gehörten Erkrankungen der Haut (Flecken im Gesicht, Pickel, Juckreiz), Erkrankungen der Nägel (Beschwerden und Veränderungen an den Nägeln) und Erkrankungen der Haare (brüchiges Haar). Zusätzlich zeigten sich Symptome mit Beschwerden im Bewegungsapparat. Daraus ergeben sich folgende Wirkungsrichtungen: Immunerkrankungen der Haut und Hautanhangsgebilde, Mykosen der Haare, Haut, Nägel, Tinea, Trichophytose, Beeinträchtigung der Funktionen von Haut, Nägeln und Haaren, Haarausfall. (Rolik O, 2020).

› Eigenschaften von *Trichophyton verrucosum*

Bei *Trichophyton (T.) verrucosum* handelt es sich um einen sehr langsam wachsenden Dermatophyten. In der Veterinärmedizin ist er bekannt als der Erreger der Kälberflechte. Haupterregerreservoir ist das Rind, aber auch Hunde, Pferde, Katzen, Schafe und Ziegen können von einer Infektion betroffen sein. Es handelt sich um einen Zoonoseerreger, welcher direkt vom Tier auf den Menschen übertragen werden kann. Bei einer Infektion breitet sich der Pilz über die Haarfollikel in die Tiefe aus. Zunächst liegt nur eine oberflächliche Entzündung vor, aus dieser kann sich aber ein stark entzündeter, furunkoloider Knoten bilden. In seltenen Fällen kommt es auch zu systemischen Reaktionen wie Lymphknotenschwellungen kommen. Am häufigsten sind Infektionen der Kopfhaut und im Bart, aber auch die Arme oder Beine können von einer Infektion betroffen sein. (Schumny U, 2020).

› Homöopathisches Arzneimittelbild (Rolik O, 2020)

- **Gemüt:** Grundlose Angst. Erhöhte Reizbarkeit.
- **Kopf:** Verspannungen am Kopf. Kurzzeitige leichte Schmerzen in der rechten Kopfhälfte. Gefühl von brüchigem Haar. Gefühl von Spannung in der Kopfhaut. Gefühl des Haarausfalls auf dem Kopf.
- **Schlaf:** Häufiges Aufwachen in der Nacht.
- **Schwindel:** Ein wenig schwindlig beim starkem Neigen des Kopfes.
- **Auge:** Zucken der Augen. Gefühl der Schwere der Augenlider.
- **Nase:** Gefühl der Trockenheit in der Nase. Nasenverstopfung beim Aufwachen. Kurzzeitige Nasenatmung. Gefühl, weniger zu riechen.
- **Ohr:** Periodisch ein unangenehmes Klingeln in den Ohren.
- **Gesicht:** Rote Flecken im Gesicht, stärker ausgeprägt an der Stirn. Haut mit roten Flecken im Gesicht. Juckreiz, Rötung, Ausschlag an den Wangen. Kleine Hautpusteln und kleine rote Flecken im Gesicht.
- **Mund:** Rötung des Zahnfleisches. Vorübergehendes Zahnfleischbluten. Rötung der Schleimhaut des Mundes. Überempfindlichkeit des Zahnfleisches beim Trinken von kühlen Getränken.
- **Zähne:** Hohe Empfindlichkeit der Zähne beim Zähneputzen. Erhöhte Empfindlichkeit der Zähne auf kalte Getränke. Vorübergehende erhöhte Druckempfindlichkeit der Zähne.
- **Rachen:** Trockenheit im Rachen. Gefühl eines Kloßes im Hals. Leichter Schmerz beim Schlucken im Rachen.
- **Magen / Darm:** Bauchbeschwerden nach dem Essen. Sodbrennen nach dem Abendessen.
- **Rektum / Stuhlgang:** Vorübergehender leichter Durchfall.
- **Brust:** Gefühl von Schwere und Fülle in der Brust.
- **Rücken:** Verspannung der Nackenmuskulatur. Verspannung und schwacher, diffuser Schmerz im Rücken. Unbehagen, leichte Schmerzen im unteren Rücken. Kurzfristige Steifheit der Wirbelsäulenmuskulatur.
- **Extremitäten:** Leichtigkeit in den Beinen, als könne man fliegen. Empfindung von unruhigen Beinen in der Nacht. Juckreiz der Haut an den Beinen. Gefühl der Steifheit und Taubheit in den Schultern, leichter Juckreiz der Haut der Schultern. Schmerzen in der linken und rechten Schulter. Kältegefühl in beiden Schienbeinen. Juckreiz in den Schienbeinen in der Nacht vor dem Schlafengehen. Schwitzen mit leichten Schmerzen, Verspannungen und erhöhter Spastik in den Beinmuskeln während der Nacht. Periodisch Juckreiz und Parästhesien in den Beinen. Spannungsgefühl in den Zehen mit Schweregefühl in den Nägeln. Ein Gefühl von stechenden Nägeln im rechten Bein. Das Gefühl von brüchigen Nägeln und Schweregefühl der Füße beim Gehen in Schuhen, das verschwand, wenn die Schuhe ausgezogen wurden. Brüchigkeit des Daumennagels der rechten Hand.
- **Haut:** Reizung und Rötung in Form von kleinen Flecken auf der Kopfhaut. Juckreiz der Haut auf der Kopfhaut. Rötung und Juckreiz der Haut an der frischen Luft. Erhöhte Empfindlichkeit der Haut, Rötung der Haut der Kopfhaut auf die kalte Luft. Trockenheit, Brennen, Rötung der Haut, kleine rote

Flecken nach einer heißen Dusche.
- **Erkältung / Fieber:** Schwitzen in der Nacht. Schwitzen. Hitze, Schwäche, Zittern im Körper bei emotionalem Stress. Hitzegefühl mit Frösteln bei emotionalem Stress. Schwitzen nach dem Aufwachen. Vermehrtes Schwitzen bei Angstzuständen. Kalter und nächtlicher Schweiß.
- **Allgemeine Symptome:** Unmotivierte Anspannung. Müdigkeit im ganzen Körper nach dem Aufwachen. Allgemeine Schwäche, Ängstlichkeit und Zerrissenheit. Plötzliches paroxysmales Herzklopfen.

Literaturverzeichnis

- Rolik O. 2020. Symptom picture of Homeopathic Medicine Trichophyton verrucosum extractum. Moskau. 2020.
- Schumny U., Wiegand C., Hipler UC., Darr-Foit S., Peckruhn M., Uhrlaß S., Nenoff P., Elsner P. 2020. Berufliche Infektion mit Trichophyton verrucosum bei einem Rinderzüchter [Occupational Trichophyton verrucosum infection in a cattle farmer]. Hautarzt. 2020, Nov;71(11):899-902.

Arzneimittel aus Organ-Präparaten / Seren

Einleitung

Die Arzneimittel aus dieser Gruppe werden nach GMP-Richtlinien aus Organen bzw. aus Seren hergestellt. Bei den Seren handelt es sich um Seren aus Kaninchen, die zuvor mit einer Schimmelpilz-Zubereitung immunisiert worden sind.

Nach Gewinnung der Organe bzw. des Serums erfolgt eine spezifische Aufbereitung des Materials. Der dabei entstandene Extrakt bildet die Grundlage zur Arzneimittelherstellung.

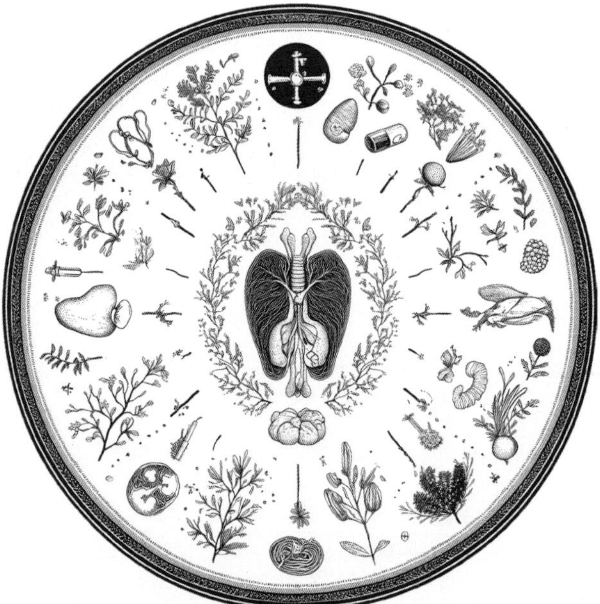

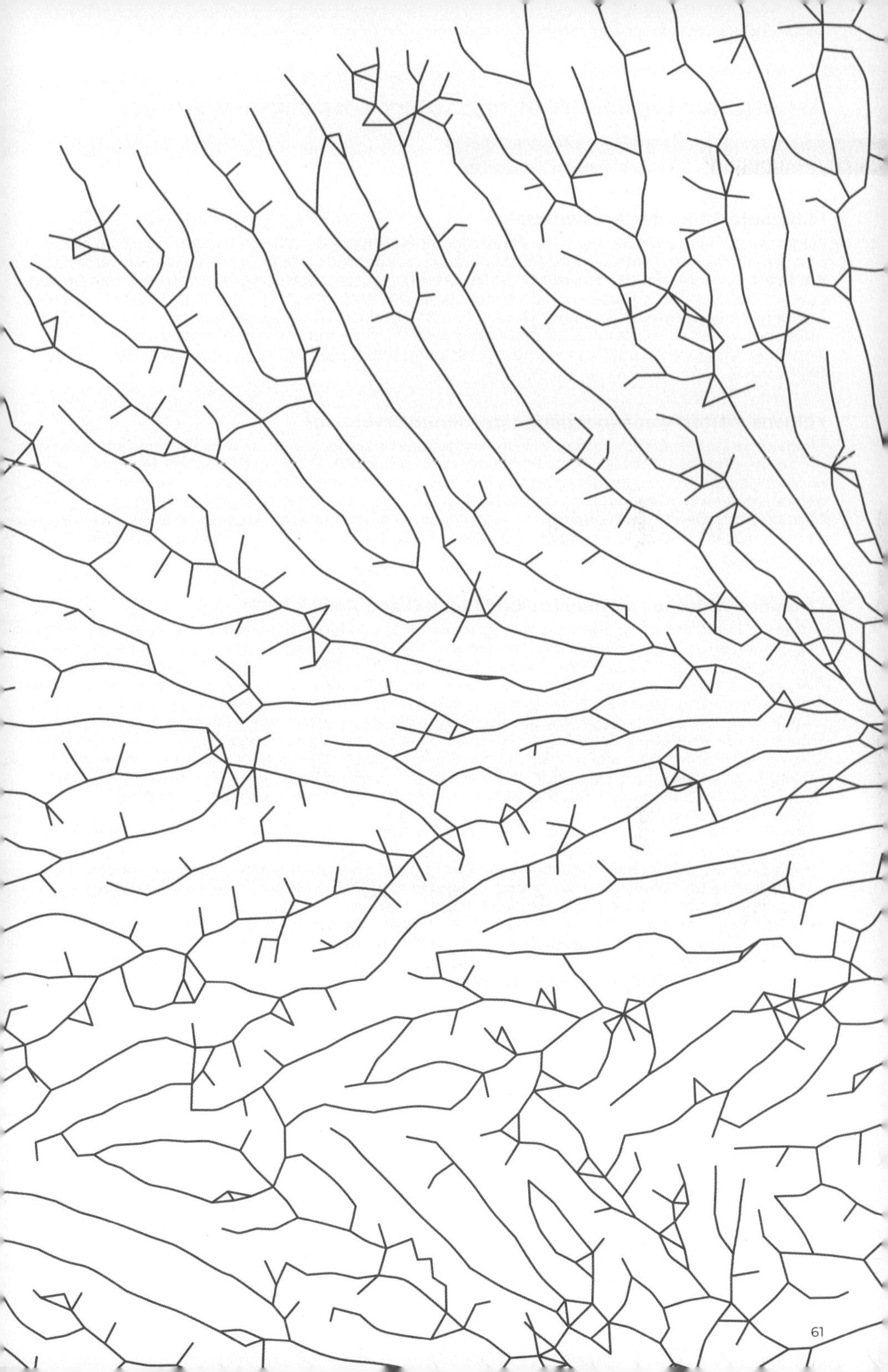

Aspergillus niger serum oryctolagi (Asperg-n-ser-oryc)

Arzneimittel aus Organ-Präparaten / Seren

› Charakteristika des Arzneimittels

Folgende Schwerpunkte konnten bei der Arzneimittelprüfung identifiziert werden: neuro-emotionale und vegetative Symptome (Ängste, Reizbarkeit, Schlafstörungen, Kopfschmerzen), Beschwerden des Bindegewebes und des Skelettsystems (steife Gelenke, Taubheitsgefühle und Kribbeln in den Beinen), chronisch entzündliche Prozesse und Erkrankungen des Atemtraktes (Atemnot, Beschwerden bei der Atmung, starke Schweißausbrüche). Das Arzneimittel unterstützt die Ausleitung von verschiedenen Abbauprodukten und Giftstoffen und hat einen systemischen (zentrales und vegetatives Nervensystem) Einfluss auf Organe und das Skelettsystem (Gelenke, Bronchien. Lunge). (Rolik O and Rolik I, 2019).

› Eigenschaften von *Aspergillus niger serum oryctolagi*

Einige chronischen Erkrankungen, z.B. des Bindegewebes, Knochen und Lymphsystems können, nach der Lehre von Prof. Günther Enderlein, mit der pathogenen Entwicklung des Schimmelpilzes *Aspergillus niger* im Zusammenhang stehen. Bei einer ganzheitlichen Therapie dieser Erkrankungen entstehen demnach Abbauprodukte des *Aspergillus niger*, die den Körper belasten und zu Therapieblockaden führen können. Das aus Kaninchen gewonnene Aspergillus niger-Serum kann diese Abbauprodukte binden, ihre Ausleitung fördern und somit den Abbau von Therapieblockaden unterstützen.

› Homöopathisches Arzneimittelbild (Rolik O and Rolik I, 2019)

- **Gemüt:** Fühlt sich ruhig und gleichgültig. In der Mitte des Tages schien alles in einer Minute seltsam. Zu Scherzen aufgelegt. Empfindlich gegenüber Vorwürfen. Erwachen am Morgen mit Euphorie, als würde sie in einem Traum fliegen. Leicht erregbar. Grundlose Ängste. Befürchtung des Wahnsinns. Verminderte geistige Leistungsfähigkeit. Verminderte geistige Energie. Vermehrte geistige Aktivität. Beklemmung in der Nacht. Hohe Reizbarkeit und Überempfindlichkeit bei der geringsten Störung. Allgemeine zunehmende Schwäche gegen Ende des Tages. Gefühl der Hilflosigkeit. Schwäche bei geistiger Anstrengung. Gefühl, beeinflussbarer zu sein. Verlangen, nützlich zu sein. Verlangen nach schnellem Fahren. Sich affektioniert fühlen. Fühlt sich leicht beleidigt. Wacht nachts mit einem Gefühl der Verzweiflung auf. Gefühl der Melancholie. Erhöhte Reizbarkeit. Allgemeines Angstgefühl, insbesondere Höhenangst, beim Blick aus dem Fenster eines mehrstöckigen Gebäudes. Wachsenden Zweifeln.
- **Kopf:** Schweregefühl im Kopf. Leichte Kopfschmerzen in Form von Pulsationen im/am Hinterkopf und im oberen Nacken. Verspannungen im ganzen Kopf. Der Kopfschmerz nimmt am Abend zu und verschwindet nachts beim Einschlafen. Kopfschmerzen, bei geistigem Stress, nach dem Rauchen, nach Kaffee, und Bewegung der Augen. Gefühl der Schwere und von Druck im ganzen Kopf, verschwand erst nach dem Schlafen am nächsten Morgen.
- **Schlaf:** Schlaflosigkeit. Zu spätes Einschlafen. Unruhiger Schlaf während der ganzen Nacht, durch die geringsten Geräusche und zwanghafte Gedanken. Schwieriges Aufwachen am Morgen. Gefühl der Schläfrigkeit. Leichtes Einschlafen. Unterbrochener Schlaf mit vielen oberflächlichen Träumen. Nach dem Schlaf keine Energie und Frische. Oberflächlicher Schlaf, bedingt durch ein unmotiviertes Gefühl der Angst.
- **Schwindelgefühl:** Abends auf der Straße der Großstadt Schwindelgefühle durch Smog und Lärm. Episodischer Schwindel episodischer und paroxysmaler Natur. Schwindel nach dem Sitzen oder Liegen mit schnellem Aufstehen, mit scharfen Drehungen oder Kopfneigen. Schwindel bei intensiver Arbeit am Computer, bei erhöhter Helligkeit des Monitors.
- **Auge:** Ermüdungsgefühl und Schmerzen in den Augen nach intensiver Arbeit am Computer. Brennen in den Augen nach einer durchzechten Nacht. Juckreiz in den Augen. Unangenehmes Gefühl der Anstrengung in den Augen. Irritation durch Licht. Druck in den Augen.
- **Nase:** Weniger Geruchsempfinden. Erhöhte Empfindlichkeit gegenüber Gerüchen, insbesondere Abgasen. Trockenheitsgefühl in der Nase. Niesen. Ein Gefühl der Trockenheit in der Nase. Trockene und verstopfte Nase am Morgen nach dem Aufwachen.
- **Mund:** Trockenheit und bitterer Geschmack im Mund in der Nacht. Bitterer Geschmack im Mund nach dem Aufwachen. Empfindlichkeit der Zunge. Unangenehmer Geschmack im Mund nach dem Essen. Gefühl der Trockenheit des Gaumens. Saurer Geschmack im Mund nach dem Essen. Vermehrter oder verminderter Speichelfluss vor dem Essen. Bitterkeit im Mund, am Morgen nach dem Aufwachen.
- **Zähne:** Zähne sind empfindlich gegenüber kaltem Wasser und heißem Tee. Zähne empfindlich

beim Zähneputzen.

- **Rachen:** Aufgrund der Trockenheit besteht der Wunsch, Wasser zum Essen zu trinken. Empfindlichkeit des Rachens beim Trinken von kalten Getränken und beim Essen von säurehaltigen Speisen. Die Trockenheit ist besonders ausgeprägt zum Zeitpunkt des Schluckens.
- **Kehlkopf / Trachea:** Gefühl von Spannung und Taubheit im Kehlkopf. Gefühl, dass die Stimme rau ist. Schweregefühl in der Brust beim tiefen Einatmen und beim Husten. Geschwächte Stimme bei kalter Luft. Gefühl von Heiserkeit. Müdigkeit der Stimme kommt schnell beim Sprechen. Kurzzeitige Heiserkeit am Abend und am Morgen nach dem Schlaf. Gefühl, dass die Stimme bricht, wenn man sich Sorgen macht. Bellender Husten bei nächtlichen Anfällen.
- **Magen / Darm:** Kurzfristige Übelkeit nach dem Abendessen und Abneigung gegen fette Speisen. Gesteigerter Appetit. Verminderter Appetit. Aufstoßen. Blähungen in der Nacht. Schweregefühl im Magen am Nachmittag. Sodbrennen nach dem Trinken von kaltem Wasser. Schweregefühl und Grollen im Magen nach dem Frühstück. Unklare Unterleibsschmerz nach dem Frühstück. Leichte Schmerzen in der rechten Seite des Abdomens nach dem Mittagessen. Durstgefühl in der Nacht.
- **Rektum / Stuhlgang:** Verstopfung. Leichte Diarrhöe. Blähungen. Analbrennen und Juckreiz nach dem Stuhlgang. Brennendes Gefühl in der im Analbereich.
- **Weibliche Genitalien:** Ziehendes Gefühl und Schweregefühl im Unterbauch. Leichte Taubheit und Kälte im Genitalbereich. Leichte Schmerzen im Unterleib während der Menstruation. Plötzlich empfundene sexuelle Erregung. Schmerzen in der rechten Leistengegend am Abend. Gefühl von Hitze im Genitalbereich.
- **Männliche Genitalien:** Rückgang der Libido. Gefühl, als ob die Erektion schwach geworden ist. Verbesserte Erektion. Als ob der Orgasmus lebendiger ist. Schmerzen in den Hoden. Leichtes Taubheitsgefühl und Kältegefühl im Genitalbereich. Ziehendes Gefühl im rechten Hoden. Schmerzen in der linken Leiste. Hitzegefühl im Genitalbereich. Leichte Schwierigkeiten beim Urinieren.
- **Brust:** Schmerzen in der Brust beim Vorbeugen. Gefühl, dass die Brüste geschwollen und gespannt sind. Kurzzeitige Schmerzen in der Brust. Gefühl von Kurzatmigkeit und Beklemmung in der U-Bahn oder im Bus.
- **Rücken:** Verspannung, leichter Schmerz und Schweregefühl im unteren Rücken. Schweregefühl und Spannung im unteren Rücken am Abend. Verspannung und leichte Schmerzen im unteren Rücken am Abend. Schmerzen im oberen Teil des unteren Rückens. Gefühl des Knirschens und leichte Schmerzen im Rückenbereich. Schmerzen im unteren Rücken nach dem Schlafen. Verspannung und Steifheit zwischen den Schulterblättern. Morgens Knirschen im Nacken. Zittern in der Nackengegend. Taubheit und Steifheit im unteren Rücken nach dem Aufwachen. Gefühl des Zitterns zwischen den Schulterblättern bei Unruhe.
- **Extremitäten:** Leichte Schmerzen und Steifheit in den Gelenken. Abends leichte Schmerzen in den Hüftgelenken. Taubheit und Kribbeln in den Beinen am Abend. Knirschen in den Schultergelenken bei Bewegungen. Schweregefühl in Füßen und Händen, als ob sie gelähmt wären. Mäßige Schmerzen und Knirschen in den Knien. Kribbeln in den Beinen. Steifheit und Knirschen in den Gelenken der Hände am Morgen. Gefühl von Steifheit und Taubheit in den Schultern. Leichte Schmerzen im rechten Arm. Leichtigkeit in den Beinen. Ein Gefühl von unruhigen Beinen in der Nacht. Vermehrtes Schwitzen und Empfindlichkeit der Handflächen und Füße, leichtes Jucken der Handflächen. Steifheit in den Gelenken der linken oder rechten Hand am Morgen nach dem Aufwachen. Schmerzen in der linken Schulter. Kaltes Gefühl in beiden Füßen und Schienbeinen in der Nacht. Kalte Füße in der Nacht. Schweregefühl in den Wadenmuskeln beim Gehen. Parästhesien in den Beinen in der Nacht und bei längerem Sitzen, die beim Gehen verschwinden.
- **Haut:** Rissige Haut an den Füßen. Erhöhte Empfindlichkeit der Haut am Kopf, reagiert sehr empfindlich auf die kalte Luft. Nach heißem Wasser ist die Haut trocken und brennt. Juckreiz der Haut an den Hüften in der Nacht. Allergischer Ausschlag auf der Haut der Brust.
- **Erkältung / Fieber:** Schwitzen bei Angstzuständen. Schwitzen in der Nacht und Aufwachen mit Angstzuständen. Vermehrtes Schwitzen bei Anstrengung. Schwitzen mit Übelkeit beim Aufwachen. Zwischenzeitliches Frösteln am Morgen nach dem Aufwachen. Plötzliches Frösteln in der Nacht, gefolgt von Schweiß. Hitze des ganzen Körpers nach dem Essen. Schwäche und Schwitzen nach dem Aufwachen. Nächtlicher Anfall kurzzeitiger Kälte.
- **Allgemeine Symptome:** Wechselhafte Stimmung. Kurzatmigkeit, Atembeschwerden. Gefühl der Leichtigkeit im ganzen Körper. Das Gefühl von Freiheit und Sorglosigkeit in Bezug auf die Zukunft. Alle Farben der Natur und der umliegenden Gebäude werden in wenigen Minuten verschärft. Mitleid und Mitgefühl für arme Menschen.

Literaturverzeichnis

- Rolik O and Rolik I, 2019. Symptom Picture of Homeopathic Medicine Aspergillus niger serum oryctolagi. Moskau: s.n., 2019.

Folliculi lymphatici aggregati sui (Folli-ly-sui)

Arzneimittel aus Organ-Präparaten / Seren

› Charakteristika des Arzneimittels

In der Arzneimittelprüfung fand sich eine auffällige Häufigkeit von Erkältungs- und Infektsymptomen. Das Element Frost/Kälte findet sich auch in zahlreichen Gemütssymptomen wieder. Bevorzugte Wirkungsrichtungen sind Geist und Gemüt, Kopf, Nase, Husten, Brust, Extremitäten, Schlaf und Frost. Mögliche Anwendungsgebiete sind daher grippale Infekte, Erkältungskrankheiten mit Husten, Schnupfen, Frost, Gliederschmerzen etc., abdominelle Beschwerden mit Rumoren, Durchfall, Magen-Darm-Grippe; bei emotionaler Kälte, Distanziertheit und Kopfschmerzen, die katarrhalisch, temporal oder drückend sind; Arthroseschmerzen an den kleinen Gelenken, Husten, Hustenreiz im Kehlkopf, genitaler Pruritus, Frost, Frostigkeit, Frösteln, Frieren. (Möllinger, 2007).

› Eigenschaften von *Peyer`sche Plaques*

Im Jahr 1677 entdeckte Johann Konrad Peyer (1653-1712) im Dünndarm „deutliche Knötchenaggregate", welche nach ihrem Entdecker fortan als Peyer'sche Plaque (PP) bezeichnet werden. Die PP sind über den gesamten Dünndarm verteilt, ihre Anzahl und Dichte erhöht sich dann in Richtung des terminalen Ileums. Am Ende formen sie dort einen lymphatischen Ring. Die PP gehören zum darmassoziierten lymphatischen Gewebe (GALT). Die PP enthalten viele mikroanatomische Nischen für eine effektive Initiierung der Immunantwort. In PP befinden sich verschiedene Lymphozyten, z.B. B-Zellen (Isotypen für IgA, IgM, IgG), T-Gedächtniszellen, aber auch ein Reservoir an naïven T-Lymphozyten. Zusätzlich sind die PP an der Reifung B-Zellen beteiligt. (Mörbe UM, 2021).

› Homöopathisches Arzneimittelbild (Möllinger, 2007)

- **Gemüt:** Gefühl, wie etwas entfernt von den Dingen, gestörte Konzentration. Fühle eine gewisse Distanziertheit zu den Dingen. Stimmung ganz gut, ausgeglichen. Auffällige Klarheit in Gedanken. Gehobene Stimmung, Einfallsreichtum, große Energie, Fröhlichkeit über den ganzen Tag. Den ganzen Tag müde, frische Luft bessert, aber möchte körperliche Anstrengung vermeiden, auch geistige Erschöpfung - möchte nur Ruhe. Fühle mich wie ausgezehrt und verdörrt. Ruhe bessert, Trinken klaren Wassers bessert. Sehr tief ausgeruht und trotzdem lustlos was zu tun. Gleichmut, der an Gefühllosigkeit grenzt. Innerlich ungeduldig. Genervt und gereizt. Heftiges Weinen aus Schwäche. Depressive Zustände bei großer innerer Klarheit. Vermehrte Reizbarkeit und Streitlust zu Hause.
- **Kopf:** Kopf fühlt sich schwer an, das Gefühl wurde tagsüber besser und ging fast weg. Stirnkopfschmerz drückend, zur Nase ziehend. Kopfschmerzen in den Schläfen, so leicht, dass ich ihn auch mal vergessen hab, aber immer da. Erwachen mit Kopfschmerzen in den Schläfen (leichter Druck) wie übermüdet, den ganzen Tag. Kopfschmerz drückend in Schläfen und Augen, Gefühl der Kopf platzt. Dumpfer Kopfschmerz am gesamten Kopf. Kopfschmerz beim Husten.
- **Schlaf:** Häufiges Gähnen, viele Träume, mühsames Erwachen, Schlaf außergewöhnlich lang, Besserung von Schlafstörungen mit häufigem Erwachen. Morgens groggy aufgewacht, aber nach gewisser Anlaufzeit fit. Schweregefühl morgens beim Erwachen. Intensive Träume.
- **Auge:** Druck in den Augen, gelbliche Skleren. Druckgefühl in Augenhöhlen.
- **Nase:** Schnupfen und katarrhalische Symptome, Grippe oder grippeartige Zustände mit Verstopfung oder Fließschnupfen, Bohren und Wühlen in den Nebenhöhlen, Niesattacken, Schleimbildung, läuft nach hinten ab, Erkältungssymptome, Kälteverschlechterung der Symptome, Absonderung wässrig, dünn. Nasenschleimhäute beidseits leicht geschwollen, wenig Sekret. Nase läuft wässrig, dünn, mit immer wieder Niesen. Kribbeln, Jucken Nasen- und Oberlippenpartie. Nase nachts verstopft.
- **Gesicht:** Müder, welker, Gesichtsausdruck, gelblich, Schmerzen in den Kieferhöhlen, ungesundes Aussehen mit Ringen um die Augen. Eiterpickelchen am Kinn.
- **Mund:** Wundes Gefühl der Mundschleimhaut. Neuralgische Schmerzen der Oberlippe.
- **Rachen:** Wundheit am Gaumen, bei grippalen Infekten. Halsschmerz brennend. Beim Schlucken hinten im Gaumen wie wund.
- **Kehlkopf / Trachea:** Trockener Kehlkopf mit Reizung beim Husten. Husten bei grippalen Zuständen. Schmerz im Kehlkopf beim Husten, Husten nachts, Hustenanfall beim Aufwachen. Trockener Kehlkopf, immer wieder davon trockener Husten. Husten trocken.
- **Magen / Darm:** Sodbrennen, Grummeln und Rumoren im Bauch, plötzlicher Stuhldrang mit Diarrhoe. Stechen im Oberbauch. Blähungen mit lauten Darmgeräuschen, Grummeln. Immer wieder Grummeln im Bauch, hörbar. Durstlosigkeit. Ungutes Gefühl im Bauch, Grummeln, Leere, fröstelig. Blähungen.
- **Rektum / Stuhlgang:** Stuhl hart und mühsam oder dünn, spritzend, Brennen anal. Spontane Stuhlentleerung, vorher etwas Grummeln im Bauch, danach Brennen am Anus. Stuhlgang

schwieriger. Spritzender Stuhlgang. Harter, mühsamer Stuhlgang, wenig.

- **Weibliche Genitalien:** Juckreiz der äußeren Labien. Bis ca. 9.00 Uhr ausgeprägte Hypermenorrhoe, plötzlich kaum noch Blutung für den Rest des Tages. Schwache Menses.
- **Brust:** Druck retrosternal. Empfindliche Brust und Brustwarzen, Stiche in Brust und Brustwarze.
- **Rücken:** Verspannungen, v.a. zwischen den Schulterblättern und cervikal. Stechende Schmerzen im Rücken, wechselnde Stellen.
- **Extremitäten:** Schmerzen der Fingergelenke, wie bei Arthrose. Bleiernes Gefühl der Glieder morgens beim Erwachen. Gliederschmerzen wie zerschlagen, wie am Beginn einer Grippe. Katarrhalische Gliederschmerzen bei Erkältungen, Infekten. Frieren mit kalten Händen und Füßen. Frieren mit Gliederschmerzen. Linke Hand schmerzhaft bei bestimmten Bewegungen, z. B. Halten einer Kanne.
- **Haut:** Haare haltlos, hängend, rasch fettend, ungesundes Aussehen im Gesicht mit Ringen um die Augen.
- **Erkältung / Fieber:** Sehr auffällige Frostigkeit im Beginn von grippalen Infekten. Frieren trotz warmer Kleidung und Decken, kann nicht einschlafen wegen Frost, Parallelität des Frosts mit seelischer Kälte, innerem Frieren. Temperaturerhöhung bis 38,3° C.
- **Allgemeine Symptome:** Grippaler Infekt, Erkältungsneigung, Folgen von Erkältung. Immer wieder Schauder, Hände und Füße bleiben kalt. Innerlich Frieren, trotz warmer Hände und nur kühlen Füßen. Abgeschlagenheit, starkes Frösteln.

Literaturverzeichnis

- Möllinger, Herbert. 2007. Homöopathische Arzneimittelprüfung Rebas (Peyer'sche Plaques). 2007.
- Mörbe UM, Jørgensen PB, Fenton TM, von Burg N, Riis LB, Spencer J, Agace WW. 2021. Human gut-associated lymphoid tissues (GALT); diversity, structure, and function. Mucosal Immunol. 2021, Jul;14(4):793-802.

Mucor racemosus serum oryctolagi (Mucor-r-ser-oryc)

Arzneimittel aus Organ-Präparaten / Seren

› Charakteristika des Arzneimittels

Die häufigsten Symptome der Arzneimittelprüfung standen im Zusammenhang mit Störungen des zerebralen Mikrozirkulationssystems (Müdigkeit, Schwäche, Konzentrationsschwierigkeiten, Kopfschmerzen, Schwindel), Stauungsprozessen im Bauchraum (Stauungsproblem der Leber mit Oberbauchbeschwerden, Verstopfung oder Durchfall, Sodbrennen) und ödematösen Prozessen (Gelenk- und Muskelschmerzen). Das Arzneimittel unterstützt die Ausscheidung von Stoffwechsel- und Zersetzungsprodukten. Schwerpunkte in der Anwendung sind chronische Gefäßpathologien, einschließlich Arteriosklerose und chronische Insuffizienz der Hirndurchblutung sowie bei chronisch entzündlichen und degenerativ-dystrophischen Prozessen des Bindegewebes (Gelenk- und Muskel-Band-Pathologie) und Erkrankungen des Magen-Darm-Traktes, die mit Stagnation und Ödemen einhergehen. (Rolik O, 2019)

› Eigenschaften von *Mucor racemosus serum oryctolagi*

Einige chronischen Erkrankungen, z.B. des Herz-Kreislauf-Systems können, nach der Lehre von Prof. Günther Enderlein, mit der pathogenen Entwicklung von dem Schimmelpilz *Mucor racemosus* im Zusammenhang stehen. Bei einer ganzheitlichen Therapie dieser Erkrankungen entstehen demnach Abbauprodukte des *Mucor racemosus*, die den Körper belasten und zu Therapieblockaden führen können. Das aus Kaninchen gewonnene *Mucor racemosus*-Serum kann diese Abbauprodukte binden, ihre Ausleitung fördern und somit den Abbau von Therapieblockaden unterstützen.

› Homöopathisches Arzneimittelbild (Rolik O, 2019)

- **Gemüt:** Leichte Nervosität, Reizbarkeit und Unruhe während des Tages. Nahezu unveränderte Stimmung. Gute Stimmung. Es gab eine charakteristische Besessenheit von Gedanken, ein Verlangen nach geistiger Arbeit. Verlangen zu lesen und Fantasy-Filme zu sehen. Gefühl, nicht die Mittel zu haben, um das zu tun, was man gerne tun würde. Allgemeine Schwäche. Beunruhigende, zwanghafte Zustände. Nach dem Schlaf trat ein Gefühl von leichter Müdigkeit und Reizbarkeit auf, dass nach dem Frühstück verschwand.
- **Kopf:** Leichter, bohrender Kopfschmerz, der sich am Abend leicht verstärkte. Er war auf der rechten Seite des Kopfes, am Hinterkopf und im Bereich des Scheitels lokalisiert. Nachts wurde eine leichte Zunahme der Kopfschmerzen beobachtet, die am Morgen nach dem Aufwachen vollständig verschwanden. Schweregefühl im ganzen Kopf, ein Drücken oder einen Schmerz an einzelnen Stellen.
- **Schlaf:** Vorherrschend beunruhigende Träume mit häufigem Aufwachen (2-3-mal pro Nacht). Schwierigkeiten beim Einschlafen und Unwilligkeit, rechtzeitig aufzuwachen. Zahlreiche Träume, die sowohl zu Beginn als auch am Ende des Schlafes auftraten. Die Träume schwebten leicht und oberflächlich, keine Erinnerung an deren Inhalt. Die Schläfrigkeit hielt bis zum Mittag an.
- **Schwindel:** Leichter Schwindel, der in der Mitte des Tages auftrat. Am Abend war der Schwindel nicht mehr vorhanden. Schwindel in der Nacht während des Schlafs. Der Schwindel ist episodischer, paroxysmaler Natur. Schwindel zum Zeitpunkt des Einschlafens. Leichter Schwindel nach dem Sitzen oder Liegen mit schnellem Aufstehen, mit scharfen Drehungen oder Kopfneigung. Mit offenen Augen sieht es so aus, als ob schwimmende Objekte sichtbar wären. Bei geschlossenen besteht ein Gefühl der Instabilität auf den Beinen oder das Gefühl, auf die linke oder rechte Seite zu fallen. Die Schwindelgefühle waren jedoch nur kurze Episoden ohne Beklemmung oder Angst.
- **Auge:** Juckreiz in beiden Augen, der sich zur Tagesmitte hin verstärkte. Der Juckreiz verschwand am Abend vollständig. Das Gefühl eines schwachen Brennens in einem Auge am Ende des Tages. Das Brennen hielt auch am nächsten Tag an und wurde gegen Abend allmählich schwächer. Gefühl von leichtem Druck oder leichter Schwere in den Augen.
- **Nase:** Nasenverstopfung trat in der ersten Hälfte des Tages auf. Die Nasenverstopfung verstärkte sich während des Schlafes. Die Nasenverstopfung war teilweise, mit einem verstopften Nasenloch. Die Verstopfung war immer unvollständig. Gefühl der Trockenheit in der Nase am Morgen. Die Trockenheit der Nase ging mit einer hohen Empfindlichkeit der Nase und dem Wahrnehmen unangenehmer Gerüche in ungelüfteten Räumen einher, die an der frischen Luft verschwanden.
- **Ohr:** Ein leichter, vorübergehender Tinnitus nahm am Abend zu und war beim Einschlafen am stärksten ausgeprägt. Leichter Juckreiz in einem Ohr am Abend. Beim Schlafengehen verschwand der Juckreiz.
- **Gesicht:** Die Rötung und das Hitzegefühl im Gesicht, rechts oder links, war abhängig von emotionaler Erregung.

- **Mund:** Bitterkeit im Mund am Morgen nach dem Aufwachen. Gefühl von Schwellung und Spannung im Mund, an den Lippen und am Zahnfleisch. Erhöhte Empfindlichkeit des Zahnfleischs beim Zähneputzen.
- **Zähne:** Empfindlichkeit der Zähne gegenüber kaltem Wasser und heißem Tee. Zähne beim Zähneputzen empfindlicher.
- **Rachen:** Empfindlichkeit des Rachens beim Trinken und Essen von sauren Lebensmitteln, wie z. B. Sauerkraut, besonders ausgeprägt beim Schlucken. Wegen der Trockenheit bestand der Wunsch, Speisen mit klarem Wasser zu trinken.
- **Kehlkopf / Trachea:** Kitzeln im Kehlkopf. Leichter trockener Husten. Gelegentlich gab es das Gefühl eines Kloßes im Kehlkopf, der mit einem Schluck Wasser verschwand. Taumeln beim Trinken von Wasser.
- **Magen / Darm:** Appetit unverändert. Kurzzeitige Übelkeit nach dem Abendessen und eine Abneigung gegen fettige Speisen. Verstärktes Grummeln und leichte Blähungen nach dem Essen. Abgang von stinkenden Gasen. Schwere- und Druckgefühl im rechten Hypochondrium. Kribbeln, Druck- und Schweregefühl im Ober- und Unterbauch, meist rechts. Morgens vor dem Essen kurzzeitiges Sodbrennen und ein Völlegefühl im Bauch.
- **Rektum / Stuhlgang:** Weicher Stuhlgang. Leichte Diarrhöe und entspannender Stuhlgang. Gefühl von unzureichender Darmentleerung und unvollständigem Stuhlgang. Leichtes brennendes Gefühl in der Analgegend.
- **Weibliche Genitalien:** Dumpfer Schmerz und Schweregefühl im Unterbauch. Abends Juckreiz an den äußeren Genitalien. Gesteigerte Libido am Abend. Leichtes Brennen und erhöhte Empfindlichkeit beim Wasserlassen, häufiges Wasserlassen.
- **Männliche Genitalien:** Häufiges Wasserlassen in der Nacht. Schmerzhaftes und erschwertes Wasserlassen verschwand. Gefühl des Drucks in der Prostata am Morgen wurde weniger. Spontane Erektion am Morgen. Schwere- und Druckgefühl im Unterbauch und in der Prostata am Abend. Schmerzhaftes und häufiges Wasserlassen in der Nacht. Spontane Erektionen am Morgen.
- **Brust:** Gefühl von Hitze in den Brustdrüsen. Leichte Brustschmerzen. Schmerzen in der Brust.
- **Rücken:** Verspannung der Nackenmuskulatur am Abend und leichte Steifheit der Wirbelsäulenmuskulatur am Abend, die am Morgen verschwunden war. Schmerzen im oberen Teil des unteren Rückens. Schwache, diffuse Schmerzen im Rücken. Unbehagen, Verspannung, leichter Schmerz und Schweregefühl im unteren Rücken beim Aufwachen
- **Extremitäten:** Vermehrtes Schwitzen und Empfindlichkeit der Handflächen und Füße, leichtes Jucken der Handflächen. Steifheit in den Gelenken der linken oder rechten Hand am Morgen nach dem Aufwachen. Schmerzen in der linken Schulter. Kaltes Gefühl in beiden Füßen und Schienbeinen in der Nacht. Kalte Füße in der Nacht. Schweregefühl in den Wadenmuskeln beim Gehen. Parästhesien in den Beinen in der Nacht und bei längerem Sitzen, die beim Gehen verschwanden. Verspannungen und erhöhte Spastik in den Beinmuskeln. Krämpfe der Wadenmuskeln des linken oder rechten Beins in der Nacht.
- **Haut:** Vermehrtes Schwitzen, besonders im Dammbereich, während des Schlafes. Kaum merklicher allergischer Ausschlag auf der Haut der Brust. Juckreiz auf der Haut des Rückens. Brennende Haut in der Nacht. Juckreiz der Haut, Ausschlag und Hyperämie in den Ellenbogenbeugen. Trockenheit oder vermehrtes Schwitzen der Haut in der Lendengegend. Bei emotionaler Belastung verstärken sich diese Symptome.
- **Erkältung / Fieber:** Frösteln in der Nacht bei normaler Körpertemperatur. Kältegefühl. Hitze im Allgemeinen und Hitzewallungen/Hitze bei Frauen. Schweißausbrüche mit leichten Schmerzen in der Nacht.
- **Allgemeine Symptome:** Ein Energieschub und erhöhte Aktivität. Hypotonie. Leichte Unruhe nach dem Schlaf. Nervosität und grundlose Angst und Aufregung. Erhöhter Blutdruck. Erhöhter Herzschlag. Überempfindlichkeit gegen stechende Gerüche, Abneigung gegen gebratene und fette Speisen. Übelkeit nach dem Essen. Allgemeine Schwäche. Körperschmerzen, leichte allgemeine Schwäche und Abgeschlagenheit.

Literaturverzeichnis

- Rolik O, Rolik I.,. 2019. Symptom Picture of Homeopathic Medicine Mucor racemosus serum oryctolagi. Moskau. 2019.

Repertorium

Einleitung

Aus den Beobachtungen der Arzneimittelprüfungen wurde das nachfolgende Repertorium erstellt. Symptome, welche mehrfach innerhalb einer Prüfung auftraten, sind in Fettschrift gekennzeichnet (**mucor-r**). Schmerzsymptome sind in den jeweiligen Kapiteln gesondert aufgeführt. Am Ende des Repertoriums befindet sich eine Liste der Arzneimittel mit ihren Abkürzungen, welche im Repertorium verwendet wurden.

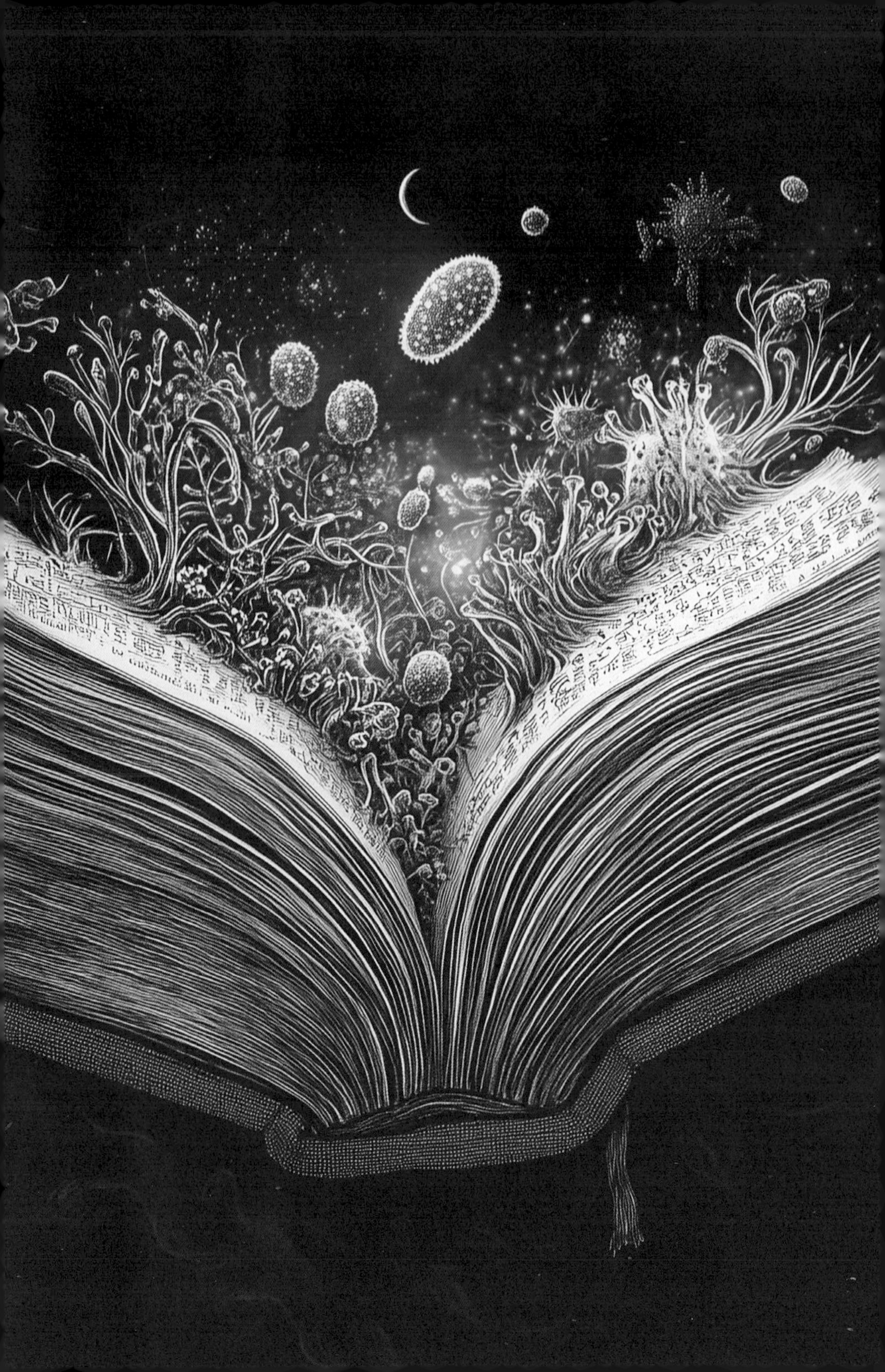

Gemüt

Repertorium

- ABGELENKT: pseud
  - Autofahren, beim: penic-gl
- ABNEIGUNG
  - Bett zu gehen, abends ins: pro-avi
  - Leuten zu unterhalten, sich mit: myc-phl, pro-avi
  - Tagwerk zu erfüllen, das gewöhnliche: myc-phl, pseud
  - zur Arbeit zu gehen: bac-cer
- AGGRESSIVITÄT
  - fühlt sich: penic-ch, serrat-m
- AKTIVITÄT
  - abends: bac-fir
  - erhöht: myc-phl, pseud
    - am Tage: bac-fir
  - große Energie: folli-ly-sui
- ANGST: asperg-n-ser-oryc, penic-gl, tricho-ver
  - Ängste und Befürchtungen, erneut alte: penic-ch
  - äußerste: cand-p
  - Dunkeln zur Toilette zu gehen, im: grif-f
  - grundlos: asperg-n, asperg-n-ser-oryc, mucor-r-ser-oryc, penic-ch, penic-gl, penic-r, pro-acn, serrat-m, tricho-ver
  - Höhenangst, beim Blick aus dem Fenster eines mehrstöckigen Gebäudes: asperg-n-ser-oryc
  - Nacht, in der: asper-n, asperg-n-ser-oryc, grif-f, penic-gl, penic-r
  - Schweiß, mit: asperg-n
  - Tages, während des: mucor-r-ser-oryc
  - Zukunft, vor der: penic-gl
- AFFEKTIONIERT
  - fühlen, sich: asperg-n, asperg-n-ser-oryc, penic-ch, penic-gl, penic-r
- ANSPANNUNG: **pro-acn**
- AUFHEITERUNG
  - Tages, im Verlauf des: pro-avi
  - von Morgen an: grif-f
- BEEINFLUSSBAR
  - leicht mit anderen Menschen einverstanden: penic-r
  - zu sein, Gefühl: asperg-n, asperg-n-ser-oryc, penic-gl
- BELEIDIGT, ist leicht: asperg-n, asperg-n-ser-oryc, myc-bov
- DISTANZIERTHEIT
  - Gefühl der, zu den Dingen: folli-ly-sui
- ELAN, Schwung
  - emotional: myc-phl
- EMOTIONALITÄT, emotional
  - Auftrieb: pseud
  - reduziert: pro-avi
  - verwirrt: bac-cer
- EMPFINDLICH, überempfindlich
  - Störung, bei der geringsten: asperg-n-ser-oryc
  - Vorwürfen, gegenüber: asperg-n, asperg-n-ser-oryc
- EMPFINDUNG
  - alles schien in einer Minute seltsam zu sein, in der Mitte des Tages: asperg-n-ser-oryc
  - alles schien plötzlich seltsam zu sein: asperg-n
  - Leere im Kopf: asperg-r
- ENERGIE
  - erhöht
    - abends: bac-fir
    - tagsüber: mucor-r
  - geistige, gesunken: asperg-n
  - und frisch, nach dem Schlaf: asperg-n, penic-gl
- ERREGUNG, erregbar: mucor-r-ser-oryc
  - leicht: asperg-n, asperg-n-ser-oryc, cand-p

    - Emotionen: penic-gl
  - ohne Grund: myc-phl
- ERSCHÖPFUNG: cand-p, mucor-r-ser-oryc, pseud
  - abends: pseud
  - zunehmende, gegen Ende des Tages: asperg-n-ser-oryc, coryn-st
- EUPHORIE
  - erwachen in, morgens: asperg-n, penic-gl
    - als würde man in einem Traum fliegen: asperg-n-ser-oryc
- FRÖHLICH
  - über den ganzen Tag: folli-ly-sui
- FRUSTRATION
  - leicht: cand-p
- FURCHT
  - Tod, vor dem: asperg-n, penic-gl
  - Wahnsinn, vor: asperg-n, asperg-n-ser-oryc
- GEDANKEN
  - angstvoll, weniger: grif-f
  - besessen von: mucor-r-ser-oryc
  - depressiv über die Zukunft: pro-avi
  - einfach, während des Tages: bac-cer
  - erotisch, obszön: **asperg-n**, myc-bov
  - friedlich: grif-f
  - Klarheit, auffällige der: folli-ly-sui
  - Leute, das Leute ungerecht zu mir sind: penic-r
  - oberflächlich: mucor-r
  - Probleme, die alle leicht zu lösen sein werden: penic-r
  - schlechte, in der Nacht: bac-cer, mucor-r
  - unangenehm: pro-avi
  - verdorbene, alle Arten: myc-bov, penic-gl
  - viele und unsystematisch, vor dem Einschlafen: pro-acn
  - viele, kann sich nicht erinnern, nach dem Aufwachen: pro-acn
- GEFÜHL
  - wie verzehrt und ausgedörrt: folli-ly-sui
  - wie von den Dingen entfernt: folli-ly-sui
- GEFÜHLLOSIGKEIT: mucor-r, bac-cer
- GEISTIGE
  - Aktivität: asperg-n
    - gesteigert: asperg-n-ser-oryc
    - schwierig: pseud
    - während des Tages: myc-bov
  - Arbeit erschwert, bei gewöhnlichen, einfachen mathematischen Berechnungen: myc-phl
  - Energie: pseud
    - verringert: asperg-n-ser-oryc, myc-bov, penic-gl, pro-acn
- Erschöpfung, Ruhe amel.: folli-ly-sui
  - geistige Anstrengung, Schwäche durch: asperg-n, asperg-n-ser-oryc, myc-bov, penic-gl
  - geistige Leistungsfähigkeit, vermindert: asperg-n-ser-oryc
- GELASSENHEIT: asperg-n, asperg-r
  - Beruhigung, abends: grif-f
  - Ruhe: grif-f
- GERÜHRT
  - wegen der Tiere im Park, während eines abendlichen Spazierganges: penic-r
- HILFLOSIGKEIT, Gefühl der: asperg-n, asperg-n-ser-oryc, myc-bov, pro-acn
- HYPERSENSIBILITÄT
  - wollte weinen
    - während man einen Film ansah: asperg-n
    - während man sich gewöhnliche Dinge ansah: penic-gl
- IDEEN, Einfälle
  - Einfallsreichtum: folli-ly-sui
- INTERESSE
  - mangelndes, an Dingen, die früher wichtig waren: penic-gl
- KÄLTE, innere, seelische
  - Frost, mit innerem: folli-ly-sui
- KONZENTRATION
  - abrupter Verlust der, am Morgen: grif-f
  - gestört: folli-ly-sui

  - schwierig, unkonzentriert: cand-p, myc-phl, penic-gl, pseud
  - Verlust der, beim Arbeiten: myc-phl
- KRAFT, Stärke (Energiestatus): myc-phl
- LACHEN
  - grundlos: pro-avi
- MELANCHOLIE, Gefühl von: asperg-n
- MITLEID, Bedauern
  - Mitgefühl, und
    - arme Menschen, für: asperg-n-ser-oryc
  - sich selbst, mit: asperg-n, myc-bov
- MÜDIGKEIT
  - den ganzen Tag über: folli-ly-sui
    - möchte körperliche Anstrengung vermeiden: folli-ly-sui
    - frisch Luft amel.: folli-ly-sui
  - Gefühl der, welche nach dem Frühstück verschwand: coryn-st, mucor-r-ser-oryc
- NACHDENKLICH, nachdenken
  - über die Bedeutung des Lebens: myc-phl
- OPTIMISMUS: myc-phl
- REIZBARKEIT: folli-ly-sui, **myc-phl**, **pseud**
  - am Abend, vor dem Schlafen: grif-f
  - belebten Orten, an: penic-ch
  - erhöhte: asperg-n, **asperg-n-ser-oryc**, cand-p, folli-ly-sui, myc-bov, myc-phl, penic-ch, penic-r, serrat-m, tricho-ver
    - vor dem Essen: pro-acn
  - genervt, und: folli-ly-sui
  - grundlos: pro-avi
  - Menses, vor: penic-ch
  - nach dem Schlaf, welche nach dem Frühstück verschwand: mucor-r-ser-oryc
  - während des Tages: mucor-r-ser-oryc
- RESOLUT, durchsetzungsfähig, fest: asperg-r
- RUHE
  - amel: **folli-ly-sui**
- RUHELOSIGKEIT, Nervosität: **mucor-r-ser-oryc**, pro-avi
  - grundlos: mucor-r-ser-oryc
  - Schlaf, vor dem: penic-ch, serrat-m
  - Tages, während des: mucor-r-ser-oryc, mucor-r
- SCHERZEN
  - aufgelegt, zu: asperg-n-ser-oryc
  - Verlangen zu: asperg-n
- SCHWERMUT, Traurigkeit, Niedergeschlagenheit: penic-ch, serrat-m
  - bei großer innerer Klarheit: folli-ly-sui
  - fühlt sich niedergeschlagen: penic-ch
  - vom Musikhören: penic-ch
- SCHULDGEFÜHLE
  - plötzlich, wegen mangelnden Arbeitseifers: penic-r
- SPRECHEN, REDEN
  - beeinträchtigt: asperg-r
- STIMMUNG
  - gut: mucor-r-ser-oryc, mucor-r
    - und ausgeglichen: **folli-ly-sui**
  - unverändert: mucor-r-ser-oryc
  - wechselnd, während des Tages: asperg-n, asperg-n-ser-oryc, mucor-r, myc-bov, penic-r
- STÖHNEN, Ächzen, Wehklagen, Wimmern
  - Schlaf, im: asperg-n, myc-bov, penic-gl
- STREITSUCHT, zänkisch
  - zu Hause: folli-ly-sui
- TEILNAHMSLOSIGKEIT, Apathie, Gleichgültigkeit: asperg-n-ser-oryc, bac-cer, bac-fir, folli-ly-sui, penic-ch, penic-gl, penic-r
  - Leere, innere: bac-cer
  - morgens: pro-acn
  - Vergangenheit, gegenüber der: asperg-n
  - wichtige Dinge zu tun: penic-gl
- TRÄUME
  - abschreckende Szenen, mit: grif-f
  - abstrakt: penic-ch

- Alpträume: grif-f
- ängstlicher: myc-bov, pseud
- beunruhigend:
  - mit häufigen Erwachen: coryn-st, mucor-r-ser-oryc
- erinnern, kann sich nicht mehr daran: mucor-r-ser-oryc
- Ersticken, vom: asperg-n
- Ertrinken, vom: asperg-n
- intensiv: folli-ly-sui, serrat-m
- Jucken, am ganzen Körper: myc-bov
- keine, hat: grif-f
- lebhaft: mucor-r, myc-phl, **penic-ch**, penic-r, pseud
- leicht und oberflächlich: mucor-r-ser-oryc
- Schweißausbrüche mit: asperg-n, myc-bov, penic-gl
- unangenehm: pro-avi
- ungewöhnlich: bac-fir
- viele: folli-ly-sui
  - zu Beginn und am Ende des Schlafes: coryn-st, mucor-r-ser-oryc
- wild, ungestüm: bac-cer

- UNBESONNEN, achtlos
  - Arbeit, bei der: myc-bov
  - Zukunft, über die: asperg-n, myc-bov
- UNGEDULD
  - innerlich: folli-ly-sui
- UNWILLE
  - etwas zu tun, weniger: mucor-r
  - etwas zu tun, obwohl tief ausgeruht: folli-ly-sui
- VERGESSLICH: cand-p, pro-avi
- VERLANGEN
  - allein zu sein: penic-gl
  - Fantasyfilme zu sehen: mucor-r-ser-oryc
  - heitere Musik zu hören: grif-f
  - lesen, zu: mucor-r-ser-oryc
  - nach einem Spaziergang, am Morgen: pro-avi
  - nach geistiger Arbeit: mucor-r-ser-oryc
  - nach schnellem Fahren: asperg-n, asperg-n-ser-oryc
  - nichts zu tun: bac-cer
  - nützlich zu sein: asperg-n, asperg-n-ser-oryc
- VERLASSEN zu sein, hat das Gefühl: penic-ch, penic-r
  - Abend, am: grif-f
- VERSTAND
  - rast, Worte kommen in falscher Reihenfolge oder werden falsch ausgesprochen: cand-p
  - totaler Verlust, sieht rote Lichter und denkt, sie seien grün: cand-p
- VERZWEIFLUNG, Melancholie
  - Gefühl der Melancholie: asperg-n-ser-oryc
  - nachts beim Erwachen: asperg-n, asperg-n-ser-oryc
- WAHNIDEE
  - Haut, einer anderen Person, nicht wie meine: asperg-n
  - mit offenen Augen sieht es so aus, als ob schwimmende Objekte sichtbar wären: mucor-r-ser-oryc
- WEINEN, tränenreiche Stimmung: asperg-r
  - aus Schwäche: folli-ly-sui
  - Erinnerung, bei
    - an die verstorbenen Eltern: myc-bov
    - an die erste Liebe: asperg-n
- WUT: penic-ch
  - explosiv, bei kleinen Vorfällen, als ob ihre Rechte verletzt würden: cand-p
  - Verärgerung, mit: penic-gl
- ZERSTREUTHEIT: myc-phl
- ZERRISSENHEIT, innere: tricho-ver
- ZUFRIEDENHEIT: grif-f
- ZWANGHAFTIGKEIT
  - Gefühl von, beunruhigender: mucor-r-ser-oryc
- ZWEIFELHAFTIGKEIT: asperg-n, myc-bov, penic-gl
- ZWEIFEL: asperg-r
  - wachsend: asperg-n-ser-oryc

Kopf

Repertorium

- AMEISENLAUFEN, Kribbeln
  - morgens: asperg-n, penic-ch, penic-gl, penic-r
- DRUCK, Empfindung von: pro-acn
  - ganzer Kopf: asperg-n-ser-oryc
  - Scheitel: pseud
    - links: myc-phl
  - Schläfe, links
    - verstärkt sich in der Nacht: mucor-r
  - Stirn: pseud
    - links: bac-cer
    - zusammengedrückt, wie: bac-cer
  - Wange: pseud
- EMPFINDLICHKEIT der Kopfhaut: myc-phl, pseud
- FETTIG
  - Kopfhaut und Haare: penic-r
- GERÄUSCHE im Kopf: pro-avi
  - Pfeifen: pro-avi
- HAARAUSFALL, Alopezie: tricho-ver
- HAARE
  - brüchig: tricho-ver
  - fettend, rasch: folli-ly-sui
  - haltlos, hängend: folli-ly-sui
- HITZE: **pro-acn**
- JUCKEN
  - Hinterkopf
    - tagsüber: pseud
  - Kopfhaut: tricho-ver
    - Flecken, kleine rote: tricho-ver
    - nachts: myc-phl, pseud
    - Ränder, äußere: cand-p
    - trockene, schuppende gerötete Stellen entlang des Haaransatzes: cand-p
- LEERE, Empfindung von: asperg-r
- LEICHTIGKEIT, Empfindung von
  - Hinterkopf: asperg-n, myc-bov, penic-gl
- PLATZEN, Gefühl als ob der Kopf: folli-ly-sui
- PULSIEREN, Klopfen, Stoßen, Empfindung von
  - Stirn: asperg-n, penic-gl
    - Bereich über dem rechten Auge: mucor-r
- REIZUNG
  - Kopfhaut, der: tricho-ver
- SCHWERE, Empfindung von: asperg-n, **asperg-n-ser-oryc**, folli-ly-sui, mucor-r-ser-oryc, myc-bov, penic-ch, penic-gl, **penic-r**, **pro-acn**, serrat-m
  - drückend: coryn-st
  - Hinterkopf: penic-gl, pseud
    - Schwindel, bei: penic-gl
  - morgens: penic-ch
  - nachmittags: serrat-m
  - Nacken, im: penic-gl
  - rechts: penic-gl
  - Schmerz, mit: coryn-st
- SPANNUNG, Gefühl von: pro-acn, serrat-m, tricho-ver
  - ganzer Kopf: asperg-n-ser-oryc
  - Kopfhaut: tricho-ver
  - Nacken: penic-gl
  - rechte Seite: asperg-n, myc-bov
- TAUBHEIT, Empfindung von
  - Hinterkopf, mit Schweregefühl: penic-ch

  - links: penic-gl
  - Schläfe, links: asperg-n, myc-bov
- TROCKEN
  - Haar ist: penic-ch, penic-r

Schmerz – Kopfschmerz

- ALLGEMEIN: bac-cer, bac-fir, cand-p, grif-f
- ABENDS
  - nimmt am Abend zu und verschwindet nachts beim Einschlafen: asperg-n-ser-oryc
- ANFALLSWEISE auftretender Schmerz
  - Schläfen, in den
    - scharf: grif-f
- AUGEN
  - Bewegung der, bei: asperg-n, myc-bov, penic-gl
- AUGENHÖHLE
  - über der: penic-gl
- BEWEGUNG
  - agg.: penic-gl
  - Augen, der: asperg-n-ser-oryc
- BOHRENDER, grabender, schraubender Schmerz: mucor-r-ser-oryc
  - abends agg.: mucor-r-ser-oryc
  - Hinterkopf: mucor-r-ser-oryc
  - rechts: mucor-r-ser-oryc
- CERVIKALREGION: bac-fir, mucor-r, penic-gl
  - abends: serrat-m
  - ausgehend vom: bac-cer, myc-phl
  - Schulter, bis zur: penic-gl
- DRUCK
  - agg.
    - Schläfe links: bac-cer
- DRÜCKENDER Schmerz: mucor-r
  - Augen: folli-ly-sui
  - Schläfe: **folli-ly-sui**
    - links: bac-cer
    - rechts: pro-avi
  - Stellen, einzelne: mucor-r-ser-oryc
  - Stirn
    - ziehend zur Nase: folli-ly-sui
  - Vorderkopf: bac-cer
- DUMPFER Schmerz
  - fontal
    - Druckgefühl über den Augen, mit: penic-gl
  - gesamter Kopf: folli-ly-sui
  - morgens: pro-avi
- EINSCHLAFEN amel.: asperg-n-ser-oryc
- EINSEITIG
  - links: penic-ch
  - rechts: penic-r, tricho-ver
    - Erwachen, beim: penic-ch
    - Hinterkopf im, abends agg.: coryn-st
- ERWACHEN, beim: cand-p
- FRONTAL
  - Ausstrahlung zu den Ohren: penic-gl
- HAARE
  - Berührung, schmerzhaft bei: asperg-n, myc-bov, penic-gl
- HÄMMENDER Schmerz
  - Erwachen, beim: cand-p
- HINTERKOPF: pseud, serrat-m
  - und Stirn, nachmittags: penic-ch
- HITZE, bei: serrat-m
- HUSTEN, beim: folli-ly-sui
- JUCKREIZ, mit
  - frontalem, und leichtem Pochen: cand-p
- KAFFEE: myc-bov, asperg-n-ser-oryc

- KÄLTE
  - im kalten Zimmer: penic-ch, penic-r
- MENSES
  - vor: asperg-n, penic-gl
- MIGRÄNE
  - migräneartig: pro-avi
  - morgens: bac-fir
  - rechte Kopfseite: mucor-r
- MORGENS: grif-f
- NACHTS
  - agg.: mucor-r-ser-oryc
  - morgens nach dem Erwachen amel.: coryn-st
- PULSIERENDER, pochender Schmerz
  - Cervikalregion
    - obere: asperg-n-ser-oryc
  - Hinterkopf: asperg-n-ser-oryc
  - Schläfe: penic-gl
  - Stirn
    - links: penic-ch, serrat-m
    - rechts, über dem Auge: bac-cer
- RAUCHEN
  - nach dem: asperg-n, asperg-n-ser-oryc, myc-bov
- SCHEITEL: myc-phl
- SCHLAFEN amel.: asperg-n-ser-oryc
- SCHLÄFEN: bac-fir, folli-ly-sui, serrat-m
  - die Schmerzen kommen und gehen: penic-ch
  - Erwachen, mit Schmerzen in den: folli-ly-sui
  - rechts: penic-gl
- STECHENDER Schmerz
  - Hinterkopf: pro-acn
  - links: penic-gl
  - rechts: penic-gl
  - Schläfen: penic-gl
    - Schlaf, amel.: penic-gl
- STIRN: penic-ch
  - Mitte: bac-cer
  - morgens: penic-gl
  - rechts: penic-ch
- STRESS, geistiger: asperg-n-ser-oryc
- WANDERNDER Schmerz
  - punktförmige: pro-acn
- WETTER
  - agg.
    - regnerisch: asperg-n, myc-bov, penic-gl
  - Wind, bei: serrat-m
- ZIEHENDER Schmerz
  - Schläfen, rechts: grif-f

Schlaf

Repertorium

- BEDÜRFNIS nach Schlaf
  - Mittagsschlaf: myc-phl
- EINSCHLAFEN
  - leicht: asperg-n, asperg-n-ser-oryc, myc-bov, penic-ch, penic-r
  - schwierig: coryn-st, grif-f, mucor-r-ser-oryc, penic-gl
    - frieren, wegen: folli-ly-sui
  - unfähig, trotz Müdigkeit: bac-cer
  - verspätet: asperg-n, asperg-n-ser-oryc, myc-bov, penic-gl

- ERHOLSAM: penic-ch, penic-r
- ERWACHEN
  - abruptes: pro-avi
  - Angst, mit einem Gefühl von: **asperg-n**, asperg-n-ser-oryc, penic-gl, myc-bov
    - Albträumen, nach: penic-gl
    - Luftmangel, und: asperg-n, myc-bov, penic-gl
  - einfach, morgens
    - nach unterbrochenem Schlaf: myc-phl
  - häufig: tricho-ver
    - beunruhigende Träume, durch: mucor-r-ser-oryc
    - schweißgebadet: serrat-m
  - Juckreiz, durch die behaarte Kopfhaut: myc-phl, pseud
  - Luftmangel, mit: asperg-n
  - morgens
    - Schweregefühl, mit: folli-ly-sui
    - groggy, angeschlagen: folli-ly-sui
  - nachts: penic-ch
    - häufig: penic-r
    - Hitze und Schweiß, mit: penic-ch
  - Schwäche und Schweißausbrüchen, mit: penic-gl
  - schwierig: folli-ly-sui
    - am Morgen: asperg-n, asperg-n-ser-oryc, mucor-r-ser-oryc, myc-bov
  - Sodbrennen, mit
    - nachts: penic-ch, penic-r
  - Trägheit, mit: asperg-n, myc-bov, penic-gl, pro-acn
- GÄHNEN
  - häufig: folli-ly-sui, pro-avi
- GESTÖRT: grif-f, myc-phl
  - Erwachen
    - häufigen, mit: folli-ly-sui
    - leichtem, mit: myc-phl
  - Gedankentätigkeit, durch
    - zwanghafte Gedanken: asperg-n-ser-oryc
  - Geräusch, durch das geringste: asperg-n-ser-oryc
  - Nacht, mitten in der: bac-cer, mucor-r
- KURZ: bac-cer, mucor-r
- LEICHT, oberflächlich: asperg-n, penic-gl, pro-avi
  - Angst, durch grundlose: asperg-n-ser-oryc
  - beim schnellen Einschlafen vor Mitternacht: pro-acn
  - Erwachen mit Angst: asperg-n, penic-gl, pro-acn
- MÜDIGKEIT
  - tagsüber: asperg-n, penic-gl, myc-bov
  - Nachmittag, am: bac-cer
- SCHLAFLOSIGKEIT: asperg-n, asperg-n-ser-oryc, myc-bov, penic-ch, penic-gl, pro-avi, serrat-m
  - Morgen, gegen: myc-phl, pseud
- SCHLÄFRIGKEIT: asperg-n-ser-oryc, coryn-st, pro-acn
  - Mitte des Tages: pseud
  - bis Mittag: mucor-r-ser-oryc
  - morgens: **penic-ch**, penic-r, serrat-m
  - nachmittags: pro-acn
  - 14 Uhr: asperg-r
  - tagsüber: penic-gl, penic-r, pro-acn
- TIEFER Schlaf: grif-f
- UNERQUICKLICH
  - keine Energie und Frische: asperg-n-ser-oryc
  - Morgen, am nächsten: bac-cer
  - unausgeruht nach dem Schlaf: mucor-r
- UNRUHIG: asperg-n-ser-oryc, myc-phl, penic-ch, penic-r, pseud, serrat-m
  - Durst, mit: penic-ch
  - Fieber, und: serrat-m
  - Mitternacht, nach: asperg-n, penic-gl, pro-acn
  - Schweiß, mit: bac-cer, penic-gl
  - Träume, lebhaft: asperg-n, penic-gl
- UNTERBROCHEN: pro-avi, pseud
  - Erwachen
    - frühem, mit: pseud

  - ▫ Träume
    - ▸ durch lebhafte: myc-bov, penic-gl
    - ▸ durch oberflähliche: asperg-n-ser-oryc
- VERLANGEN
  - ▫ den ganzen Tag zu schlafen: penic-ch, serrat-m
- VERLÄNGERT, lang ausgedehnt: folli-ly-sui

Schwindel

Repertorium

- ALLGEMEIN: asperg-n-ser-oryc, penic-gl, penic-r, penic-ch
- ABENDS: bac-cer, mucor-r, penic-r
  - ▫ amel.: mucor-r-ser-oryc
- ANGST
  - ▫ Schwindel und Angst beim Autofahren: asperg-n, penic-gl
- ARBEITSTAG, nach: penic-ch
- AUFSTEHEN, beim: asperg-n, myc-bov, penic-gl, **myc-phl**, pro-acn
  - ▫ Bett, aus dem: pseud
  - ▫ schnellem: pseud
    - ▸ Liegen und Sitzen, aus dem: asperg-n-ser-oryc, mucor-r-ser-oryc
- BETT
  - ▫ im Bett: mucor-r
    - ▸ Erwachen, nach dem: pro-acn
- BEWEGUNG
  - ▫ Dinge, beim Blick auf sich bewegende: myc-bov, penic-ch, penic-gl, penic-r, serrat-m
  - ▫ Gefühl als ob sich alles bewegen würde, im Liegen: penic-gl
  - ▫ Gefühl, als ob sich die Dinge am selben Ort bewegen: penic-gl
  - ▫ Kopfes, des
    - ▸ nach oben, abends: penic-ch
    - ▸ nach hinten: penic-ch, serrat-m
    - ▸ Neigen: asperg-n-ser-oryc, mucor-r-ser-oryc
      - ▹ stark: tricho-ver
- COMPUTER, Arbeit am: asperg-n-ser-oryc
- DRAUßEN: myc-phl
- DREHEN
  - ▫ als ob sich alle Dinge: penic-gl
  - ▫ Kopfes, des: serrat-m,
- DREHEN, beim agg.: penic-ch
  - ▫ Kopfes, des: penic-gl
  - ▫ scharfen Drehungen: asperg-n-ser-oryc, mucor-r-ser-oryc
  - ▫ von einer Seite auf die andere: bac-cer
  - ▫ des Kopfes von rechts nach links: penic-ch
- DUNKELN, im: asperg-n, myc-bov, penic-gl
- EINSCHLAFEN, beim: mucor-r-ser-oryc
- EPISODEN, kurze: mucor-r-ser-oryc
    - ▸ ohne Angst: mucor-r-ser-oryc
- ERWACHEN, nach dem: pro-avi
  - ▫ morgens: grif-f, penic-ch
- ESSEN
  - ▫ agg.
    - ▸ nach: penic-gl, pro-avi
- FAHREN
  - ▫ Autofahren, beim
    - ▸ mit dem Kopf auf dem Kopfpolster: myc-phl, pseud
    - ▸ mit Angst: myc-bov
- FALLEN
  - ▫ Gefühl, auf die linke oder rechte Seite zu fallen
    - ▸ bei geschlossenen Augen: mucor-r-ser-oryc

- GLEICHGEWICHT, Verlust des
  - Gefühl von Instabilität auf den Beinen
    - bei geschlossenen Augen: mucor-r-ser-oryc
  - Drehen des Kopfes, beim: serrat-m
- GERÄUSCH, Lärm, durch: penic-ch
  - auf der Straße: asperg-n
    - abends: asperg-n-ser-oryc, myc-bov, penic-gl
- GERÜCHE, durch
  - Smog, abends: asperg-n-ser-oryc
- HAUS
  - in einem Raum
    - überfüllten: penic-ch, serrat-m
    - warmen, im: penic-ch
- HITZE, mit Gefühl von, im Körper: asperg-n, myc-bov, penic-gl
- HITZEWALLUNG, mit
  - im Freien amel.: cand-p
- LICHT
  - Monitor, erhöhte Helligkeit eines: asperg-n-ser-oryc
- LIEGEN
  - agg.
    - liegend: penic-gl, pro-avi
- MENSES
  - während: penic-gl
- MITTE des Tages: mucor-r-ser-oryc
- MORGENS: penic-gl, serrat-m
- NACHTS
  - Schlafs, während des: mucor-r-ser-oryc
- SCHWANKEN: asperg-n, myc-bov, penic-gl
  - wenn die Augen geschlossen sind: asperg-n, penic-gl
- SEHEN
  - bewegende Gegenstände, auf sich: asperg-n
  - oben, nach: asperg-n, myc-bov, penic-gl, penic-r
- STRAßENVERKEHR, unterwegs im: penic-r, pseud
- TAGSÜBER: bac-fir, coryn-st, pro-avi
  - Mitte des Tages: coryn-st
- TAUMELN
  - Trinken von Wasser, beim: mucor-r-ser-oryc
- U-BAHN, in der: myc-phl, pseud

Auge

Repertorium

- ABSONDERUNG von Schleim oder Eiter
  - Gefühl von, rechts: penic-ch
- AMEISENLAUFEN, Kribbeln
  - abends: pro-acn
- ANSTRENGUNG
  - Gefühl, von: asperg-n, asperg-n-ser-oryc, pro-acn
    - Verschlechterung des Sehvermögens, mit: pro-acn
- BLUTUNG, aus den Augen
  - Ekchymose, Bindehautblutung, subkutan
    - Regenbogenhaut, stärker an der: cand-p
- BRENNEN
  - Fahren, nach dem: asperg-n
  - starkes Brennen
    - Fernsehen, abends beim: grif-f
- DRUCK, Gefühl von: asperg-n-ser-oryc, coryn-st, folli-ly-sui, mucor-r, myc-phl
  - ab dem Morgen: grif-f
  - Augenhöhle: folli-ly-sui
  - nachmittags: myc-phl
- EMPFINDLICHKEIT
  - gegen Berührung, nach dem Schlafen
    - Augenlider: pro-acn
    - Augen: pro-acn
  - Sonnenlicht, gegen: myc-phl, pseud
- ENTZÜNDUNG
  - Bindehautentzündung
    - rechts: grif-f
- FARBE
  - gelb
    - Skleren: folli-ly-sui
- FILM überzogen, wie mit einem: penic-r
- FREMDKÖRPER, Empfindung von einem: bac-cer
  - links: pro-avi
- GERSTENKÖRNER
  - Unterlider
    - links: grif-f
- HAAR, Empfindung von einem
  - Augenlid, unter dem: bac-cer
- IRRITATION
  - Licht, durch: asperg-n, asperg-n-ser-oryc, myc-bov, penic-gl
- JUCKEN: asperg-n, asperg-n-ser-oryc, bac-cer, cand-p, coryn-st, grif-f, mucor-r, mucor-r-ser-oryc, myc-phl, myc-bov, penic-ch, penic-r, pro-avi, serrat-m
  - abends amel.: mucor-r-ser-oryc
  - Augenwinkel: grif-f
  - Augenlid
    - links: bac-cer
  - Bindehaut
    - beider Augen: bac-cer, pro-acn
  - Gehen, morgens beim: penic-ch
  - nachts: penic-gl
  - und der Haut um die Augen herum, zunehmend zur Mitte des Tages: coryn-st
  - zunehmed zur Tagesmitte: mucor-r-ser-oryc
- KRÄMPFE
  - Augenmuskulatur
    - Computerarbeit, während: bac-cer
- MÜDE: bac-cer
  - Arbeit am Computer, nach der: asperg-n-ser-oryc, myc-phl, pseud
  - Empfindung von Müdigkeit, nach der Arbeit: asperg-n, myc-bov, penic-gl

- tagsüber: pro-avi
- vormittags: pro-avi
- Wunsch, die Augen zu schließen: grif-f

- REIBEN, Bedürfnis zu
  - als ob da Sand wäre: penic-ch, penic-r
    - Brennen, mit: penic-gl
- REIZUNG der Augen: pro-avi
  - rechts: grif-f
- RINGE
  - Augen, um die: **bac-cer**
- RÖTUNG
  - Augen, der: myc-phl, penic-r, pseud
    - morgens: penic-gl
  - Augenlider, der: grif-f
    - morgens: penic-ch
    - der oberen: penic-gl
- SCHLEIER vor den Augen, Empfindung von einem
  - Erwachen, nach dem: grif-f
- SCHWELLUNG
  - Augenlider, der: asperg-n, grif-f, myc-bov, penic-gl, penic-r, pro-acn
    - abends: penic-ch
    - der oberen: penic-gl
  - Tränensäcke: bac-cer
  - unter den Augen: bac-fir
- SCHWERE, Empfindung von: mucor-r-ser-oryc
  - Augenlider: pro-acn, tricho-ver
- SPANNUNG, Empfindung von: pro-acn
- STARREN, Stieren
  - unmöglich
    - Schwindel, bei: penic-gl
- TRÄNENFLUSS: asperg-n, **bac-cer**, **myc-phl**, **pseud**
  - Computerarbeit, während: penic-r
  - Fernsehen, abends beim: grif-f
  - geschlossenen Raum, im: grif-f
    - Hitze agg.: grif-f
  - vermehrt: penic-ch
    - rechts: bac-cer
  - Spaziergang, beim: grif-f
- TRÄNENSACK: myc-bov, penic-r
- TROCKENHEIT
  - Gefühl der: penic-gl
  - Schließen agg.: asperg-r
- ÜBERANSTRENGUNG, Gefühl von: penic-ch, penic-gl, penic-r, serrat-m
- WISCHEN, Neigung zum Wischen der Augen: mucor-r
- ZUCKEN
  - Auge: tricho-ver
    - rechts: asperg-n, myc-bov, penic-ch, penic-gl, penic-r

Schmerz – Auge

- AUGAPFEL
  - Druck, durch: pseud
  - links: bac-cer
- BEWEGUNG der Augen
  - agg.: penic-gl
- BRENNENDER, beißender Schmerz: mucor-r, mucor-r-ser-oryc
  - abends amel.: mucor-r-ser-oryc
  - Autofahren, nach dem: myc-bov
    - nach einer Nacht autofahren: asperg-n-ser-oryc
  - Erwachen, beim: pro-acn
    - 1 Uhr nachts: cand-p
  - rechts: mucor-r
    - nachts, was zum Erwachen führt: bac-cer
- COMPUTER, Arbeit am: asperg-n-ser-oryc
- DRUCK
  - agg.: myc-phl

- DRUCK, Empfindung von: mucor-r-ser-oryc, pseud
- DRÜCKENDER Schmerz: bac-cer
  - Auge
    - links: serrat-m
    - rechts: penic-ch
- ERWACHEN, nach dem: asperg-n, penic-gl, pro-acn
- IN den Augen: mucor-r
- SAND in den Augen, Schmerz wie durch: bac-cer, mucor-r, myc-phl, pseud
- SCHARFER Schmerz
  - in den Augen mit Tränen: grif-f

Sehen

Repertorium

- ABENDS agg.: pro-avi
- DOPPELTSEHEN, Diplopie: penic-r
  - Angst, bei: penic-ch
  - Blicken nach links, beim: myc-phl, pseud
  - Schwierigkeiten den Computer zu bedienen, wegen: penic-ch
- FARBEN
  - verblassen, plötzlich: penic-gl
  - verschärft: asperg-n-ser-oryc
- FLIMMERN, Flackern vor den Augen
  - Aufstehen, bei schnellem: myc-phl, pseud
  - unscharf, als ob alles unscharf wäre: penic-gl
- HELLER, Farben erscheinen: asperg-n
- LICHT, sieht
  - Lichtern, Gefühl von kleinen
    - erschweren das konzentrierte Sehen beim Lesen: penic-gl
- SEHSCHÄRFE
  - vermindert
    - abends: pro-acn
- UNSCHARFES Sehen
  - nachmittags: myc-phl
- NEBELSEHEN: mucor-r, penic-ch
- VERSCHWOMMENES, verwischtes Sehen
  - abends: penic-gl

Nase

Repertorium

- ABSONDERUNG: asperg-n, **bac-cer**, myc-bov, penic-ch, penic-gl, penic-r, serrat-m
  - blutig
    - morgens: penic-gl
  - fließend: folli-ly-sui
    - bewölktem und regnerischem Wetter, bei: penic-ch
  - gelb
    - reichlich, beim Ausschnauben: bac-cer
  - Geruch, schlecht: penic-ch, penic-r
  - klar: **bac-cer**, myc-phl, penic-gl, pseud
    - draußen agg.: myc-phl, pseud
  - Krusten, Borken, innen: myc-phl, penic-ch, penic-r
    - schmerzhafte: pseud
  - Liegen agg.: serrat-m
  - Luft
    - kalter, in agg.: penic-ch, serrat-m
  - Niesen, mit: folli-ly-sui
  - periodisch
    - tagsüber: pseud
    - Essen, nach dem agg.: pseud
  - reichlich: myc-phl, pseud
    - morgens: penic-gl
    - und viel: bac-cer
    - nachts: penic-gl
  - schleimig: folli-ly-sui
    - läuft nach hinten ab: folli-ly-sui
    - tags und nachts: bac-cer
  - serös: **myc-phl**, **pseud**
  - spärlich: folli-ly-sui
  - Speisen
    - Obst, nach dem Verzehr von: penic-r
  - Tränenfluss, begleitet von: penic-gl
  - wässrig: folli-ly-sui
- AMEISENLAUFEN, Kribbeln
  - Nase, in der: grif-f
  - Nasen- und Oberlippenpartie: folli-ly-sui
- EMPFINDLICH
  - Luft, erhöht gegenüber kalter: asperg-n, myc-bov, penic-gl, penic-r
  - überempfindlich: grif-f
  - Einatmen von Luft, beim: mucor-r
- GEFÜHL, unbehaglich
  - Druck auf die Nasenhöhle, durch: asperg-r
  - Schnupfen, als ob ein Schnupfen begänne: bac-cer
- JUCKEN
  - in der Nase: **bac-cer**, **myc-phl**, penic-ch, **pseud**
    - morgens: mucor-r
  - Nasenflügel: bac-cer, grif-f, mucor-r
  - stark
    - Haut an der Nasenwurzel: grif-f
- KÄLTE
  - agg.: folli-ly-sui
- KATARRH: **bac-cer**, folli-ly-sui, penic-ch, serrat-m
  - morgens: penic-gl
- KLIMAANLAGE
  - agg: penic-ch
- LUFT
  - agg.
    - feuchte: penic-ch
- NASENATMUNG: tricho-ver

  - erschwert: penic-ch, penic-r
- NASENBLUTEN
  - abends: mucor-r
  - hellrotes Blut, links: cand-p
  - rechts: penic-gl
  - Schneuzen, beim: bac-cer
- NIESEN: asperg-n, asperg-n-ser-oryc, cand-p, myc-bov, myc-phl, penic-gl, penic-r, pseud
  - abends: grif-f
    - besonders draußen: grif-f
  - Anfälle: folli-ly-sui, pseud
  - spontan und lange, am Morgen: grif-f
  - ständig: serrat-m
    - tagsüber: penic-ch
- REIZUNG, Gefühl von
  - Nasenlöcher, der: penic-ch
- SCHNAUFEN
  - laut
    - nachts: myc-phl
- SCHNÄUZEN
  - lautes
    - nachts: pseud
- SCHNUPFEN: bac-cer, bac-fir, folli-ly-sui, **grif-f**, pro-avi
  - Essen, nach dem: grif-f
  - Fließschnupfen: pseud
  - katarrhalisch: grif-f
  - periodisch im Laufe des Tages
    - nach dem Essen agg.: myc-phl
  - Spaziergang bei kühlem Wetter, beim: grif-f
- SCHWELLUNG
  - Nasenschleimhaut: folli-ly-sui
- TROCKENHEIT, in der Nase: asperg-n, **asperg-n-ser-oryc**, bac-cer, coryn-st, myc-phl, myc-bov, penic-ch, penic-gl, penic-r, pro-avi, pseud, tricho-ver
  - Empfindlichkeit, mit hoher: coryn-st, mucor-r-ser-oryc
  - mehrmals am Tage: bac-fir
  - morgens: mucor-r-ser-oryc
  - tagsüber: pseud
  - während Schnupfen, mit verstopftem rechten Nasenloch: grif-f
  - Wahrnehmung unangenehmer Gerüche in ungelüfteten Räumen, mit: mucor-r-ser-oryc, coryn-st
    - frische Luft amel.: coryn-st, mucor-r-ser-oryc
- VERSTOPFUNG der Nase: bac-cer, bac-fir, folli-ly-sui cand-p, **mucor-r**, serrat-m
  - abends amel.: pro-avi
  - Erwachen, beim: asperg-n, asperg-n-ser-oryc, myc-bov, penic-ch, penic-gl, penic-r, tricho-ver
  - in der ersten Hälfte des Tages: mucor-r-ser-oryc
  - kalte und feuchte Luft, durch: penic-ch
  - nachts: folli-ly-sui
  - Nasenloch, nur eines betroffen: mucor-r-ser-oryc
  - Schlaf agg.: mucor-r-ser-oryc
  - Sekret, ohne: bac-cer
  - unvollständig: mucor-r-ser-oryc
  - Zimmer, stickig: penic-ch, penic-r

Schmerz – Nase

- BOHRENDER Schmerz
  - Nasennebenhöhlen: folli-ly-sui
- BRENNENDER Schmerz: penic-ch, penic-gl
  - Nasenloch, rechts: penic-ch
  - Störung, nach emotionaler: penic-ch, penic-r
- WÜHLENDER Schmerz
  - Nasennebenhöhlen: bac-cer, folli-ly-sui

Riechen

Repertorium

- GERUCHSWAHRNEHMUNGEN, unwirkliche und wirkliche
  - Achselhöhle rechts
    - nur nach dem Essen von Knoblauch: asperg-r
  - Speisen, gekocht agg.: asperg-r
  - Straßenluft, von, welche schon morgens nicht ganz frisch ist: bac-cer
  - überempfindlich: asperg-n-ser-oryc, pro-avi
    - Abgase: asperg-n-ser-oryc
    - stechende Gerüche: mucor-r-ser-oryc
  - verschärft: asperg-n, myc-bov
- VERMINDERTER Geruchssinn: asperg-n, asperg-n-ser-oryc, penic-ch, pseud
  - Gefühl von: myc-bov, penic-gl, penic-r, tricho-ver

Ohr

Repertorium

- AMEISENLAUFEN, Kribbeln: penic-ch, serrat-m
  - hinter den Ohren: myc-bov, penic-gl
  - rechts
    - beim Drehen des Kopfes: asperg-n, penic-gl
- DRUCK in den Ohren
  - anfallartig, von außen und innen: pro-avi
  - Schlucken, beim: myc-bov
- EMPFINDLICHKEIT
  - gegenüber Veränderungen der Außentemperatur (Straße und Zimmer): pro-acn
- FARBE
  - Rötung, nach dem Trinken von Rotwein: grif-f
- HITZEGEFÜHL
  - Innenohr
    - links: bac-cer
      - nachts: bac-cer
    - nachts: mucor-r
  - Ohrläppchen: bac-cer
- JUCKEN: penic-ch, penic-r, serrat-m
  - abends
    - in einem Ohr: mucor-r-ser-oryc
  - Essen, nach dem
    - Fisch, von: penic-r
  - Haut an den Ohren: grif-f
  - innerhalb der Ohren: bac-cer
  - links: asperg-n, penic-gl
  - rechts: mucor-r, myc-bov, penic-ch
  - verschwand beim Schlafengehen: mucor-r-ser-oryc
- KÄLTE
  - Empfindlich, gegen: asperg-n, myc-bov, penic-gl, pro-acn
  - Gefühl von, Ohrläppchen: **bac-cer**, mucor-r
- OHRENSCHMALZ
  - Empfindung von: grif-f
- PULSIEREN, Klopfen, Empfindung von: myc-bov
  - Liegen, beim: penic-gl
  - links
    - abends: penic-gl
    - Erwachen, beim: asperg-n, penic-gl

  - und Singen
    - Ohr rechts
      - amel. Liegen auf der rechten Seite: asperg-r
- TAUBHEITSGEFÜHL
  - Ohrläppchen, in den: asperg-n, penic-gl
- VERSTOPFT, Empfindung, als wäre das Ohr: **penic-gl**
  - links: grif-f
  - rechts, beim Schnäuzen: mucor-r
  - Schlucken, beim: asperg-n, penic-ch, penic-gl, penic-r, serrat-m
- WUNDSEIN in den Ohren: coryn-st

Schmerz – Ohrenschmerz

- ALLGEMEIN: myc-phl, myc-bov, pseud
- ABWECHSELND
  - links und rechts: serrat-m
  - rechtes Ohr: penic-ch
- AUSSTRAHLENDER Schmerz
  - Nasenwurzel, austrahlend zur: penic-ch
- BRENNENDER Schmerz
  - Liegen, beim: penic-gl
- GEHÖRGANG, äußerer: bac-cer
- HUSTEN, während
  - Ohr, rechts: asperg-n, myc-bov, penic-gl
- IN den Ohren: coryn-st
- LINKS: bac-cer, mucor-r
- MORGENS
  - amel.: coryn-st
- NACHTS
  - agg.: coryn-st
- PERIODISCH: myc-bov
- PLÖTZLICH: myc-phl, pseud
- PULSIERENDER, pochender Schmerz: pseud
  - rechts: penic-ch
- RECHTS: penic-r
- STECHENDE Schmerzen: penic-ch, serrat-m
  - plötzlich: penic-gl

Hören

Repertorium

- GERÄUSCHE: penic-ch, serrat-m
  - abends agg.: mucor-r-ser-oryc
  - Brummen: penic-ch
  - Dröhnen: penic-gl
  - durchgängig: pro-acn
  - Einschlafen, beim: mucor-r-ser-oryc
  - Klingeln: penic-r
    - Ohr rechts: **mucor-r**
    - periodisch: penic-ch, tricho-ver
  - Knall
    - in den Ohren, Gefühl eines: penic-ch
  - laute, empfindlich gegen: asperg-n, myc-bov
  - periodisch: pro-acn
  - Pfeifen: pseud
    - abends agg.: pseud
  - Rauschen: penic-r
    - links, nach einer Wanderung: pro-avi
  - seltsames Geräusch: serrat-m

- Summen, wie eine Hochspannungsleitung: penic-gl
- zischendes Geräusch
  - abends vor dem Schlafen: bac-fir
  - nachts, in der Ruhe: pro-avi
  - während des Tages: grif-f
  - zunehmend gegen Abend: myc-phl
- HÖRVERMÖGEN
  - vermindert: myc-bov, penic-ch, penic-r
    - Tages, während des: asperg-n, penic-gl, pro-avi,
- STIMMEN
  - scheinen weit entfernt: mucor-r
- TAUBHEIT, Gehörverlust
  - Gefühl, für einen Moment taub zu sein: penic-ch
  - plötzlich: penic-gl
- VERBESSERT: penic-ch

Gesicht

Repertorium

- AMEISENLAUFEN, Kribbeln
  - Unterlippe: **cand-p**
- AUSDRUCK, Gesichtsausdruck
  - müde, welk: folli-ly-sui
  - schmerzhafter: **bac-cer**
  - ungesund
    - mit Ringen um die Augen: **folli-ly-sui**
- DRUCK, Gefühl von
  - Unterkiefer: pro-avi
- EMPFINDLICH
  - Überempfindlich
    - Gesichtshaut: pro-acn, pro-avi
- EMPFINDUNG von Zusammenziehung
  - Gesichtshaut: pro-avi
- ENGE, Gefühl der
  - Gesichtshaut der Wangen: bac-cer
  - Stirn, an der
    - direktes Sonnenlicht agg.: cand-p
- ERRÖTEN
  - Wangen: asperg-n, pro-acn
- FARBE
  - blass: coryn-st
    - Wangen und Nase: coryn-st
    - und kalt
      - in einer außergewöhnlichen Situation: penic-ch
  - gelb: folli-ly-sui
  - rot: grif-f, tricho-ver
    - Erregung, bei: penic-ch, serrat-m
    - rechts oder links
      - abhängig von emotionaler Erregung: mucor-r-ser-oryc
    - Hitze, mit: pro-acn
    - kalten oder heißen Orten, an: penic-ch
    - Luft, an der frischen: pro-acn
    - Nase: pro-acn
    - Nasenlöcher
      - abends: penic-gl
    - Wangen: bac-cer, serrat-m
      - mittags: bac-cer
- FETTIG
  - Gesichtshaut: asperg-n, penic-gl, **pro-acn**, pseud
    - Wangen: pro-acn

- FLECKEN
  - rot: **tricho-ver**
    - und klein: tricho-ver
      - Nase, auf der: penic-ch
    - besonders an der Stirn: tricho-ver
  - trocken und klein
    - Unterlippe: cand-p
- HAUTAUSSCHLÄGE
  - Akne
    - Stirn, auf der: asperg-n, myc-bov, penic-gl
    - unangenehmes Gefühl im Bereich der Akne: **bac-fir**
  - Herpes
    - Nase, unter der: bac-cer
  - Kinn: pro-acn
  - Mitesser, Komedonen
    - Nase: penic-r
  - Nase: pro-acn
  - Pickel
    - eiternd
      - Kinn: folli-ly-sui
      - Kinn und linke Wange: bac-cer
    - vermehrt: bac-fir
  - pustulös
    - klein: tricho-ver
  - Schuppen
    - Kinn, am: asperg-n, penic-gl, penic-r
    - Stirn: myc-bov
  - Stirn: pro-acn
  - trocken
    - Kinn: pro-acn
  - Wangen: myc-bov, penic-r, pro-acn, tricho-ver
    - abends: penic-ch, serrat-m
- HITZE: pro-acn
  - Erregung, bei
    - links oder rechts: mucor-r-ser-oryc
  - Hitzewallungen: bac-cer, grif-f
    - Angstzuständen, bei: penic-gl
- IRRITATION
  - Gesichtshaut: serrat-m
- JUCKEN: pro-acn, tricho-ver
  - Kinn: penic-ch, serrat-m
  - Nase: pro-acn
  - Stirn, an der: asperg-n, penic-gl, penic-r, pro-acn, pseud
    - Pickeln, mit: penic-ch
  - Wangen: myc-phl
- RAUE Haut: asperg-n, myc-bov, penic-ch, penic-gl, penic-r, pseud
- SCHWELLUNG: grif-f
  - Gefühl einer: cand-p
  - morgens: penic-r
  - Speicheldrüse, rechts: penic-ch
- SCHWERE, Empfindung von
  - Kiefergelenke: serrat-m
  - Nasenwurzel: penic-ch, serrat-m
- TAUBHEIT, Empfindung von
  - Nasenwurzel: penic-ch, serrat-m
- TRÄNENSACK: penic-gl
- VIBRATION, Gefühl von: cand-p
- WETTER
  - kalt und windig
    - Gefühl der Irritation der Gesichtshaut: penic-ch

Schmerz – Gesicht

- BRENNENDER Schmerz
  - Haut: serrat-m
    - in einem engen, stickigem Raum: penic-ch
  - Stirn: penic-r

  - Unterlippe: **cand-p**
  - Wangen: penic-r, serrat-m
- JOCHBEIN: penic-gl
  - rechts: penic-ch, serrat-m
- KIEFERGELENKE: penic-ch, serrat-m
- KIEFERHÖHLEN: bac-cer, folli-ly-sui
- NASENFLÜGEL: bac-cer
- SPEICHELDRÜSE
  - rechts: penic-ch
- STECHENDER (fein St.) Schmerz: penic-gl
- STECHENDER, scharfer Schmerz
  - Kiefer, mit Schmerzen der rechten Hand: asperg-r

Mund

Repertorium

- APHTHEN: grif-f
- ATEM
  - schlecht: penic-ch, penic-r
- AUSSCHLÄGE, Schleimhaut
  - Bläschen
    - Lippen: grif-f
  - Furunkel
    - Wangenschleimhaut links: cand-p
  - Pickel
    - Mundschleimhaut: penic-gl
- BELAG, belegt
  - weißlich
    - Zunge: bac-cer
  - Zunge: bac-fir
- BLUTUNG
  - Zahnfleischblutung: pro-acn, tricho-ver
    - Zähneputzen, beim: pro-acn
    - Zähneputzen, nach dem: penic-ch, serrat-m
- EMPFINDLICHKEIT
  - Zahnfleisch: asperg-n, coryn-st, myc-bov, penic-gl, penic-r, pro-acn
    - erhöht
      - Zähneputzen, beim: mucor-r-ser-oryc
    - Essen, beim: penic-ch, serrat-m
    - Trinken
      - kalte Getränke: tricho-ver
    - Zähneputzen, beim: **pro-acn**
  - Zunge: asperg-n-ser-oryc
    - Warmes und Saures, gegen: bac-fir
- ENTZÜNDUNG
  - Zahnfleisch: **bac-cer,** bac-fir, mucor-r, **pro-acn**
- FARBE
  - rot
    - Mundschleimhaut: **bac-cer**, pro-acn, tricho-ver
    - Mundwinkel: pro-avi
    - Rachenschleimhaut: pro-acn
    - Zahnfleisch: **pro-acn**, tricho-ver
- GEFÜHL
  - als ob die Zunge mit Samt bedeckt wäre: mucor-r
- GERUCH, Mundgeruch: bac-fir
  - faulig: grif-f
- JUCKEN
  - Lippen: grif-f, mucor-r, pro-avi
    - Essen, nach dem: penic-ch
  - Mund, Haut um den: grif-f

- Zahnfleisch: penic-ch, serrat-m
- KNÖTCHEN, Knotenbildung
  - Zunge
    - bilateral, wie ein aphthöses Geschwür: cand-p
- KRIBBELN, Empfindung von: cand-p
  - Lippen: cand-p
- RAUHEIT
  - Zahnfleisch: penic-ch, penic-r
  - Zunge: penic-ch
- RISSE, Fissuren, Schrunden
  - Lippen: penic-ch, penic-r
  - Mundwinkel: bac-cer, pro-avi
  - Unterlippe: pro-avi
- SCHWELLUNG
  - Lippen: grif-f, mucor-r-ser-oryc, **pro-acn**
  - Mund: mucor-r-ser-oryc, **pro-acn**
  - nesselsuchtartig
    - Unterlippe: cand-p
  - Unterlippe: mucor-r
  - Zahnfleisch: mucor-r-ser-oryc, **pro-acn**
    - Oberkiefer: pro-acn
- SPANNUNG, Empfindung von
  - Lippen: mucor-r-ser-oryc
  - Mund: mucor-r-ser-oryc
  - Zahnfleisch: mucor-r-ser-oryc
- SPEICHEFLUSS: myc-phl, pseud
  - Essen, vor dem: asperg-n
  - vermehrt: bac-cer, bac-fir, **penic-ch**
    - Essen, vor dem: asperg-n-ser-oryc, myc-bov, penic-gl
    - Essen, nach dem: serrat-m
  - vermindert
    - Essen, vor dem: asperg-n-ser-oryc
- TAUBHEIT, Gefühllosigkeit, Empfindung von
  - Zunge: penic-ch
- TROCKENHEIT, Empfindung von: asperg-n, bac-cer, bac-fir, myc-phl, penic-gl, pro-avi, pseud, serrat-m
  - Gaumen: asperg-n, asperg-n-ser-oryc, penic-gl
  - Lippen: asperg-n, bac-cer, myc-bov, myc-phl, penic-gl, penic-r, pro-avi, pseud
    - Rissen, mit: grif-f
    - Sprechen, vor dem: penic-ch
  - nachts: asperg-n-ser-oryc, bac-fir, myc-bov, penic-ch
  - Zahnfleisch: penic-ch, penic-r
  - Zunge: bac-fir, penic-ch, penic-gl, pro-avi
- VERGRÖßERUNG, Empfindung von
  - Zunge
    - passt nicht in den Mund: penic-r
      - plötzliches Erwachen mit dem Gefühl, dass die Zunge nicht in den Mund passt: penic-ch
- WUNDHEIT, Exkoriation, Schleimhaut
  - Empfindung von
    - Lippe, morgens: bac-cer
    - Mundschleimhaut: folli-ly-sui
    - Wangenschleimhaut: grif-f

Schmerz – Mund

- BRENNENDE Empfindung
  - Gaumen: grif-f
  - Mund: cand-p
  - Zahnfleisch: penic-ch
  - Zunge, auf der: asperg-n, bac-cer, grif-f, myc-bov, penic-ch, penic-gl, penic-r, serrat-m
- LIPPEN: bac-cer
- NEURALGISCHER Schmerz
  - Oberlippe: folli-ly-sui
  - Unterlippe: bac-cer
- STECHENDER Schmerz
  - Oberlippe: bac-cer

Geschmack

Repertorium

- BITTER: asperg-r, bac-cer, grif-f, **mucor-r**, myc-phl, pseud, serrat-m
  - Erwachen, nach dem: asperg-n, **asperg-n-ser-oryc**, myc-bov, mucor-r-ser-oryc, penic-gl
  - Essen, nach dem: asperg-n, penic-ch, penic-gl, penic-r
  - nachts: asperg-n, asperg-n-ser-oryc, myc-bov, penic-ch, penic-gl
- METALLISCH: bac-cer, bac-fir, mucor-r
- SAUER: pro-avi
  - Essen, nach dem: asperg-n, asperg-n-ser-oryc, myc-bov, penic-gl
- UNANGENEHM: bac-cer
  - Essen, nach dem: asperg-n, asperg-n-ser-oryc, penic-gl

Zähne

Repertorium

- EMPFINDLICHE Zähne
  - Druck, bei: **pro-acn**, tricho-ver
  - Getränke
    - heiße: asperg-n-ser-oryc, coryn-st, mucor-r-ser-oryc, penic-ch, **pro-acn**, serrat-m
    - kalte: asperg-n-ser-oryc, mucor-r-ser-oryc, penic-ch, **pro-acn**, serrat-m, tricho-ver
  - Kaltes: grif-f, pro-acn
  - Luft, kalte: mucor-r
    - beim Einatmen durch den Mund: myc-phl, pseud
  - Speisen
    - kalte, agg.: asperg-n, myc-bov
    - saure, agg.: asperg-n, myc-bov, pro-acn
  - temperaturempfindlich: bac-cer
  - überempfindlich: penic-ch, serrat-m
  - Zähneputzen, beim: asperg-n, asperg-n-ser-oryc, coryn-st, mucor-r, mucor-r-ser-oryc, myc-bov, pro-acn, pseud, tricho-ver

Schmerz – Zahnschmerzen

- ALLGEMEIN: asperg-n, myc-bov, pro-acn
- ABWESENDER Schmerz
  - Schlaf, nach: asperg-r
  - Spaziergang, nach: asperg-r
- BACKENZAHN
  - agg. bei Berührung des gegenüberliegenden Backenzahns: asperg-r
  - intensive Neuralgie im linken oberen zweiten Backenzahn während einer Erkältung: asperg-r
  - oberer linker Backenzahn, mit Schmerzen in der rechten Hand: asperg-r
- ESSEN
  - warmem Essen, nach: bac-cer
- NACHTS: mucor-r, bac-cer
- RECHTS: penic-ch
- UNERTRÄGLICHER Schmerz
  - Zahnlücke Oberkiefer: grif-f
- VORDERZÄHNE
  - Oberkiefer: grif-f
- WANDERNDER Schmerz
  - vom Unterkiefer zum Oberkiefer rechts: asperg-r

Rachen/innerer Hals

Repertorium

- AMEISENLAUFEN, Kribbeln
  - Speiseröhre, mit Hitzegefühl: cand-p
- DRUCK, Empfindung von
  - Rachen
    - bei Gedanken an die Zukunft: penic-ch, penic-r
    - bei Beunruhigung: penic-ch, penic-r
- EMPFINDLICH
  - Essen
    - säurehaltig: asperg-n-ser-oryc, mucor-r-ser-oryc
  - Luft, empfindlich gegen kalte: asperg-n, penic-gl
  - Schlucken, beim: mucor-r-ser-oryc
  - Trinken, beim
    - kalte Getränke: asperg-n-ser-oryc, mucor-r-ser-oryc
  - überempfindlich: bac-fir
- ENTZÜNDUNG: bac-cer, mucor-r
  - nachts: asperg-n
- FREMDKÖRPER, Empfindung von einem:
  - Rachen, im: bac-cer, pseud
  - Schlucken, beim: pro-acn
- JUCKEN
  - innerer Hals, links, vor Zahnschmerzen: asperg-r
  - Rachen, im: cand-p
    - Rötung, mit: penic-gl
    - welcher Husten und Tränenfluss auslöst: penic-gl
  - Mandeln: bac-fir
- KÄLTE, Empfindung von
  - Rachen: bac-fir
- KITZELN in den Luftwegen
  - Rachen: myc-phl, pseud
- KLOß, Klumpen, Pflock usw., Empfindung von: asperg-n, penic-gl, pro-acn, tricho-ver
  - Essen, vor dem: myc-phl, pseud
  - Schlucken, beim: bac-fir
- KRATZEN im Hals: bac-cer, bac-fir, grif-f, myc-phl, pro-avi
  - Aufregung, bei: bac-cer
- REIZUNG
  - Rachen: serrat-m
- SCHLEIM
  - gelb
    - reichlich: bac-cer
  - Rachen, im: bac-fir
  - tags und nachts: bac-cer
- SCHLEIM, Absonderung von
  - Rachen: bac-fir
- SCHLUCKEN
  - erschwert, schwierig: asperg-n
    - morgens: myc-phl, pseud
    - nachts: pro-acn, pseud
  - krampfhaft: bac-cer
- SCHWELLUNG, Empfindung von
  - Irritation im Rachen, und: penic-ch, serrat-m
  - Lymphknoten, Hals: penic-gl
    - Erwachen, beim: penic-gl
  - Mandeln: penic-ch
- TROCKENHEIT: bac-fir, pro-avi, serrat-m, tricho-ver
  - Erwachen, beim: penic-ch
  - extrem: bac-cer
  - mit dem Wunsch, Wasser zum Essen zu trinken: asperg-n-ser-oryc, mucor-r-ser-oryc

- nachts: asperg-n, mucor-r, pro-acn, pseud
- Schlucken, beim: asperg-n-ser-oryc
- welche Husten auslöst: asperg-n, penic-gl, myc-bov

- VERGRÖßERUNG
  - Lymphknoten, regionale: bac-fir
  - Mandeln: bac-fir
- VERSPANNUNG
  - hinterer Bereich des Rachens: grif-f
- WÄRME, Hitze, Empfindung von
  - Speiseröhre, bis in den Magen: cand-p
  - Wunsch, warmes Essen einzunehmen, um den Rachen zu erwärmen: bac-fir
- WUNDHEIT, Empfindung von
  - Gaumen
    - grippalen Infektionen, bei: folli-ly-sui
    - Schlucken, beim: folli-ly-sui
- ZUSAMMENSCHNÜREN, Empfindung von
  - Kleidung, durch: asperg-n

Schmerz – Halsschmerzen

- ALLGEMEIN: bac-cer, bac-fir, mucor-r, pro-avi, pseud
- ABENDS: pro-acn
- AUSSTRAHLENDER Schmerz
  - Ohren, erstreckt sich zu den: penic-gl
- BRENNENDER Schmerz: **bac-cer**, folli-ly-sui, grif-f, penic-ch
  - Erwachen, mit brennendem Rachen und Durst um 1 Uhr nachts: cand-p
  - Lymphknoten, regionale: bac-fir
- DRÜCKENDER Schmerz
  - Halsseite, links: penic-gl
- EINATMEN, beim: asperg-n, pro-acn, pseud
  - Minuten, während einiger: penic-gl
- ERWACHEN, beim: penic-gl
- GÄHNEN, beim: penic-ch, serrat-m
- HUSTEN
  - beim: asperg-n, penic-gl, myc-bov
  - zusammen mit Kratzen im Hals: penic-ch
- LYMPHKNOTEN, Hals: penic-gl
- MAHLZEITEN, nach den: penic-ch, penic-r
- MITTAGS: bac-cer
- MORGENS: asperg-n, myc-bov, penic-ch, penic-gl, penic-r serrat-m
- NACHTS: myc-bov, penic-ch, penic-r, penic-gl, serrat-m
- RACHENSEKRET, mit: penic-ch
- RECHTE Seite: penic-gl
- RUHE, in
  - Sprechen, und beim: grif-f
- SCHLUCKEN
  - beim: asperg-n, bac-fir, coryn-st, grif-f, **mucor-r**, myc-bov, penic-ch, penic-gl, penic-r, serrat-m, tricho-ver
    - morgens: pro-acn
- STECHENDER Schmerz
  - Kehlkopf, auf Höhe des: bac-cer
  - Schlucken, beim: bac-cer
  - Tonsillen: bac-cer
- TONSILLEN
  - Gräte, wie bei einer: penic-gl
- TRINKEN
  - heißen Getränken, bei: mucor-r, pro-acn
  - kalten Getränken, nach: penic-gl
- TROCKENHEIT, mit: penic-ch, serrat-m
- WUNDHEIT, Exkoriation
  - Gaumen: bac-cer
  - Gefühl von, beim Trinken von heißen Getränken: bac-cer
- ZIEHENDER Schmerz
  - Hals, im: myc-phl, pseud

Kehlkopf/Luftröhre

Repertorium

- DRUCK, Empfindung von
  - Kehlkopf
    - Aufregung, bei: penic-ch, serrat-m
- EMPFINDLICH
  - Luft, kalte: pro-acn
- FREMDKÖRPER, Empfindung wie von einem
  - Brustbein, hinter dem: penic-ch
  - Kehlkopf: coryn-st, mucor-r-ser-oryc
    - Schluck Wasser amel.: mucor-r-ser-oryc
- GERÄUSCH
  - Rasseln: bac-cer
- HEISERKEIT: penic-gl
  - abends: asperg-n, penic-gl
  - morgens: penic-gl
- KITZELN in den Luftwegen
  - Kehlkopf: mucor-r-ser-oryc
- REIZUNG der Luftwege
  - Kehlkopf
    - Husten, löst aus: penic-gl
- SPANNUNG, Empfindung von
  - Kehlkopf: asperg-n, asperg-n-ser-oryc, myc-bov, penic-gl
- TAUBHEIT, Empfindung von
  - Kehlkopf: asperg-n, asperg-n-ser-oryc, myc-bov, penic-gl
    - Aufregung, bei: penic-ch
- TROCKENHEIT, Empfindung von
  - Kehlkopf: penic-ch, serrat-m
    - Husten, mit trockenem: folli-ly-sui
    - Reizung beim Husten, mit: folli-ly-sui
    - nachts: bac-cer
- WUNDHEIT, Empfindung von
  - Luftröhre: bac-fir

Schmerz – Kehlkopf/Luftröhre

- BRENNENDER Schmerz:
  - Kehlkopf: penic-ch, serrat-m
- KEHLKOPF
  - Husten, beim: bac-cer, folli-ly-sui, mucor-r
  - Sprechen, nach langem: penic-ch, serrat-m

Sprache

Repertorium

- STIMME
  - belegt: pseud
    - tagsüber: myc-phl
  - gebrochen, bei Sorgen: asperg-n, asperg-n-ser-oryc, myc-bov, penic-gl
  - heiser: asperg-n, asperg-n-ser-oryc, myc-bov
    - abends: asperg-n-ser-oryc, myc-bov, penic-ch, penic-r
    - morgens, nach dem Erwachen: asperg-n-ser-oryc
  - kratzig: pro-avi
  - Müdigkeit, der: penic-ch, serrat-m
    - Sprechen, beim: myc-bov, penic-gl
  - nasal: asperg-n, myc-bov, penic-ch, penic-gl, penic-r, serrat-m
  - rau: asperg-n-ser-oryc, pseud
    - morgens: asperg-n, penic-gl
    - Sprechen, beim: penic-ch, serrat-m
  - schwach: penic-gl
    - bei kalter Luft: asperg-n, asperg-n-ser-oryc, myc-bov, penic-ch, penic-gl, serrat-m
    - Sprechen
      - beim: asperg-n-ser-oryc
      - nach: asperg-n
  - Verlust, der
    - plötzlich bei Nervosität: penic-ch, penic-r

Magen

Repertorium

- APPETIT
  - fehlt, Appetitlosigkeit: bac-fir, **myc-phl**, pseud
    - morgens: penic-ch
  - Heißhunger
    - Essiggurken, Knoblauch: cand-p
    - Mitternacht, um: grif-f
  - übermäßig: mucor-r
  - vermehrt: asperg-n-ser-oryc, cand-p
    - Frühstück, vor dem: bac-cer
    - morgens: asperg-n, myc-bov
    - mittags: bac-cer
    - Verlangen, häufig zu essen: penic-ch
  - vermindert: asperg-n, asperg-n-ser-oryc, **bac-fir**, cand-p, myc-bov, penic-gl
    - Übelkeit beim Gedanken an Essen: penic-r
- AUFSTOẞEN: mucor-r, **penic-ch**, penic-gl, penic-r, myc-bov, asperg-n-ser-oryc, asperg-n, bac-fir
  - bitter: bac-fir
  - Essen, nach dem: bac-fir
  - Mittagessen, nach dem: penic-ch
  - nach dem Verzehr von nicht frischem Essen: bac-fir
  - sauer: bac-fir, penic-ch
- DRUCK, Gefühl von: myc-phl
  - Hypochondrium, links: pseud
- DRUCK, von außen
  - Hypochondrium: coryn-st
  - Magen: bac-cer

- DURST: bac-fir, myc-phl, pseud
  - Gefühl von: asperg-n
  - nachts: asperg-n-ser-oryc, bac-fir, myc-bov, penic-ch, penic-r, pro-acn
  - stark: cand-p
    - Schwitzen, mit im Anschluß: penic-ch
    - Tag und Nacht: penic-gl
- DURSTLOSIGKEIT: folli-ly-sui
- ERBRECHEN
  - Milch, nach
    - morgens: bac-fir
- GERÄUSCHE
  - Grollen/Grummeln: mucor-r-ser-oryc, penic-ch, penic-r
    - Frühstück
      - nach dem Frühstück: asperg-n-ser-oryc
      - vor dem Frühstück: asperg-n, myc-bov, penic-gl
    - Unterleib rechts und in der Nabelgegend: grif-f
- HITZE, Hitzewellen, Empfindung von
  - Magen, nach dem Essen: asperg-n, myc-bov
- SCHWERE, Gewicht, Beklemmung, Empfindung von: penic-ch, penic-r, pseud, serrat-m
  - Frühstück, nach dem: asperg-n-ser-oryc
  - Hypochondrium: coryn-st
    - rechts: mucor-r-ser-oryc
      - nach einer Mahlzeit: penic-r
  - nachmittags: asperg-n, asperg-n-ser-oryc
- SODBRENNEN: bac-fir, cand-p, folli-ly-sui, mucor-r, myc-phl, pseud, serrat-m
  - abends: bac-cer
  - Essen, nach dem: cand-p, pro-avi, tricho-ver
  - kaltem Wasser, nach: asperg-n, asperg-n-ser-oryc, myc-bov
  - morgens: bac-cer
    - Essen, vor dem: mucor-r-ser-oryc
  - Schlaf, vor dem: bac-cer
- ÜBELKEIT: bac-fir, grif-f, myc-phl, pro-avi, pseud
  - Anfälle von, plötzlich: bac-cer
  - Aufstoßen, mit: serrat-m
    - nachts: penic-ch
  - Essen
    - vor dem: grif-f
    - nach dem: asperg-n-ser-oryc, **mucor-r-ser-oryc**, mucor-r, pro-avi
      - fettige Speisen: penic-ch, serrat-m
  - Frühstück, nach dem: penic-ch, penic-r, bac-cer
  - Gedanke an Essen, beim: penic-ch
  - Geschmack, mit metallischem: bac-cer
  - Kopfschmerz, während
    - Übermüdung, bei: grif-f
  - Laufe des Tages, im: bac-cer
  - Mittagessen, nach dem: myc-bov
  - morgens: coryn-st, penic-gl
  - Raum, in einem überfüllten: serrat-m
  - Schweiß, mit: asperg-n, myc-bov, penic-gl, pro-acn
    - Erwachen, beim: asperg-n, asperg-n-ser-oryc, penic-gl, pseud
  - Sodbrennen, mit, am Morgen: mucor-r, bac-cer
- UNBEHAGEN
  - Epigastrium, im: penic-gl
- VÖLLE, Empfindung von: bac-fir, grif-f, mucor-r-ser-oryc
  - Essen
    - nach: cand-p, penic-gl
    - nach zwei Stunden, Dauer von sieben Tagen: cand-p
  - nachmittags: myc-bov
- WÜRGEN
  - Trinken, nach
    - kalte Getränke: penic-ch

Schmerz – Magen

- ALLGEMEIN: pro-avi
- ANSPANNUNG, nervöse
  - agg.: myc-phl

- AUSSTRAHLENDER Schmerz
  - Rücken, in den: myc-phl, pseud
- BRENNENDER Schmerz
  - Epigastrium: penic-ch
- DUMPFER Schmerz: pro-avi
- ERREGUNG, mit: pseud
- ESSEN
  - nach: pro-avi
- KRAMPFSCHMERZ: grif-f
  - Nabel, um den
    - Essen, nach dem: myc-phl, pseud
  - nachmittags: penic-gl
- LEERER Magen: bac-fir
  - mit großem Hunger beim Aufstehen: penic-ch
  - morgens: serrat-m

Abdomen

Repertorium

- ALLGEMEIN: bac-cer
- AMEISENLAUFEN, Kribbeln
  - Oberbauch: mucor-r-ser-oryc
    - rechts: mucor-r-ser-oryc
  - Unterbauch: mucor-r-ser-oryc
    - rechts: mucor-r-ser-oryc
- AUFTREIBUNG des Bauches: bac-fir, penic-r
  - Menses
    - drei Tage vor: penic-gl
- BEWEGUNGEN im Abdomen
  - intensiv: penic-gl
- BLÄHUNGEN, Flatulenz: asperg-n-ser-oryc, bac-fir, folli-ly-sui, myc-phl, pro-avi
  - abends: bac-fir
  - Darmgeräuschen, mit lauten: bac-cer, folli-ly-sui
  - Essen
    - nach: bac-cer, cand-p, mucor-r-ser-oryc, penic-ch
  - nachts: asperg-n, asperg-n-ser-oryc
  - stark: grif-f
  - Tages, im Verlauf des: bac-cer
  - übelriechend: cand-p, mucor-r-ser-oryc
  - Unterbauch, nachts: bac-cer, mucor-r
  - Unterleibskrämpfen, mit: cand-p
  - vermehrt
    - Mittagessen, während: myc-bov
    - nachts: myc-bov, penic-gl
- DRUCK im Abdomen
  - Erwachen, beim: penic-ch
  - Hypochondrium
    - links: bac-fir
    - rechts: mucor-r-ser-oryc
  - Oberbauch: mucor-r-ser-oryc
    - rechts: mucor-r-ser-oryc
  - Unterbauch: mucor-r-ser-oryc
    - rechts: mucor-r-ser-oryc
- ÜBEREMPFINDLICHKEIT, empfindliches Abdomen
  - Nabelregion: pro-avi
- ENG
  - Gefühl, mehr Platz zu brauchen: bac-fir
- GERÄUSCHE
  - Frühstück, nach: penic-ch
  - Grummeln: bac-fir, **folli-ly-sui**

  - laut: mucor-r
  - Rumoren: bac-fir, folli-ly-sui
- HITZE, Empfindung von
  - Oberbauch, nach dem Abendessen: asperg-n, myc-bov
- JUCKEN
  - Oberbauch: bac-cer
- KÄLTE, mit: folli-ly-sui
- LEERE, Empfindung von: bac-cer, folli-ly-sui
- PULSIEREN, Klopfen, Empfindung von
  - Unterleib
    - beim Liegen auf dem Rücken: mucor-r
- SCHWERE, Empfindung von
  - Hypochondrium, rechts: mucor-r-ser-oryc
  - Oberbauch: bac-fir, mucor-r-ser-oryc
    - Essen, nach dem: pro-acn
    - rechts: mucor-r-ser-oryc
  - Unterbauch: mucor-r, mucor-r-ser-oryc
    - rechts: mucor-r-ser-oryc
- UNANGENEHMES Gefühl: folli-ly-sui
  - Nabel, Bereich des: myc-phl
- VÖLLE, Empfindung von: mucor-r
  - Essen, nach dem: bac-fir
- ZUSAMMENZIEHEN, Empfindung von
  - Unterbauch
    - rechts: asperg-n, myc-bov

Schmerz – Abdomen

- ANFALLSWEISE auftretender Schmerz: pro-avi
- BLÄHUNGEN, mit: bac-cer
- BOHRENDER Schmerz
  - Darmflexur, rechts: bac-fir
- DARMFLEXUR
  - rechts
    - mit Reizung der Dammgegend: bac-fir
- DRÜCKENDER Schmerz
  - Hypogastrium
    - Essen, nach dem: serrat-m
  - Leistenregion: pro-avi
  - Magenregion: bac-cer
  - Oberbauch: bac-cer
    - links: bac-cer
  - Perineum: pro-avi
  - Schmerzen der hinteren Muskeln des rechten Oberschenkels, mit: asperg-r
    - Stehen auf dem rechten Bein agg.: asperg-r
  - Unterbauch, rechts
    - an der Appendix-Narbe: bac-cer
- DUMPFER Schmerz: pro-avi
  - Hypochondrium, links: bac-fir
  - ausstrahlend in den Rücken, abends: bac-fir
  - Nabel, im Bereich des: bac-fir
  - Oberbauch
    - Essen, nach dem: bac-fir
- EPIGASTRIUM
  - Fasten, beim: bac-fir
- ESSEN
  - Frühstück, nach: asperg-n, asperg-n-ser-oryc, myc-bov
  - Mittagessen, nach
    - rechts: asperg-n
  - nach: tricho-ver
    - 2 Stunden nach dem Essen: bac-fir
- ILEUM, Bereich des
  - links, nach dem Essen: mucor-r
- FLEXUR, Bereich der
  - links, nach dem Essen: bac-cer, mucor-r
- HYPOCHONDRIUM

- links, mit Reizung im Oberbauch und in der rechten Hälfte des Brustkorbs: bac-fir
- rechts: bac-fir

- HYPOGASTRIUM: serrat-m
  - links: penic-ch
    - Mittagessen, vor, wie ein heftiger Spamus: penic-ch
- KRAMPFENDER, kneifender Schmerz: cand-p
  - Entlang des
    - Dickdarms: pro-avi
    - Querdarms: bac-fir
  - Essen, nach dem: bac-cer
    - 4 Stunden nach dem Mittagessen, Blähungen amel.: cand-p
    - 5 Stunden nach dem Mittagessen: cand-p
  - Hypochondrium, links: bac-fir
  - Mesogastrium
    - Essen, vor dem: serrat-m
  - Oberbauch, im: grif-f
  - Unterleib: penic-ch, serrat-m
  - wandernd in der Nabelgegend, nach dem Frühstück: pro-acn
- LEISTENREGION
  - abends: asperg-n-ser-oryc, myc-bov
    - rechts: asperg-n
  - links: asperg-n-ser-oryc, myc-bov, penic-gl
- LINKS: penic-gl
- MESOGASTRIUM
  - Essen
    - nach dem: penic-ch
    - vor dem: serrat-m
- NABEL, im Bereich des: pseud, serrat-m
  - nachts: bac-fir
- NACHTS: myc-bov
- OBERBAUCH: penic-ch
  - Mittagessen, nach dem
    - rechts: myc-bov
- RECHTS
  - Essen, nach dem: myc-bov
  - Mittagessen, nach dem: asperg-n-ser-oryc
- SCHNEIDENDER Schmerz
  - Unterbauch, wie bei einem Schnitt nach einer OP: bac-cer
- STECHENDER Schmerz
  - Nabelgegend: bac-cer, penic-ch, penic-r
  - Oberbauch: folli-ly-sui
    - nachts: bac-cer
  - Schambein, oberhalb des: penic-ch
  - stechende Empfindung, rechts: asperg-r
    - Stehen auf dem rechten Bein, beim agg.: asperg-r
  - Unterleib, rechts: penic-gl
- Unterbauch: penic-r
  - links: cand-p, bac-fir
- links: cand-p, bac-fir ZIEHENDER Schmerz
  - Leistenregion: penic-gl

Rektum

Repertorium

- AMEISENLAUFEN, Kribbeln
  - perianal: penic-ch
- BLÄHUNGSABGANG, Flatus
  - häufig: penic-ch
  - kraftvoll: bac-cer
  - Stuhlgang, vermehrt während: asperg-n, penic-gl
- DIARRHÖ: asperg-n, asperg-n-ser-oryc, **bac-cer**, grif-f, mucor-r, mucor-r-ser-oryc, myc-bov, penic-ch, penic-gl, penic-r, pro-acn, pro-avi, serrat-m, tricho-ver
  - morgens: penic-gl
  - nachts: myc-bov
  - plötzlich, nach dem Essen: grif-f
  - Schaum, mit: bac-fir
- ERSCHLAFFUNG, Anus: penic-gl
- HÄMORRHOIDEN
  - fallen vor
    - nach Stuhlentleerung: mucor-r
- IRRITATION
  - Analregion: penic-gl
  - Anus: pro-avi
- JUCKEN
  - Anus: grif-f, penic-gl, myc-phl, pro-avi, pseud
    - Defäkation, nach der: asperg-n-ser-oryc, myc-phl, pseud, serrat-m
  - Leiste: myc-phl, pseud
  - Perineum: myc-phl, pseud
  - Rektum: asperg-n, penic-gl, myc-bov
    - nachts: penic-ch, penic-r
- OBSTIPATION: asperg-n, asperg-n-ser-oryc, **bac-fir**, cand-p, coryn-st, grif-f, mucor-r, myc-bov, penic-ch, **penic-gl**, penic-r, serrat-m
  - schwergehender Stuhl, schwierige Stuhlentleerung: bac-cer, **folli-ly-sui**, mucor-r, penic-ch, serrat-m
    - und unbefriedigende Entleerung: penic-ch
  - ungenügende, unvollständige, unbefriedigende Stuhlentleerung: mucor-r, mucor-r-ser-oryc, serrat-m
- STUHL zurückbleibt, Empfindung als ob: bac-fir
- STUHLDRANG
  - Abendessen, nach dem: bac-cer
  - abends: pro-acn
  - Diarrhoe nach dem Essen, mit: bac-cer
  - häufig: bac-fir
  - kolikartige Schmerzen im linken Unterbauch, mit: penic-ch
  - plötzlich
    - Diarrhoe, mit: folli-ly-sui
    - Grummeln, zuvor mit: folli-ly-sui
  - spritzend: folli-ly-sui
  - Stuhl nach dem Mittagessen, mit: **bac-cer**
  - unregelmäßig: bac-fir
  - wenig: folli-ly-sui
  - zweimal täglich: penic-gl, penic-r, serrat-m
- WUNDHEIT
  - Anus, am: bac-cer

Schmerz – Rektum

- BRENNENDER Schmerz
  - Anus: folli-ly-sui, serrat-m
    - Stuhlgang nach: asperg-n, asperg-n-ser-oryc, bac-cer, folli-ly-sui, myc-bov, penic-ch, penic-gl, penic-r
    - weichem Stuhl, bei: grif-f
  - Analgegend: asperg-n-ser-oryc, bac-cer, mucor-r, mucor-r-ser-oryc
  - Rektum, im: penic-ch
- TENESMUS, schmerzhaftes Drängen: penic-ch, pro-avi, serrat-m

Stuhl

Repertorium

- DÜNN, flüssig: cand-p, bac-cer, bac-fir, myc-phl, pro-acn, pseud, folli-ly-sui
  - abends: grif-f
- FEST: bac-cer, mucor-r, penic-r, serrat-m
- FARBE
  - weiß: bac-fir
- FORM
  - Kugeln, wie: penic-ch
- GERUCH
  - übelriechend: penic-ch, penic-r, serrat-m
- GROßES Volumen
  - schwer auszuscheiden, ist nur: penic-gl
- HART: cand-p, **folli-ly-sui**
- HÄUFIGE Stühle: penic-ch
  - Durchfall nach dem Essen, mit: mucor-r
- SCHAFSKOT, wie: bac-fir
- SPRITZEND: folli-ly-sui
- WEICHER Stuhlgang: mucor-r, mucor-r-ser-oryc

Blase

Repertorium

- URIN
  - zurückbleibt, Empfindung, als ob in der Harnblase: grif-f
- URINDRANG, Drang zur Blasenentleerung: grif-f
  - Essen, nach dem: myc-phl, pseud
  - Fehlen von Urin, mit: myc-phl, pseud
  - häufig: cand-p, **serrat-m**
    - nachts
      - Schlaf, mit schlechtem: pro-avi
    - Schmerzen, mit: pro-avi
    - tagsüber: bac-fir
  - nachts: bac-cer
  - plötzlich: asperg-n, myc-bov, penic-gl
- URINIEREN, Entleerung der Harnblase
  - dünner Strahl: penic-ch
  - Empfindlichkeit, mit: coryn-st, mucor-r-ser-oryc
  - häufig: coryn-st, mucor-r, **mucor-r-ser-oryc**, pro-avi
    - nachts: bac-cer, mucor-r, mucor-r-ser-oryc, penic-gl
    - mit brennendem Gefühl: coryn-st
  - schmerzhaft: bac-fir, mucor-r, mucor-r-ser-oryc, penic-ch, **serrat-m**
    - nachts: mucor-r-ser-oryc
  - schwierig: asperg-n, asperg-n-ser-oryc, bac-cer, mucor-r-ser-oryc, myc-bov, penic-ch, penic-gl, penic-r, serrat-m
  - unvollständig: myc-phl, pseud
  - unwillkürlich: penic-ch
- URINSTRAHL
  - vermindert: serrat-m

Schmerz – Blase

- BRENNENDER Schmerz
  - Urinieren
    - während: mucor-r-ser-oryc, serrat-m

Niere

Repertorium

Schmerz – Niere

- RECHTS
  - Urinieren, mit vermehrtem: penic-gl
- STECHENDER Schmerz
  - rechts: pro-avi

Harnröhre

Repertorium

- JUCKEN: myc-phl, **penic-gl**, pseud
- REIZUNG
  - urinieren, nach dem: pro-avi

Schmerz – Harnröhre

- ALLGEMEIN: **pseud**
- BRENNENDER Schmerz: pro-avi
  - Harndrang, mit häufigen: penic-gl
  - morgens: penic-gl
  - Urinieren, beim: penic-r
- MORGENS: pro-avi
- SCHNEIDENDER Schmerz
  - Harnröhre, im Bereich der: myc-phl, pro-avi, pseud
    - beim Sitzen: grif-f

Urin

Repertorium

- FARBE
  - braun: serrat-m
  - dunkel: bac-fir
  - gelb
    - abends: penic-ch
    - dunkles gelb: cand-p
  - wird gelber, durch vermehrtes Trinken von Wasser: asperg-r
- GERUCH
  - schlechter: pro-avi
  - stark, kräftig, durchdringend: **cand-p**, penic-gl
- SCHAUMIG
  - morgens: penic-ch, serrat-m
- SEDIMENT
  - flockig: pro-avi
- WARM
  - fühlt sich wärmer an: asperg-r
- WOLKIG: **myc-phl**, penic-gl, pro-avi, **pseud**
  - morgens: penic-ch, serrat-m

Männliche Genitalien

Repertorium

- DRUCK, Empfindung von
  - Prostata: bac-cer
    - abends: mucor-r-ser-oryc
    - morgens: mucor-r, mucor-r-ser-oryc
  - Unterbauch
    - abends: mucor-r-ser-oryc
- EREKTION
  - Blase, mit gefüllter: bac-cer
  - schwach: asperg-n, penic-gl, myc-bov, asperg-n-ser-oryc
    - brennendem Gefühl in der Harnröhre, mit: penic-gl
  - spontan: mucor-r
    - morgens: bac-cer, **mucor-r-ser-oryc**
  - verbessert: asperg-n, asperg-n-ser-oryc, penic-gl
- FARBE
  - rot
    - Eichel: penic-ch, serrat-m
      - um die: penic-ch, penic-r
- HITZE, Empfindung von
  - Genitalbereich: asperg-n, asperg-n-ser-oryc, myc-bov, penic-gl, penic-r
- JUCKEN
  - Eichel: penic-ch, serrat-m
- KÄLTE, Empfindung von
  - Genitalbereich: asperg-n, asperg-n-ser-oryc, penic-ch
- ORGASMUS
  - lebendiger: asperg-n, asperg-n-ser-oryc
- SCHWERE, Empfindung von
  - Perineum: penic-ch, serrat-m
  - Prostata
    - abends: mucor-r-ser-oryc
  - Unterbauch
    - abends: mucor-r-ser-oryc
- TAUBHEIT, Empfindung von
  - Genitalbereich: asperg-n, asperg-n-ser-oryc
    - Kälte, mit: myc-bov, penic-gl
  - Perineum, mit Schweregefühl: penic-gl
- VERLANGEN, sexuelles
  - plötzlich: asperg-n, myc-bov, penic-gl
  - vermehrt: bac-cer, penic-ch
  - vermindert: asperg-n, asperg-n-ser-oryc, cand-p, coryn-st, myc-bov

Schmerz – Männliche Genitalien

- DRÜCKENDER Schmerz
  - stark
    - Prostata: bac-cer
- DUMPFER Schmerz
  - im Schritt: serrat-m
    - beim Gedanken daran, kein Verlangen nach sexuellen Beziehungen: penic-ch
- HODEN, in den: asperg-n, asperg-n-ser-oryc, myc-bov, penic-gl
- SCHRITT, im
  - nachts: penic-r
- STECHENDER Schmerz
  - Perineums, Region des: penic-ch, serrat-m
  - stark
    - Prostata: bac-cer
- ZIEHENDER Schmerz
  - Hoden: myc-bov
    - rechts: asperg-n, asperg-n-ser-oryc, penic-gl
  - Hodensack, reicht bis zum Perineum: grif-f

Weibliche Genitalien

Repertorium

- FLUOR, Ausfluss: **myc-bov**
  - durchsichtig, klar: cand-p
  - Eisprung, während
    - Zervixschleim verlängert: cand-p
  - eiweißartig: cand-p
  - gelblich-schleimig, juckend: penic-ch
  - schleimig: bac-fir
  - tropfend: cand-p
  - weiß: cand-p
    - schleimig, und: bac-cer
- GERUCH
  - unangenehm, während Menses: penic-ch
- HITZE, Empfindung von
  - Frösteln, mit
    - Menses, vor: asperg-n
  - Genitalbereich, im: asperg-n, asperg-n-ser-oryc, myc-bov, penic-gl
  - Menses, zu Beginn: asperg-n
- JUCKEN
  - Genitalien, äußere: mucor-r
    - abends: mucor-r-ser-oryc
  - Genitaltrakt: penic-ch, serrat-m
  - Labien, äußere: folli-ly-sui
  - Schamhaar, im: cand-p
  - Vagina: cand-p, penic-r, bac-cer
- KÄLTE, Empfindung von
  - Genitalbereich: asperg-n, asperg-n-ser-oryc, myc-bov
- KOITUS
  - Lustgefühl, Orgasmus
    - angenehm: bac-cer
- MENSES
  - abends: asperg-r
  - Amenorrhö: mucor-r
  - früh, zu
    - 3 Tage zu früh: asperg-n, myc-bov, penic-gl
    - übelriechend, und: penic-gl
  - lang dauernd
    - leuchtend rot: penic-gl
  - reichlich
    - bis 9 Uhr, danach kaum noch Blutung für den Rest des Tages: folli-ly-sui
    - Schlaf, im: penic-ch
    - Juckreiz, mit analem: penic-gl
    - Bewegung, bei: penic-gl
  - schmerzhaft, Dysmenorrhoe
    - 1. Tag Menstruationszyklus
      - unterer Rücken: serrat-m
    - Unterleib, rechts
      - Menses, vor der: serrat-m
    - während
      - im Unterleib: asperg-n, asperg-n-ser-oryc, myc-bov, penic-gl
  - spät, zu
    - zwei Tage später: asperg-n, penic-ch, penic-gl, penic-r, myc-bov
    - sieben Tage später: bac-cer
    - acht Tage später: cand-p
    - Unterleibsschmerzen, mit: penic-gl
  - spärlich: folli-ly-sui
    - dunkel, und: penic-gl
- METRORRHAGIE
  - dunkelkaffeefarben: penic-ch
  - spärlich: penic-ch
  - vaginal, mit wunden Brustwarzen

- Menopause, ein Jahr nach: asperg-r
- ORGASMUS
  - lebendiger: asperg-n, penic-gl
- SCHWERE, Empfindung von:
  - Perineum: serrat-m
  - Unterbauch: asperg-n, asperg-n-ser-oryc, myc-bov, penic-gl
- SEXUALTRIEB
  - fehlt
    - wegen schmerzhafter Trockenheit der Vagina: bac-cer
  - plötzlich: asperg-n, asperg-n-ser-oryc, penic-gl
  - übermäßig: mucor-r
  - vermehrt: bac-cer
    - abends: mucor-r-ser-oryc
  - Abneigung, will keinen sexuellen Kontakt mit dem Ehemann: asperg-n
- TAUBHEIT, Empfindung von
  - Genitalbereich, im: asperg-n, asperg-n-ser-oryc, myc-bov
- TROCKENHEIT
  - Vagina: myc-phl, pseud

Schmerz – Weibliche Genitalien

- DUMPFER Schmerz
  - im Bereich des Schambeins, beim Wasserlassen: grif-f
  - Unterbauch: mucor-r-ser-oryc
- MENSES, Unterleibschmerzen
  - nach
    - zwei Tage, mit Übelkeit und Müdigkeit: penic-ch
  - vor
    - Unterbauch rechts, mit leichtem Schwindel: penic-ch
    - Unterleibsschmerzen: penic-ch
- UNTERLEIB: bac-cer
- ZIEHENDER Schmerz
  - Unterbauch: asperg-n-ser-oryc

Atmung

Repertorium

- ATEMGRÄUSCHE: pseud
- ATEMNOT, Dyspnoe, erschwerte Atmung: bac-cer, mucor-r, pseud, serrat-m
  - abends: myc-phl, pseud
  - Angst, mit: bac-fir
  - Erregung, bei: asperg-n, myc-bov, penic-ch, penic-r, serrat-m
  - Essen, nach dem: myc-phl, pseud
  - geschlossener Raum, in einem
    - Essen, nach dem: pro-avi
  - nachts: grif-f, penic-gl
  - Schlaf, während
    - morgens: myc-phl, pseud
  - sportliche Aktivität, bei: penic-ch, penic-r
  - Trinken, beim: penic-ch
- BEHINDERTE Atmung
  - Kleidung, durch
    - Kragen: penic-gl
- DRUCK, Gefühl von
  - Einatmen, beim tiefen
    - retrosternal: penic-gl
- KURZ: asperg-n-ser-oryc, penic-ch, penic-r
  - Arbeit, bei geistiger: myc-bov
  - Angst, mit
    - bei großen Menschenansammlungen in der U-Bahn: asperg-n, penic-gl
    - Bus, im: asperg-n-ser-oryc
    - U-Bahn, in der: asperg-n-ser-oryc, myc-bov
  - Erwachen mit Todesangst in der Nacht, beim: penic-ch, penic-r
  - Gehen, beim nach draußen: asperg-n, penic-gl
  - morgens: serrat-m
- PFEIFEND
  - Rasselgeräusche, mit: bac-fir
- SCHNARCHENDE Atmung
  - Schlaf, im
    - Atemaussetzer, mit: asperg-r

Husten

Repertorium

- ALLGEMEIN: bac-cer, grif-f, pro-avi, **pseud**
- ABHUSTEN, Drang zu: bac-fir, grif-f
  - Schleim, von: penic-r
- ANFÄLLE, anfallsweise: pseud
  - nachts, beim Erwachen: folli-ly-sui
- ANSTRENGUNG, körperliche
  - nach: penic-ch
- BELLEND
  - im Laufe des Tages: bac-fir
  - nachts: asperg-n, asperg-n-ser-oryc, myc-bov, penic-gl
- BEWEGUNG
  - draußen agg.: myc-phl, pseud
- HUSTENREIZ
  - ohne zu Husten: myc-phl
- INFEKTION, bei einer: folli-ly-sui
- KÄLTE

  - Orte, kalte: penic-gl
- LIEGEN
  - Rücken, auf dem: bac-cer
- LUFT
  - Freien, im, frische Luft
    - agg.: penic-gl
- MITTAGS: myc-phl
- MORGENS
  - amel: grif-f
  - Auswurf, mit: mucor-r
    - reichlich: pseud
      - eitrigem: bac-cer
  - Übelkeit, mit: penic-ch, serrat-m
- NACHTS: bac-cer
- RAUCHEN, beim: grif-f, pro-avi
- REIZUNG, durch: bac-cer
  - krampfartig: myc-phl
- RÜCKENSCHMERZEN, mit: asperg-r
- SCHARFER Husten
  - Gehen, beim schnellen: grif-f
- SPRECHEN, nach langem Sprechen: penic-ch, serrat-m
- TAGSÜBER: myc-phl
- TROCKEN: **bac-cer**, coryn-st, folli-ly-sui, **mucor-r**, mucor-r-ser-oryc, myc-phl, pseud
  - nachts: bac-fir, penic-ch, serrat-m
  - Reize, bei emotionalen: bac-cer
  - retrosternale Schmerzen, mit: penic-ch, serrat-m
    - erschwertem Auswurf, mit: serrat-m
  - würgender trockener Husten beim Aufwachen am Morgen: bac-cer, mucor-r
  - Zimmer, in einem: grif-f
- VERLANGEN zu Husten: pseud
- WÜRGENDER Husten: mucor-r
  - nachts: penic-gl

Auswurf

Repertorium

- BLUTDURCHSETZT: bac-fir
- EITRIG: bac-cer
  - morgens: bac-fir
- GELB: penic-gl
- REICHLICH: myc-phl
- SCHLEIMIG
  - Training, nach dem: penic-ch
- SCHWIERIG auszuwerfen, löst sich nur schwer ab: penic-ch
- ZÄH: bac-fir

Brust

Repertorium

- ANGST
  - bei großen Menschenmassen in der U-Bahn: asperg-n
- DRUCK auf der Brust, Empfindung von
  - Brustkorb: myc-phl
    - links: pro-avi
  - retrosternal: folli-ly-sui
    - mit dem Gefühl von unzureichender Luft: penic-ch
- EMPFINDLICHKEIT, der Brust: folli-ly-sui
  - Brustwarze: folli-ly-sui
  - Menses, vor: cand-p
- ENG, Empfindung wie zu: pro-avi
  - mittags, nach dem Essen: bac-fir
- FREMDKÖRPER, Gefühl von einem
  - Brustbein, hinter dem: serrat-m
- GERÄUSCH
  - Rasseln, Brustkorb: grif-f
- HITZE, Gefühl von
  - Brustdrüsen, in den: mucor-r, mucor-r-ser-oryc
- HITZEFLATTERN, Empfindung von
  - beim Liegen auf der linken Seite, verursacht lähmende Angst: cand-p
- KRATZEN, Empfindung von
  - Brustbein, hinter dem: penic-ch
- SCHWERE, Empfindung von
  - Bronchien und Lunge: bac-cer
  - Brust: pro-acn, pseud, tricho-ver
    - Einatmen, beim tiefen: asperg-n-ser-oryc
    - Husten, beim: asperg-n-ser-oryc
  - Stauung und Spannung, zusammen mit: penic-ch
- SCHWELLUNG: asperg-n-ser-oryc, penic-gl
  - Menstruation, vor: penic-ch, serrat-m
- SPANNUNG, Empfindung von: asperg-n-ser-oryc
- VERGRÖßERT, Empfindung wie: pro-acn
- VÖLLE, Empfindung von: tricho-ver
- WÄRME, Empfindung von: bac-cer

Schmerz – Brust

- ALLGEMEIN: asperg-n-ser-oryc, coryn-st, **mucor-r-ser-oryc**, myc-bov, penic-gl, pro-acn
- AUSSTRAHLENDER Schmerz
  - Hals, in den: pro-avi
- BRUSTBEIN
  - hinter: mucor-r
    - Einatmen, beim: bac-cer
    - Husten, beim: myc-bov, penic-gl
  - Rumpfbewegung, bei: penic-gl
- BRUSTKORB
  - links: bac-fir
- DRÜCKENDER Schmerz
  - Brust: serrat-m
    - links: bac-cer
    - oben: penic-ch
  - Brustkorb
    - Essen, beim: pro-avi
- DUMPFER Schmerz
  - Brustkorb, links: bac-fir
- HERZREGION
  - Körperbelastung (Schwimmen), bei: grif-f

- INTERMITTIEREND auftretender Schmerz: asperg-n
- LACHEN, beim: pro-avi
- MAMMAE
  - rechts: grif-f, mucor-r
- MENSES
  - vor: mucor-r
- LUNGENSEITE, rechts: grif-f
- STECHENDER (scharf, schießender Schmerz)
  - Beugen, beim
    - vorn, nach, intermittierend: asperg-n, myc-bov
  - Brust: folli-ly-sui
    - rechts: bac-cer, mucor-r
  - Brustkorb
    - rechts: bac-cer
    - rechts unten: penic-ch
  - Brustwarze: folli-ly-sui
  - und krampfartiger Schmerz
    - Brustbein, am: asperg-r
- VORBEUGEN, beim: asperg-n-ser-oryc
- ZIEHENDER Schmerz
  - Rippenbogen, rechts: grif-f

Herz & Kreislauf

Repertorium

- DRUCK, Gefühl von
  - Herzen, am: pro-avi
- HERZKLOPFEN: bac-cer, bac-fir, myc-phl, pro-acn, pseud, tricho-ver
  - Brust und Ohren
    - Ärger, nach: penic-gl
  - Essen, nach dem: pro-avi
  - Herzschmerzen und: grif-f
  - nachts: bac-cer, pro-avi, pro-acn
    - Erwachen, beim: penic-ch
  - schmerzhaft: penic-ch, serrat-m
  - Tachykardie: mucor-r
    - morgens amel.: pro-avi
- HERZSCHLAG
  - erhöht: mucor-r-ser-oryc
  - schnell: penic-r
    - hallt in der Brust wieder: cand-p
- RHYTHMUSSTÖRUNG, Empfindung von
  - Schwindelgefühl, mit: cand-p

Schmerz – Herz & Kreislauf

- HERZREGION
  - Angstzuständen, aufgrund von: penic-ch
- STECHENDER Schmerz
  - Herz: bac-cer

Rücken

Repertorium

- AMEISENLAUFEN, Kribbeln
  - Bereich linke Niere: bac-cer
  - rechts
    - nachts: bac-cer
- DRÜCKEN, Druck, Empfindung von: **penic-ch**
  - Cervikalregion: grif-f, myc-phl
  - Rippenbogen, links: myc-phl
  - Lumbalregion: penic-ch
  - Schulter
    - links: pro-avi
  - Schulterblätter, zwischen den: bac-fir
- EINGESCHLAFEN, Empfindung wie
  - Cervikalregion
    - Bewegung agg.: bac-cer
    - nachts
      - Erwachen, mit häufigem: bac-cer
- EMPFINDLICHKEIT
  - Kreuz-Darmbein-Gelenk, rechts: asperg-r
  - Überempfindlichkeit
    - Nierenregion: pro-avi
- JUCKEN
  - Cervikalregion: myc-phl
- KNACKEN
  - Brustwirbelsäule: pro-avi
    - Bewegung, bei: bac-cer
  - Cervikalregion: bac-fir, myc-phl, penic-gl, pro-acn, pro-avi
    - morgens: asperg-n, asperg-n-ser-oryc, penic-gl
  - Rücken: asperg-n, asperg-n-ser-oryc, myc-phl, penic-gl, pro-acn
- KNIRSCHEN
  - Cervikalregion:
    - morgens: myc-bov,
  - Rückenregion: **myc-bov**, penic-r
- KRÄMPFE, Muskelkrämpfe, Spasmen
  - Cervikalregion, links: mucor-r
- LÖSEN, Empfindung als ob
  - sich der untere Rücken und das Becken: asperg-r
- REIBEN amel.: bac-fir
- SCHWÄCHE, Ermüdung des Rückens
  - Lumbalregion: myc-phl, pseud, serrat-m
  - Schultern: penic-gl
  - Thorakalbereich
    - Wunsch, sich aufzurichten: myc-phl
- SCHWERE, Empfindung von, wie ein Gewicht: penic-ch
  - Rücken
    - im oberen
      - Taubheit der Schultern und Finger, mit: penic-gl
    - im unteren: asperg-n, asperg-n-ser-oryc, myc-bov, penic-gl, penic-r, **pro-acn**
      - Erwachen, nach dem: mucor-r-ser-oryc, myc-bov, pro-acn
      - nachmittags: penic-ch
      - Sitzen, nach langem: penic-ch
  - Schultern
    - Erwachen, nach dem: penic-gl
- SPANNUNG, Empfindung von
  - Cervikalregion: penic-ch, penic-gl, myc-phl, serrat-m, tricho-ver, folli-ly-sui, grif-f
    - abends: serrat-m, pro-acn, mucor-r-ser-oryc
    - Arbeit, nach der: penic-r
    - morgens: myc-bov
  - Rücken: tricho-ver

- unterer: asperg-n, asperg-n-ser-oryc, bac-cer, myc-bov, penic-gl, penic-r, **pro-acn**
  - abends: asperg-n, **myc-bov**, penic-gl, **pro-acn**
  - Erwachen, nach dem: asperg-n, mucor-r-ser-oryc, pro-acn
- abends: asperg-n-ser-oryc
- nachmittags: penic-ch, serrat-m

- Schulterblätter, zwischen den: asperg-n, asperg-n-ser-oryc, folli-ly-sui, myc-bov
  - Steifheit, mit: penic-gl

- STEIFHEIT
  - Cervikalregion: penic-gl, serrat-m
  - Muskulatur
    - Rücken, gesamter: bac-cer
    - Wirbelsäule, der: tricho-ver
      - abends: pro-acn
  - Rücken
    - unterer
      - nach dem Erwachen: asperg-n-ser-oryc, myc-bov, penic-r
  - Schultern: penic-gl
  - Schulterblätter, zwischen: asperg-n, asperg-n-ser-oryc, myc-bov
  - Wirbelsäule: pro-avi
    - morgens: bac-cer, mucor-r
  - Wirbelsäulenmuskulatur: pro-acn
    - abends: mucor-r-ser-oryc, myc-bov
- TAUBHEITSGEFÜHL, pelziges Empfinden: penic-ch
  - Cervikalregion: penic-ch, penic-gl, serrat-m
    - kurzzeitig: asperg-n, penic-gl, pro-acn
  - Rücken, unterer
    - Erwachen
      - nach dem: asperg-n, asperg-n-ser-oryc, myc-bov, penic-ch
      - Steifheit, mit: penic-gl, pro-acn
  - Schultern: penic-gl
- WÄRME, Hitze, Empfindung von
  - Hals: bac-fir
- ZITTERN
  - Cervikalregion: asperg-n, asperg-n-ser-oryc, myc-bov, pro-acn
  - Schulterblätter, zwischen
    - Angst, bei: asperg-n, asperg-n-ser-oryc, penic-gl
- ZUCKEN
  - Rücken: penic-ch
  - Schultern: myc-phl
  - quälend
    - Übergang zwischen Becken und Rücken: asperg-r

Schmerz – Rücken

- ALLGEMEIN: bac-fir, pro-avi
- AUSTRAHLENDER Schmerz
  - Rücken: pro-acn
- BOHRENDER Schmerz
  - Cervikalregion: pro-avi
  - Schulterblatt
    - links: penic-gl
- BRENNENDER Schmerz
  - Schulterblatt, medialer Rand links
    - fühlt sich an, wie von einem Skorpion gestochen: cand-p
- BRUSTWIRBELSÄULE, an der
  - 10.-12. Rippe, links: myc-phl
- CERVIKALREGION: **bac-cer**, grif-f, penic-ch, pro-avi, serrat-m
  - abends: serrat-m
    - nach der Arbeit: penic-ch, penic-r
    - plötzlicher Schmerz: pro-avi
  - Bewegung, bei
    - rechts: penic-ch
  - Halswirbelsäule, an der: bac-cer
  - Muskeln und Gelenke: penic-gl
- DRÜCKENDER Schmerz
  - Kreuz: bac-cer
- DUMPFER Schmerz

  - ▫ Kreuzbein: penic-ch
  - ▫ Rücken
    - ▸ am gesamten: grif-f
    - ▸ oberer Rücken, austrahlend zur Schulter: penic-gl
- ▪ ERMATTUNG, Abgeschlagenheit, Empfindung von
  - ▫ Schmerz, und: penic-ch
    - ▸ Lumbalregion: penic-ch
- ▪ LUMBALREGION: **bac-cer**, mucor-r, myc-phl
  - ▫ austrahlender zu
    - ▸ Dammregion: myc-phl
    - ▸ Hüften: bac-cer
    - ▸ Kreuzbein: bac-cer
  - ▫ Menses, Mitte Menstruationszyklus: myc-bov, penic-gl
  - ▫ plötzlicher Schmerz: pseud
- ▪ MENSES
  - ▫ Menstruationszyklus
    - ▸ 1. Tag: penic-r
    - ▸ Mitte: asperg-n
- ▪ MUSKELN
  - ▫ Rücken, gesamter: bac-cer
  - ▫ Schulter: mucor-r
- ▪ NIERENGEGEND: myc-bov
  - ▫ abends: myc-bov
  - ▫ links: bac-cer, mucor-r
- ▪ REIZUNG
  - ▫ Schulter, rechts: grif-f
- ▪ RÜCKEN: asperg-n-ser-oryc, mucor-r-ser-oryc, **myc-bov**, penic-gl, penic-r, **pro-can**, tricho-ver
  - ▫ Bewegung, bei: bac-cer
  - ▫ langes Sitzen (Auto) amel.: bac-cer
  - ▫ nachts: mucor-r
  - ▫ unterer Rücken: **asperg-n-ser-oryc**, coryn-st, mucor-r-ser-oryc, myc-bov, pro-acn, serrat-m, tricho-ver
    - ▸ abends: **asperg-n**, asperg-n-ser-oryc, **myc-bov**, penic-gl, **pro-acn**
    - ▸ austrahlend zum Perineum: pseud
    - ▸ Erwachen, nach dem: mucor-r-ser-oryc, myc-bov, pro-acn
    - ▸ Menstruationszyklus, erster Tag des: penic-ch
    - ▸ rechts, nach: pseud
    - ▸ Schlaf, nach dem: asperg-n-ser-oryc
      - ▹ Bett, auf einem harten Bett: asperg-n, penic-gl, pro-acn
    - ▸ Sitzen, nach langem: penic-ch
- ▪ SAKRALREGION
  - ▫ in der Nähe der linken Niere: grif-f
- ▪ SCHULTER
  - ▫ abends: myc-bov
  - ▫ Schulterblätter, zwischen den: grif-f
  - ▫ Schultergelenke: mucor-r
  - ▫ zwischen den: pro-avi
- ▪ STECHENDER, schießender Schmerz
  - ▫ Bewegung, bei: penic-ch
  - ▫ Cervikalregion: bac-cer
    - ▸ Bewegung, bei: serrat-m
  - ▫ Niere, Bereich linke: bac-cer
  - ▫ Rücken: penic-gl, bac-cer, bac-fir
    - ▸ lumbal, links: bac-cer
    - ▸ oberer: penic-gl
  - ▫ Schulterblatt
    - ▸ Schulterblätter, zwischen
      - ▹ Liegen, im: penic-gl
    - ▸ unter
      - ▹ rechts: penic-gl
  - ▫ wechselnde Stellen: folli-ly-sui
- ▪ STREUENDE Schmerzen
  - ▫ Wirbelsäule: coryn-st
- ▪ TAILLE: mucor-r
- ▪ WANDERNDE Schmerzen: pro-acn
- ▪ WIRBELSÄULE

    - im Laufe des Tages: pro-avi
- WUND und zerschlagen, Schmerz wie
    - Schulterblatt, oben seitlich rechts
        - Punkt fühlt sich an, als ob er wund wäre, aber keine Läsion vorhanden: cand-p
- ZIEHENDE Schmerzen
    - Cervikalregion
        - Ruhe agg.: bac-cer
    - Lumbalregion: myc-phl
    - rechts
        - während des Tages: bac-cer
    - Rippenbögen
        - rechts, nachts: myc-phl

Extremitäten

Repertorium

- AMEISENLAUFEN, Kribbeln
    - Arme, abends: penic-ch, serrat-m
    - Beine: asperg-n-ser-oryc
        - abends: asperg-n, asperg-n-ser-oryc, myc-bov, **pro-acn**
    - Füße: asperg-n, **myc-bov**, penic-gl, **pro-acn**
    - Fußsohlen: bac-fir
- BEWEGUNG
    - Unbehagen in den Beinen mit dem Wunsch, die Beine zu bewegen
        - Einschlafen, beim: pro-acn
- BLEIERNDE Empfindung
    - der Glieder, morgens beim Erwachen: folli-ly-sui
- DRUCK, Gefühl von
    - Beine: pro-avi
- EMPFINDLICH, Gliedmaßen sind
    - Füße: coryn-st, pro-acn
    - Handflächen: coryn-st, pro-acn
    - vermehrt
        - Füße: myc-bov
        - Handflächen: myc-bov
- EMPFINDLICHKEIT
    - Füße: asperg-n-ser-oryc, mucor-r-ser-oryc, pro-acn
    - Handflächen: asperg-n-ser-oryc, mucor-r-ser-oryc
    - Überempfindlichkeit im Bereich einer ehemaligen Fraktur: myc-phl
- FARBE, Verfärbung
    - rot, gerötet
    - Unterarme, volare Oberfläche: cand-p
            - agg. Wollhemd, mit: cand-p
        - Fingergelenke: bac-cer
        - Handgelenke
            - rechts: bac-fir
        - Knie
            - links, abends: bac-fir
    - Nägel
        - gelb
            - Zehennägel: pro-avi
- FRÖSTELN, Empfindung von
    - Füße: folli-ly-sui
    - Gliederschmerzen, mit: folli-ly-sui
    - Hände: folli-ly-sui
- GÄNSEHAUT
    - Hüfte: myc-phl
        - links: myc-phl
- GEFÜHLLOS, Taubheit, pelzige Empfindungslosigkeit
    - Bein

        - rechts, nachts: bac-fir
        - tagsüber: pro-avi
- HAUTAUSSCHLÄGE
    - abschilfernd
        - Fersen: penic-ch, penic-r
- HITZE
    - Arme
        - rechts: pro-avi
    - Beine: pro-acn
    - Finger: penic-gl
    - Füße: grif-f
    - Gelenke, den kleinen
        - nachts: pro-acn
        - Händewaschen mit warmen Wasser, beim: pro-acn
    - Hände
        - mit Kälte: asperg-r
        - Handfläche: penic-r
    - Handgelenke: pro-acn
    - Kniegelenke: pro-acn
    - Schienbein: pro-acn
- JUCKEN
    - Beine: coryn-st, tricho-ver
        - periodisch: tricho-ver
    - Daumen
        - rechts: penic-ch, penic-r
    - Ellenbogen: myc-phl
        - agg. nach einer Mahlzeit: myc-phl
    - Ferse: cand-p
        - links: grif-f
    - Füße: pro-avi
        - Bereich ehemaliger Fraktur links: myc-phl
    - Fußsohlen: pro-avi
    - Handflächen: asperg-n-ser-oryc, mucor-r-ser-oryc, myc-bov, pro-acn
        - abends: pro-acn
    - Knie: myc-phl
        - agg. nach einer Mahlzeit: myc-phl
    - Schienbein
        - nachts, vor dem Schlafen: tricho-ver
    - Schultern: tricho-ver
    - Unterarme
        - volare Oberseite, stark: cand-p
            - agg. Wollhemd, mit: cand-p
- KÄLTE
    - Beine
        - abends: pro-avi
    - Extremitäten: bac-fir
    - Füße: bac-cer, coryn-st, grif-f, pro-acn
        - abends: pro-avi
        - nachts: **asperg-n-ser-oryc**, **mucor-r-ser-oryc**, **pro-acn**
            - und am Morgen: **bac-cer**, mucor-r
        - Schlaf, beim: myc-phl
        - Taubheit, begleitet von: penic-gl
    - Hände: pro-avi
        - Handflächen, mit Feuchtigkeit: mucor-r
    - Schienbein: coryn-st, tricho-ver
        - nachts: asperg-n-ser-oryc, mucor-r-ser-oryc, pro-acn
- KNACKEN, knackendes Geräusch
    - Handgelenke: serrat-m
        - morgens: asperg-n, asperg-n-ser-oryc, penic-ch, penic-gl, penic-r, pro-acn
    - Knie: asperg-n, asperg-n-ser-oryc, myc-bov, pro-acn
        - Hocken, beim: pro-acn
    - Schultergelenk
        - in Bewegung: asperg-n-ser-oryc
            - rechts: asperg-n, penic-gl, pro-acn
- KRÄMPFE, Muskelkrämpfe: pro-acn, pseud
    - Arme
        - Handfläche, rechts

      - bis zum Ellenbogen: penic-gl
    - Beine, nachts: grif-f
- LÄHMUNG, Gefühl von
  - Arme und Beine: asperg-n
- LEICHTIGKEIT, Empfindung von
  - Beine: asperg-n-ser-oryc
    - Fliegen, als könnte man: asperg-n, **myc-bov**, penic-gl, pro-acn, tricho-ver
- MUSKELN
  - Schulter: bac-cer
- NÄGEL
  - Hand
    - Daumennagel
      - rechts: tricho-ver
  - Fuß
    - brüchig: tricho-ver
- PARÄSTHESIEN
  - Beine:
    - nachts: asperg-n-ser-oryc, coryn-st, mucor-r-ser-oryc, pro-acn
      - Gehen amel.: pro-acn
    - Oberschenkel
      - beim Sitzen: pro-acn
        - Gehen amel.: pro-acn
    - periodisch: tricho-ver
    - Sitzen, beim: asperg-n-ser-oryc, coryn-st, mucor-r-ser-oryc, pro-acn
      - Gehen amel.: asperg-n-ser-oryc, mucor-r-ser-oryc, pro-acn
- RAUE Haut
  - Beine
    - Rückseite: penic-ch, penic-r
    - Unterschenkel: pseud
  - Ellenbogen: penic-ch, penic-r
- SCHWÄCHE
  - Arme: penic-ch
  - Beine: penic-ch, serrat-m
    - Muskulatur: myc-phl, pseud
  - Füße: coryn-st
  - Schienbein: coryn-st
- SCHWEIß
  - Anspannung und erhöhter Spastik in den Muskeln der Beine, mit: coryn-st
    - nachts: pro-acn, pseud, tricho-ver
  - Füße: asperg-n-ser-oryc, coryn-st, **pro-acn**
  - Handflächen: asperg-n-ser-oryc, coryn-st, **pro-acn**
  - vermehrt
    - Achselhöhle: coryn-st
    - Handflächen: mucor-r-ser-oryc
    - Füße: mucor-r-ser-oryc
- SCHWELLUNG
  - Beine
    - links: pro-avi
  - Fußgelenke: pro-avi
  - Hände: bac-cer
  - Handgelenke
    - rechts: bac-fir
- SCHWERE, Müdigkeit, Empfindung von
  - Arme und Beine
    - als ob sie gelähmt wären: penic-gl, pro-acn
  - Beine
    - Bewegung, bei: bac-cer, mucor-r
    - morgens: pro-acn
      - Gehen amel.: pro-acn
    - Schienenbein, links
      - nachts: mucor-r
  - Füße
    - beim Gehen in Schuhen: tricho-ver
      - Schuhe ausziehen amel.: tricho-ver
    - und Hände
      - als ob sie gelähmt wären: asperg-n-ser-oryc

- Hüftgelenk
  - links
    - nachts in Ruhe: pro-acn
- Kniegelenke
  - abends: myc-bov
- Wadenmuskeln
  - Gehen, beim: asperg-n-ser-oryc, mucor-r-ser-oryc, pseud
- Zehennägel: tricho-ver

- SPANNUNG, Empfindung von
  - Beine
    - Erwachen, nach dem: pro-acn
  - Zehen: tricho-ver
- SPASMEN der Glieder, Konvulsionen, Spasmen
  - Beine
    - Erwachen, nach dem: pro-acn
    - Wadenmuskeln
      - nachts: pro-acn, myc-bov, pseud
- STEIFHEIT, Steifigkeit
  - Ellenbogen: **pro-acn**
    - links: asperg-n, penic-gl
    - rechts: myc-bov
      - abends: myc-bov
      - morgens, nach dem Erwachen: pro-acn
  - Fingergelenke, morgens: penic-ch, penic-r
  - Fuß
    - rechts
      - Beugen, beim: serrat-m
  - Gelenke: asperg-n-ser-oryc
  - Handgelenke: **bac-cer**, mucor-r, pro-acn, serrat-m
    - morgens: asperg-n, asperg-n-ser-oryc, bac-fir, penic-ch, penic-gl, **pro-acn**
      - Erwachen, nach dem: asperg-n-ser-oryc, mucor-r-ser-oryc, pro-acn
  - Hüftgelenke
    - periodisch: pro-acn
  - Schultern: asperg-n, asperg-n-ser-oryc, myc-bov, penic-ch, penic-r, pro-acn, serrat-m, tricho-ver
    - periodisch: pro-acn
- TAUBHEIT, pelzige Empfindung
  - Beine
    - abends: asperg-n-ser-oryc
    - Schlaf, nach dem: pro-avi
  - Extremitäten
    - nachts: myc-phl
  - Füße: asperg-n, **myc-bov**, myc-phl, penic-gl, pro-acn, pseud
  - Fingerspitzen: penic-gl
  - Handgelenke: pro-acn
  - Schienbein, links: bac-cer
  - Schultern: asperg-n, asperg-n-ser-oryc, myc-bov, penic-ch, penic-r, pro-acn, serrat-m, tricho-ver
  - Wadenmuskeln: pro-acn
- TROCKENHEIT
  - Ellenbogen, der Haut am: penic-ch, penic-r
  - Rückseite des Beins, der Haut an der: penic-ch, penic-r
- UNRUHE der Glieder
  - Beine, nachts: asperg-n, asperg-n-ser-oryc, myc-bov, pro-acn, tricho-ver
- VIBRIEREN, Empfindung von
  - Armen, in den
    - abends, wenn sie müde sind: asperg-n, penic-gl, pro-acn
- ZUCKEN, fibrilläre Zuckungen
  - Extremitäten: penic-ch
  - Waden: pro-avi

Schmerz – Gliederschmerzen

- ARME
  - Bizepsmuskel: myc-phl, pseud
  - rechts: asperg-n-ser-oryc
  - Unterarm: pro-acn
    - Knochen
      - abends: myc-bov
    - links

        - ▹ morgens: myc-bov
- ▪ BEINE: coryn-st
    - ▫ Gehen, beim: pro-avi
    - ▫ Muskeln
        - ▸ abends: myc-phl, pseud
        - ▸ Anspannung und erhöhter Spastik, mit
            - ▹ nachts: tricho-ver
        - ▸ Erwachen, nach dem: pro-acn
        - ▸ Schlaf, nach dem: pro-avi
    - ▫ Oberschenkel
        - ▸ rechts: penic-gl
    - ▫ Schienbeine: myc-bov
    - ▫ Spazierengehen, nach: bac-fir
- ▪ BEWEGUNG, bei
    - ▫ Hände
        - ▸ links
            - ▹ bestimmte Bewegungen, z.B. das Halten einer Kanne: folli-ly-sui
- ▪ BRENNENDER Schmerz
    - ▫ Fuß, rechts: penic-ch
    - ▫ Gelenke, in den kleinen
        - ▸ nachts: pro-acn
        - ▸ Handewaschen mit warmen Wasser, beim: pro-acn
- ▪ ELLENBOGEN
    - ▫ beide: **pro-acn**
    - ▫ links: asperg-n, penic-gl
    - ▫ rechts: myc-bov
        - ▸ abends: myc-bov, pro-avi
        - ▸ morgens, nach dem Erwachen: pro-acn
- ▪ ERKÄLTUNG, wie zu Beginn einer: bac-cer
- ▪ FINGERGELENKE: folli-ly-sui
    - ▫ morgens: penic-ch
- ▪ FUß
    - ▫ Beugen, beim
        - ▸ links: penic-ch
    - ▫ Gehen
        - ▸ beim: pro-avi
        - ▸ nach agg.:pro-avi
    - ▫ rechts: pro-avi
- ▪ FUßGELENK
    - ▫ links: pro-avi
    - ▫ rechts: penic-ch
- ▪ GEHEN, beim: pseud
- ▪ GELENKE: asperg-n-ser-oryc, bac-fir
    - ▫ Spazierengehen, beim: myc-phl
- ▪ HAND
    - ▫ rechts
        - ▸ strahlen in die Finger aus: penic-gl
- ▪ HANDGELENK
    - ▫ links: bac-cer
        - ▸ Bewegung, bei: penic-gl
- ▪ HÜFTGELENK, Beschwerden des: coryn-st, myc-bov
    - ▫ abends: asperg-n-ser-oryc
    - ▫ links: bac-cer
        - ▸ nachts in Ruhe: pro-acn
    - ▫ rechts: asperg-n, myc-bov, penic-ch, penic-gl, penic-r, pro-acn
        - ▸ abends: myc-bov
        - ▸ morgens: bac-fir
    - ▫ Strecken der Beine, beim: penic-ch, serrat-m
- ▪ KÄLTE
    - ▫ Arm
        - ▸ rechts: penic-gl
- ▪ KNIE: asperg-n, asperg-n-ser-oryc, bac-fir, myc-bov, penic-gl, pro-acn
    - ▫ abends: myc-bov
    - ▫ beide: bac-cer
    - ▫ Gehen, beim: penic-gl

- Kniebeugen, bei: bac-fir
- links: serrat-m
  - Druck, bei: bac-cer
- nachts: pro-avi
- rechts: penic-ch
  - Berührung agg.: bac-cer
  - Klettern, beim: pro-avi
- tagsüber: penic-ch, serrat-m

- KNOCHEN
  - Arme: penic-ch, serrat-m
  - Beine: penic-ch, serrat-m
    - Schienbein, rechts: myc-bov
- KRAMPFARTIGER, spasmodischer Schmerz
  - Arme
    - abends: myc-bov
  - Beine
    - zweite Nachthälfte: pro-acn
  - Fuß
    - links, an der Seite: serrat-m
    - rechts, an der Seite: penic-ch
  - Liegen, beim
    - Oberschenkel, rechts: bac-cer
  - Wadenmuskeln
    - nachts: mucor-r-ser-oryc
      - während des Schlafs: pro-acn
- KRIECHENDER Schmerz
  - Hüfte: pseud
    - links: pseud
- PULSIERENDER, klopfender Schmerz
  - Fuß, rechts: penic-ch
- SCHIEẞENDER Schmerz
  - Arm
    - links
      - entlang, bei einer scharfen Drehung des Kopfes: myc-bov
    - rechts: myc-bov
      - entlang, bei einer scharfen Drehung des Kopfes: asperg-n, penic-gl, pro-acn
  - Ellenbogen
    - Bewegung agg.: pro-acn
  - Handgelenke
    - Bewegung agg.: pro-acn
- SCHNEIDENDER Schmerz
  - Schienbein, abends, rechts: grif-f
- SCHULTER: pro-acn, tricho-ver
  - links: asperg-n-ser-oryc, mucor-r-ser-oryc, myc-bov
  - rechts: pro-acn
- SCHULTERGELENKE: **bac-cer**
- STECHENDER Schmerz
  - Ellenbogengelenk, rechts: bac-cer
  - Finger
    - wenn der Rumpf bewegt wird: penic-gl
  - Fingerspitzen
    - nadelartige Stiche: penic-gl
  - Fuß
    - links, an der Seite: serrat-m
    - rechts, an der Seite: penic-ch
  - Knie, rechts
    - in Bewegung: bac-cer
  - Nägel, wie
    - Beine
      - rechts: tricho-ver
  - Schulter
    - links: bac-fir
  - Unterarm rechts: penic-gl
  - Wadenmuskeln: pro-acn
- WADE
  - Schmerz bei intensivem Gehen: grif-f

- WANDERNDER Schmerz, von einer Stelle zur anderen
  - Ellenbogen
    - Bewegung agg.: pro-acn
  - Handgelenke
    - Bewegung agg.: pro-acn
- WETTER
  - kaltem, bei
    - Arme
      - Gelenke und Knochen, in den: penic-gl
- ZERSCHLAGENHEITSGEFÜHL, Schmerz wund; Schmerz mit Empfindlichkeit, wie wund und zerschlagen
  - Grippe, wie bei einer: **folli-ly-sui**
- ZIEHENDER Schmerz
  - Arme: penic-ch
  - Hüfte: serrat-m
    - nachts: penic-ch
  - Knie
    - abends: bac-fir
  - Schultern
    - nachts: penic-gl

Haut

Repertorium

- ABSCHÄLEN, Empfindung von: asperg-n, penic-r
- EMPFINDLICHKEIT
  - erhöht: tricho-ver
    - Gesichtshaut: bac-fir
    - Hände
      - Luft, gegen kalte: pro-acn
    - Kopfhaut: asperg-n, bac-fir
      - Luft, gegen kalte: myc-bov
  - Gesichtshaut: pro-avi
  - kalte Luft, auf: asperg-n, myc-bov, penic-ch, penic-r, serrat-m
    - Kopfhaut: asperg-n-ser-oryc, pro-acn
  - Kopfhaut: asperg-n-ser-oryc
- EXANTHEM
  - Brustkorb: grif-f
- FARBE
  - rot: cand-p, tricho-ver
    - Brustbein, über dem: grif-f
    - Ellenbogen: bac-cer
    - Flecke
      - Dusche, nach einer heißen: tricho-ver
      - Gesicht: myc-phl, pseud
      - Körper: myc-phl, pseud
      - Nase: penic-r
    - frische Luft, an der: asperg-n, myc-bov, pro-acn, tricho-ver
    - Fußgelenke: pro-avi
    - Gesicht, im: bac-cer, penic-gl
    - Kopfhaut: myc-bov, pro-acn
      - durch kalte Luft: tricho-ver
    - Narbe, im Bereich einer alten: myc-phl, pseud
    - Raum, in einem stickigem: asperg-n, myc-bov
    - Rücken, lokal: pro-acn
    - Wasser, durch kaltes: asperg-n, myc-bov
  - zyanotisch
    - Kniegelenke, Bereich der: bac-fir
- FEUCHT-KALT
  - Brust: myc-phl, pseud
  - Hals: myc-phl, pseud

- GESCHWÜR
  - pickelartig
    - rosa und erhaben, bei Berührung schmerzhaft: cand-p
- HAUTAUSSCHLÄGE: penic-gl
  - Abdomen: myc-phl, pseud
  - abschilfernd: penic-ch
    - Bauch, am: penic-ch, penic-r, serrat-m
  - Allergie
    - Hände: mucor-r
    - Bauch: coryn-st
    - Brust: asperg-n-ser-oryc, mucor-r-ser-oryc
  - Armbeuge
    - gerötet, und: mucor-r-ser-oryc
    - juckend und gerötet: bac-cer
  - Bläschen
    - Hände, auf den: bac-cer
    - juckend und gerötet
      - Arm rechts, unter der Uhr: cand-p
  - Brust, an der: penic-ch
  - Gesicht
    - Wangen: penic-gl
  - Hände, auf den: bac-cer
  - Ekzem
    - Pusteln, rot, schuppig, juckend, Haaransatz, am: cand-p
  - Ellenbogen, am: mucor-r
  - juckend
    - Abdomen: myc-phl
    - Armbeuge, mit Rötung: mucor-r
    - Akne, im Bereich der: bac-cer
  - Pickel
    - weiß, mit trockener Haut: cand-p
  - punktförmiges Exanthem
    - Wade: myc-phl, pseud
  - nässend
    - Finger, auf den: bac-cer
  - Schuppen, mit
    - Fußsohle: pro-avi
    - Hände: pro-avi
  - Unterleib: pseud
  - Urtikaria (Nesselsucht)
    - nesselsuchtartige Schwellung
      - Gesäß, am: myc-phl, pseud
      - nach dem Erwachen
        - Hüfte rechts: cand-p
- JUCKEN: bac-cer, mucor-r, mucor-r-ser-oryc
  - Abdomen: bac-fir, pseud
  - Achselhöhle: penic-ch, penic-r
  - Baden amel.: cand-p
  - Brust: bac-fir, myc-phl, penic-ch, pseud, serrat-m
  - Cervikalregion: pseud
  - Ellenbogen: **bac-cer**
    - Rötung, mit: coryn-st
  - Essen, nach dem: pro-avi
  - Gesäß, nachts: penic-r
  - Hals: myc-phl
  - Hüfte
    - nachts: asperg-n-ser-oryc
  - Knie: myc-phl, pseud
  - Körper, ganz: pro-avi
    - als ob ein Insekt oder ein anderer Reizstoff auf der Haut wäre: cand-p
      - Kratzen amel.: cand-p
    - stark
      - nachts: pro-avi
  - Luft, an der frischen: tricho-ver
  - Lumbalregion, tags und nachts: grif-f
  - Nabel, im: myc-phl
  - Nabelregion: myc-phl, pseud
  - nachts: pro-avi

- Narbe, an einer alten: myc-phl, pseud
- Oberkörper: grif-f
- Rücken, auf dem: bac-cer, bac-fir, mucor-r, mucor-r-ser-oryc
- Schienbein
  - links: bac-cer, pro-avi
- Schulterblätter
  - emotionale Belastung agg.: bac-cer, mucor-r
  - über den
    - nachts agg.: bac-cer
  - zwischen
    - morgens: myc-bov
    - nachts: asperg-n
- stark
  - Fuß, links: bac-cer
  - Körper, am: myc-phl
    - nimmt tagsüber ab: myc-phl
  - Rücken: bac-cer
  - Schlaf, mit unruhigem: myc-phl, pseud
    - tagsüber amel.: pseud
- Warze: pseud
- Waschmittel, nach Kontakt mit: penic-ch, penic-r

- RAUE Haut
  - Brust: pseud
  - Hals: pseud
- REIZUNG
  - Kopfhaut: myc-bov, pro-acn
  - Rücken
    - lokal: pro-acn
  - Wasser, kalt: asperg-n, myc-bov
- RISSE
  - Füße: asperg-n, asperg-n-ser-oryc, myc-bov
  - Ferse, rechts: pro-avi
- TROCKENHEIT
  - Dusche, nach heißer: asperg-n, myc-bov, pro-acn, tricho-ver
  - Gesicht, im: **bac-cer**, penic-gl
    - mit Wunsch, sich ständig das Gesicht zu waschen: pro-avi
  - Lendenbereich: bac-cer, mucor-r, mucor-r-ser-oryc
  - Wasser, nach heißem: asperg-n-ser-oryc
- WARZEN
  - juckend: myc-phl, pro-avi
- WUND, Empfindung wie: cand-p
- ZUCKEN
  - Schulterbereich: pseud
- ZUSAMMENZIEHUNG
  - Gesichtshaut: pro-avi

Schmerz – Haut

- BRENNEN
  - Bereich des Brustkorbs, rechts: grif-f
  - Brust: penic-ch
    - Dusche, nach heißer: pro-acn
  - Dusche, nach heißer: asperg-n, myc-bov, pro-acn, tricho-ver
  - Fußsohlen: myc-phl, pseud
    - kurz nach dem Kontakt mit Wasser: myc-phl, pseud
  - Handflächen
    - kurz nach dem Kontakt mit Wasser: myc-phl, pseud
  - nachts: mucor-r, mucor-r-ser-oryc
  - Wasser, nach heißem: asperg-n-ser-oryc

Fieber/Hitze

Repertorium

- ALLGEMEIN: **bac-cer**, myc-bov, penic-ch, **pro-acn**, serrat-m
- ABENDS: myc-phl, pseud
- ANSTRENGUNG
    - durch die geringste körperliche: pro-acn
- HITZE: mucor-r-ser-oryc
    - Frösteln, mit: myc-bov
        - Stress, bei emotionalem: tricho-ver
    - Kälte und Schweiß, mit: serrat-m
    - Körper, im: serrat-m
        - Essen, nach dem: asperg-n-ser-oryc
    - nachts: mucor-r
    - Stress, bei emotionalem: pro-acn, pseud, tricho-ver
- INTERMITTIERENDES Fieber, Wechselfieber, Malaria, chronisch
    - Erkältung, mit: coryn-st
    - nachts
        - Körpertemperatur normal: coryn-st
    - periodisch: coryn-st
    - Zittern, mit: coryn-st
- KÄLTE, im Wechsel mit: asperg-r
- KÖRPER, ganzer
    - Essen, nach dem: **pro-acn**
    - Frühstück, nach: asperg-n, myc-bov, penic-gl
- MENSES
    - erste Tag der: penic-gl
    - vor
        - Frösteln, mit: penic-gl, pro-acn
- NIEDRIGES, schwaches Fieber: bac-fir, folli-ly-sui, grif-f, mucor-r, myc-bov, myc-phl, pseud
    - Kältegefühl, mit: pseud
    - nachts: penic-gl
    - Schüttelfrost, mit: pseud
        - abends: pro-acn
- PERIODISCH
    - Schüttelfrost, mit: pro-acn
- STRESS
    - geringsten Nervenstress: pro-acn
- WÄRME
    - amel.
        - Bettzeug, Bedeckung: myc-phl, pseud

Schweiß

Repertorium

- ALLGEMEIN: myc-bov, pro-acn, tricho-ver
- ANGST, bei: asperg-n-ser-oryc
  - vermehrt: myc-bov, penic-gl, pro-acn, tricho-ver
- ANSTRENGUNG
  - geringster, bei: penic-gl
  - vermehrt, bei: asperg-n, asperg-n-ser-oryc, myc-bov, **penic-gl**, **pro-acn**
- ERWACHEN, nach: asperg-n, asperg-n-ser-oryc, myc-bov, **pro-acn**, tricho-ver
- KALT
  - Hitze, plötzlich mit: penic-ch
  - abends: penic-ch
  - nachts: pro-acn, tricho-ver
- LENDENGEGEND: mucor-r-ser-oryc
  - emotionale Belastung agg.: mucor-r-ser-oryc
- MENSES
  - Tag, am ersten: asperg-n, penic-gl
- NACHTS: asperg-n, asperg-n-ser-oryc, myc-bov, penic-gl, pro-acn, tricho-ver
  - Anfälle von: pro-acn
  - Körper, am ganzen: bac-cer
  - verstärkt: penic-ch, serrat-m
    - mit einem Gefühl der Ohnmacht am Morgen: penic-ch
  - während des Schlafes: coryn-st
- RAUM
  - stickigem, im: penic-ch
- REICHLICH: **bac-fir**, pro-avi
  - abwechselnd mit Kälte: pro-acn
  - nachts: penic-gl, pro-acn, serrat-m
  - Perineum
    - Schlaf, während des: mucor-r-ser-oryc
- SCHLAF, während: mucor-r
- STRESS
  - emotionaler Stress: coryn-st
    - vermehrt: pro-acn
- TAGSÜBER: coryn-st

Frost

Repertorium

- FRÖSTELN: bac-cer, bac-fir, myc-phl, pro-avi, serrat-m
  - Abend, gegen: myc-phl, serrat-m
    - heißer Tee amel.: bac-fir
  - abwechselnd mit Hitzewallungen: bac-fir
  - Beginn, eines grippalen Infektes: folli-ly-sui
  - Erkältung, wie bei einer: penic-ch, penic-r
  - Erwachen, nach dem, morgens: asperg-n-ser-oryc
  - Gefühl von Kälte, mit: bac-fir, penic-ch, serrat-m
  - Hände und Füße
    - Müdigkeit, mit: penic-gl
  - innerlich
    - trotz warmer Hände und nur kühlen Füßen: folli-ly-sui
  - intermittierend
    - morgens, nach dem Erwachen: myc-bov
  - Körper, am ganzen: pro-avi
  - Körpertemperatur, bei normaler: mucor-r-ser-oryc
  - für einen Moment: penic-ch, penic-r
  - morgens: grif-f
  - nachts: bac-cer
    - plötzliches Frösteln, nachfolgend Schweiß: asperg-n, asperg-n-ser-oryc, myc-bov, penic-gl, pro-acn
    - trotz warmer Decke: bac-cer, mucor-r
  - plötzlich
    - abends: pseud
  - unaufhörlich
    - Erwachen, beim: asperg-n, penic-gl
  - stark: folli-ly-sui
  - tagsüber: mucor-r
  - trotz warmer Kleidung und Decken: folli-ly-sui
- KÄLTE: mucor-r-ser-oryc, pro-acn, serrat-m
  - Anfall
    - nachts: asperg-n-ser-oryc
  - Bett, im
    - nachts: bac-cer
  - Körper, ganzer: asperg-n, grif-f, penic-gl, bac-cer, myc-bov
  - Stress, bei emotionalen: asperg-n, myc-bov, penic-gl
  - 18 Uhr: bac-cer
- SCHÜTTELFROST: myc-bov, pro-acn, pseud
  - Kälte, mit: myc-bov
    - Husten, nach: asperg-n, penic-gl
  - plötzlich: bac-fir, penic-ch
- ZITTERN und Schaudern, mit
  - nachts: penic-ch

Allgemeines

Repertorium

- ABGESCHLAGENHEIT: folli-ly-sui, mucor-r-ser-oryc
- ABMAGERUNG, Auszehrung: penic-ch, serrat-m
- AKTIVITÄT
  - gesteigerte Aktivität: bac-fir, grif-f, mucor-r-ser-oryc
    - abends: bac-fir
  - Verlangen nach
    - tagsüber: mucor-r
- AUFWACHEN und Aufstehen, morgens beim: asperg-r
- BADEN
  - Verlangen nach
    - heiß: bac-cer
- BEULEN, Gefühl von
  - Nacken, im: penic-ch
- BEWEGUNG
  - agg.: asperg-r
- EMPFINDLICHKEIT
  - Luft, kalte: penic-gl
- ENERGIE, Gefühl von: bac-cer, mucor-r-ser-oryc
  - viel: **bac-cer**
- ERKÄLTUNG: folli-ly-sui
- ERKÄLTUNGSNEIGUNG: folli-ly-sui
- FOLGEN von Erkältung: folli-ly-sui
  - Schauder immer wieder, mit kalten Händen und Füßen: folli-ly-sui
- FREIHEIT und Sorglosigkeit, Gefühl von
  - Bezug auf die Zukunft, in: asperg-n-ser-oryc
- LEICHTIGKEIT, Gefühl von: bac-cer, grif-f
  - Körper, ganz: asperg-n, asperg-n-ser-oryc, myc-bov
- GEBRECHLICHKEIT: pro-acn
- GEHIRNAKTIVITÄT
  - vermindert: pro-avi
- GRIPPE, Gefühl einer: bac-cer
- HITZE
  - Hitzewallungen: coryn-st
    - Brustkorb, links: bac-fir
    - Klimakterium: mucor-r-ser-oryc, penic-ch, penic-r
    - nachts: pro-acn
    - Schweißabsonderung, mit
      - nachts: pro-avi
    - tagsüber: pro-avi
  - Körper, im
    - Anspannung, bei geistiger: penic-ch, penic-r
- KLEIDUNG, Empfindung die Kleidung
  - eng, ist zu
    - Hals, am: penic-gl
  - Unbehagen
    - Kragen, durch den: myc-bov, penic-gl
- LEISTUNGSSTEIGERUNG
  - körperlich: pro-avi
- MÜDIGKEIT, Ermüdung: bac-fir, pro-avi
  - Erschöpfung, ohne: bac-cer
  - Essen, nach dem: grif-f
  - Körper, ganzer
    - Erwachen, nach dem: pro-acn, tricho-ver
    - morgens: pro-acn
  - morgens: bac-fir, grif-f
  - stark: bac-cer

- MATTIGKEIT
  - Aufwachen, beim: pseud
- MUSKELKATER
  - stark, nach intensiver Muskelarbeit: bac-cer
- NAHRUNG
  - Bedürfnis Nahrung herunterzuspülen: mucor-r
- NÄSSE, Gefühl von
  - Körper, am ganzen
    - ohne Schwitzen: bac-cer
- ORIENTIERUNG
  - verloren, während der Fahrt im Auto: asperg-n
- RUHEN, muss: pro-avi
- SCHWÄCHE: bac-cer, **bac-fir**, coryn-st, mucor-r, **mucor-r-ser-oryc**, myc-phl, penic-gl, **penic-r**, **pro-acn**, serrat-m, tricho-ver
  - abends: myc-phl, pseud
  - als ob man mit Stöcken geschlagen wird: coryn-st
  - Arbeit, nach der: pro-avi
  - Arbeitstages, gegen Ende des: **bac-cer**
  - Erwachen
    - beim: penic-ch, pseud
    - nach: asperg-n, asperg-n-ser-oryc, myc-bov, **pro-acn**
  - morgens: serrat-m
  - nachmittags: bac-cer
  - plötzlich: serrat-m
  - rasch: grif-f, penic-ch, pro-avi
  - Stress, bei emotionalem: tricho-ver
  - Tages
    - im Laufe des: coryn-st
    - am Ende des Tages keine Kraft mehr: coryn-st
  - wie nach einer anstrengenden und harten Arbeit: coryn-st
- SPANNUNG, Empfindung von
  - grundlos: tricho-ver
  - Körper, ganzer
    - abends: pro-acn
- SPEISEN UND GETRÄNKE
  - Abneigung, gegen
    - Speisen
      - abends: bac-cer, mucor-r
      - fettige: asperg-n-ser-oryc, bac-fir, **mucor-r-ser-oryc**
      - gebraten: mucor-r-ser-oryc
      - kalt: asperg-r
    - Fette: asperg-r
  - Ekel, gegen
    - fette Speisen: mucor-r
  - Trinken
    - von klaren Wasser amel.: folli-ly-sui
  - Verlangen, nach
    - Essiggurken: cand-p
    - Fleisch: asperg-r
    - Früchten, frischen: penic-ch
    - Getränken, kalten: bac-cer
    - Kaffee: asperg-r
    - Knoblauch: cand-p
    - Marzipan: asperg-r
    - Rauchen: asperg-r
    - Salz: cand-p
    - Schokolade: asperg-r
    - Speisen, kalten: asperg-r
    - Süßigkeiten: bac-cer, penic-ch
    - Tee, heißem, mit Honig: myc-phl, pseud
    - Traubensaft: bac-cer
- STEIFHEIT, Rigidität
  - Körper, im gesamten
    - morgens: penic-ch
  - Muskulatur: penic-r
    - ganzer Körper: serrat-m

- TAUBHEITSGEFÜHL, Empfindungslosigkeit
  - Körper, ganzer: asperg-n, myc-bov, penic-gl, penic-r
    - nachts: myc-phl
- TRÄGHEIT, körperliche: **myc-phl**, pseud
- TRAUER
  - abends, beim Gedenken an die toten Eltern: asperg-n, myc-bov
- UNWOHLSEIN, Gefühl von
  - Tage, am: myc-phl, pseud
- WÄRME: asperg-r
  - amel.: penic-gl
  - Körper, am ganzen: grif-f
  - Verlangen, nach: bac-cer
- ZITTERN
  - Körper, im: penic-r
    - abends: penic-ch
  - nachts: serrat-m
  - Stress, bei emotionalem Stress: tricho-ver
- ZUSAMMENBRUCHS, Gefühl eines
  - Arbeitstages, Ende eines: mucor-r

Schmerz - Allgemeines

- ALLGEMEIN: coryn-st
- BRENNENDER Schmerz
  - Urinieren
    - während: penic-ch
- KNOCHEN: penic-r
- KÖRPER, ganzer: mucor-r-ser-oryc, serrat-m
- MUSKELN
  - Gelenke, und: serrat-m
    - Grippe, wie bei einer: penic-ch
  - stark
    - nach Muskelarbeit, wenig leistungsfähig: bac-cer

Klinisches

Repertorium

- ADYNAMIE: myc-phl
- BLUTDRUCK
  - sinkt abends: myc-phl, pseud
- HERPES LABIALIS: grif-f
- HYPERÄMIE
  - Kniegelenke, Bereich der
    - abends: myc-phl, pseud
- HYPERSOMIE: bac-cer, pro-avi
- HYPERTONIE, erhöhter Blutdruck: mucor-r, mucor-r-ser-oryc, myc-phl, pro-avi
  - abends: bac-cer
- HYPOTONIE, niedriger Blutdruck: mucor-r, mucor-r-ser-oryc, pseud
- RAYNAUD SYNDROM: asperg-r
- REFLUX, Speiseröhre: cand-p

Arzneimittel

Repertorium

- asperg-n – Aspergillus niger
- asperg-n-ser-oryc – Aspergillus niger serum oryctolagi
- asperg-r – Aspergillus ruber
- bac-cer – Bacillus cereus
- bac-fir – Bacillus firmus
- cand-p – Candida parapsilosis
- coryn-st – Corynebacterium stationis
- folli-ly-sui – Folliculi lymphatici aggregate sui
- grif-f – Grifola frondosa
- Mucor-r –Mucor racemosus
- mucor-r-ser-oryc – Mucor racemosus serum oryctolagi
- myc-bov – Mycobacterium bovis
- myc-phl – Mycobacterium phlei
- penic-ch – Penicillium chrysogenum
- penic-gl – Penicillium glabrum
- penic-r – Penicillium roquefortii
- pro-avi – Propionibacterium avidum
- pro-acn – Propionibacterium acnes
- pseud – Pseudomonas aeruginosa
- serrat-m – Serratia marcescens
- tricho-ver – Trichophyton verrucosum

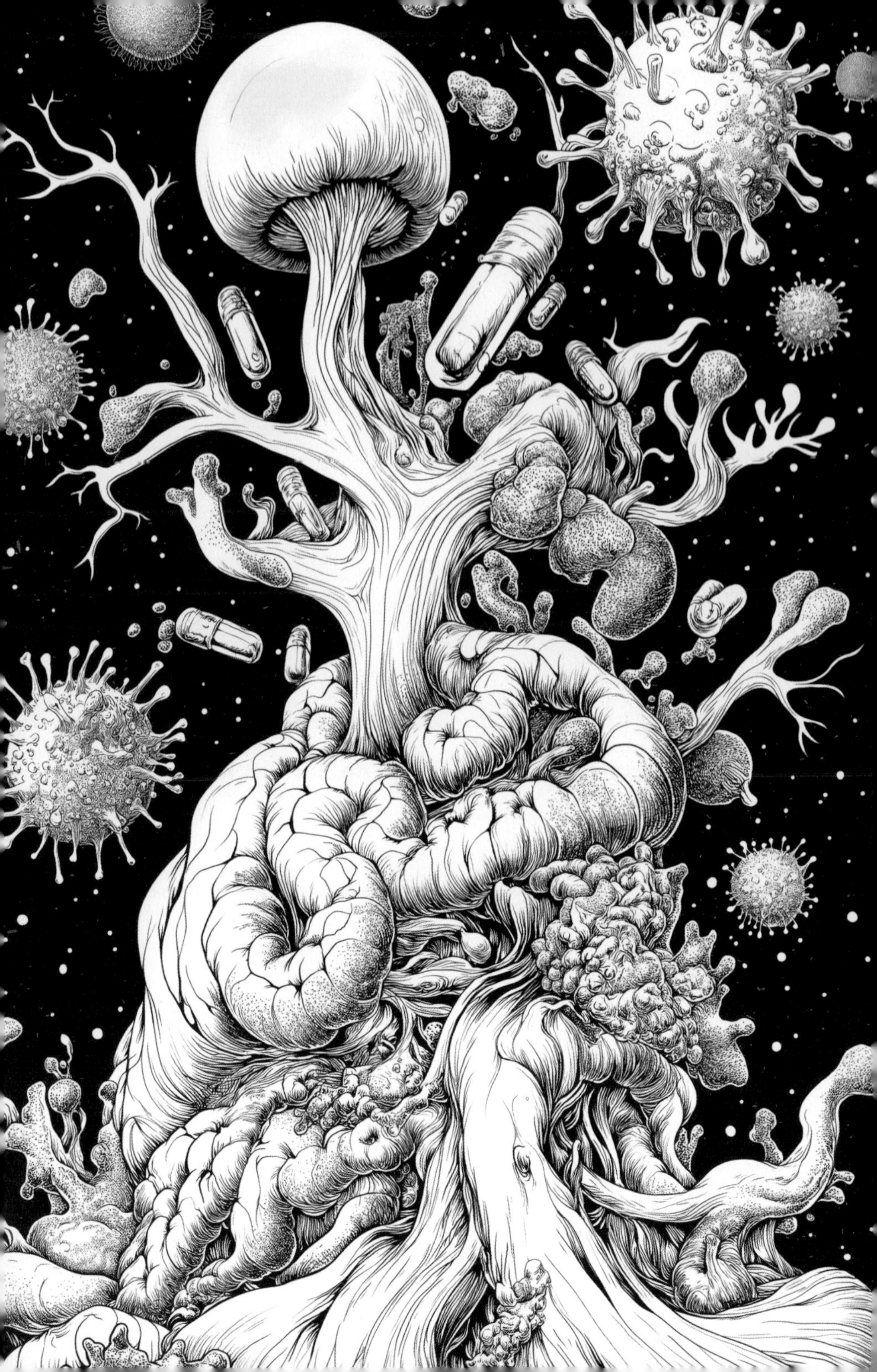

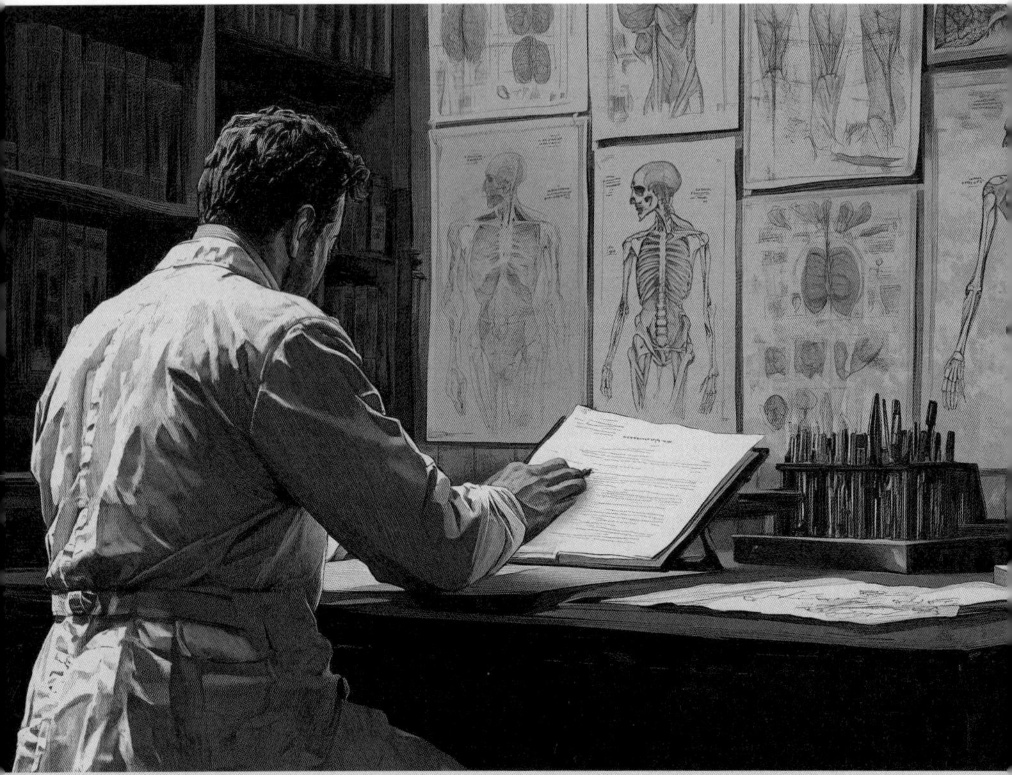

Materia Medica and Repertory of the Sanum Remedies

Foreword[1]

It is both a great honour and an obligation for me to guide the reader through a book like this one. When the management of the SANUM-Kehlbeck company asked me at the Medical Week 2022 in Baden-Baden, after my own presentation[2], whether I could imagine homeopathy and isopathy working together in our time and would like to promote this, I agreed after a short period of consideration. A little later, I was presented with the idea of a Materia Medica of the most important isopathic Sanum remedies and asked if I would supervise this project. I immediately agreed, had the preliminary work and the (already completed) remedy provings sent to me and familiarised myself with the project. Very quickly I had the idea that a repertory[3] of the tested remedies could be made available to the reader and user from the Materia Medica and the provings at the same time. I shared my idea with those responsible at SANUM-Kehlbeck and very quickly received a positive response.

And now I am very happy that this book is being published, as it brings life and movement into previously 'encrusted and divided camps'. Both Josef Wilhelm Lux (1773 -1849), who is regarded as the founder of isopathy, Gustav Groß (1794 -1847) and Johann Hermann[4] (1791-1875), the co-founders, were homeopaths. Isopathy has therefore developed historically from homeopathy and has always retained certain roots there. Of course, there are major differences: the treatment principle of isopathy is to treat 'like with like' (aequalia aequalibus curentur), i.e. to cure the disease with the help of its 'cause'. It is primarily orientated towards the clinical appearance of the patient, their diagnosis and which organs are mainly affected. As a rule, several remedies[5] are used simultaneously. The basic idea is to treat the disease with the 'substance' that caused the disease.

Homeopathy, on the other hand, acts according to the principle of 'similar with similar' (similia similibus curentur) and attempts to cure the patient with a remedy that has produced symptoms that are as

similar as possible in the healthy person during the proving[6].
Drug proving is therefore the central element of homeopathy. The choice of remedy is based on the current and characteristic symptoms of the person to be treated and homeopathy uses remedies, the symptoms of which she knew – also and above all – from these provings.
Due to the rather clinically orientated choice of remedies, the form of isopathy used at the time was sometimes fiercely attacked by classical homeopaths, especially in its early days. After all, they went to the trouble of carefully enquiring about the patient's symptoms and then analysing them in detail in order to find the most similar remedy.

With this book, the SANUM-Kehlbeck company is now taking a very special and important step towards homeopathy and its practice: it is subjecting 21 of its most important isopathic remedies to classical provings, which were compiled in accordance with the guidelines of Good Clinical Practice and the guidelines of the European Committee for Homeopathy (ECCH Guideline for Homeopathic Provings). As already mentioned, the resulting Materia Medica (MM) of these remedies also has a repertory. In the course of isopathic prescribing, the practitioner can now specifically ask the patient about these symptoms and thus achieve greater certainty in his choice of remedy – and not only that! If the selected isopathic remedy covers a large part of the (acute or chronic) symptoms, it may even have a homeopathic effect in addition to the isopathic effect[7]. This of course presupposes that both the present MM and the repertory are constantly updated through further remedy provings and the symptoms of successfully treated cases cured after the administration of the remedy, and that both the MM and the repertory are continuously improved as a result.

This approach also has the potential to greatly improve mutual respect and understanding between homeopaths and isopaths. After all, we all endeavour to support the patient as competently and well as possible in their recovery.

In the spirit of truly integrative medicine[8], doctors, alternative practitioners, other therapists and carers work together to find the most suitable concepts and healing methods that can optimally support a particular person[9]. The art lies in finding the best combination and it is particularly important to know other methods or to get to know them better and to understand their concepts. This is the only way to optimise complementarity. An additional desirable side effect is that your own concept is scrutinised, 'sharpened' and sometimes even modified.

We should be aware that we are dealing here with two of the three most important healing principles:

- The allopathic (or antipathic) principle – a remedy is found that directly counteracts or eliminates the patient's symptoms (a large part of conventional medical therapeutic endeavours is located here)
- The homeopathic principle – a remedy that is as similar as possible – uses a strong stimulus (potentisation) to support the body's healing efforts very precisely (according to Hahnemann, an 'artificial disease' completely or partially eliminates the existing disease and then resolves itself).
- The isopathic principle – ('like with like'), whereby we can directly provide a strong stimulus and thus a lasting impulse for recovery with the remedy that (partly) caused the disease or is an important disease product.

All three of these principles have a long tradition and have only been preserved because they have always been used to help people in their illness and recovery.

So which of these principles is actually applied, what helps best with a particular individual?
In this important project, we are trying to shed more light on two of these important healing principles through this book. At the same time, we will learn – at least to some extent – how they can be applied in practice, how they differ, complement each other, possibly follow on well from each other or, in a few situations, exclude each other[10].

Günther Enderlein (1872-1968) founded modern isopathy with his pioneering research, particularly using a microscope (dark field analysis[11]). His pioneering work cannot be honoured highly enough, as he provided scientific results for a cyclogeny of microorganisms for decades. The upward development of microorganisms in the body is generally a sign of increasing disease. Prof Enderlein discovered two main cycles (the developmental stages of Mucor racemosus and Aspergillus niger) and two important secondary lines (penicillin and candida cycles). The original, low valences (low valences) support various physiological functions of the body, with increasing upward development (high valences) the pathogenicity also increases. This process is highly dependent on the body's environment, primarily the acid-base balance, the available nutrients and minerals, the specific energy and blockages that inhibit upward and, above all, downward development. Its entire – inherently logical – system can only be outlined here. The ingenious thing is that by administering the low valences of microbes according to the isopathic principle, the entire associated cycle can be developed back in a healthy direction. The human immune system is significantly supported. Immunomodulation is simultaneously promoted by selected bacterial preparations, and certain important organs[12] (thymus, small intestine) – and thus both the T and B lymphocytes – are supported by specific organ preparations. Modern isopathy (Sanum therapy) according to Enderlein is based on these 4 pillars.

In contrast to his predecessors in isopathy, Prof Enderlein initially made little reference to homeopathy and the simile rule[13] played no significant role in his research. He defined the mode of action of the remedies he used through his microbiological studies and was therefore closer to the conventional medicine of the time than to homeopathy[14]. As far as I know, there were no drug trials at that time. The treatment was based on the results of the dark field analysis and on clinical experience already gained. Later, also due to the increasing openness (!) of conventional medicine to homeopathy in the 1920s and 1930s, the path to Samuel Hahnemann opened up for Günther Enderlein[15].

The SANUM-Kehlbeck company is now continuing along this path by applying the methods of homeopathy to the tried and tested Sanum remedies, thereby bringing the two therapeutic principles closer together. How great the gain in knowledge will be will also be determined by the number and intensity of users, but I consider the potential itself to be considerable[16].

I now wish the esteemed reader much pleasure in applying the results of this book in their daily practice, in sounding out the best combination of iso- and homeopathic principles and remedies – for the benefit of their patients.

I myself combine the Sanum remedies with increasing success, especially in difficult or advanced illnesses, with a very classical practice of single remedy homeopathy, but also for the prophylaxis of illnesses.

May this book have a wide readership and many editions.

We would like to take this opportunity to thank the SANUM-Kehlbeck company, and in particular Dr. rer. nat. Petra Grüning, once again for this forward-looking project.

Pödeldorf, in January 2025

Prof. Dr.med Jorgos Kavouras

Footnotes

1. This foreword is dedicated to the memory of the three great researchers Samuel Hahnemann, Günther Enderlein, Wilhelm Reich and my friend Hans Wollschläger (1935-2007), who introduced me to these three researchers.

2. 'Miasms and constitution according to Samuel Hahnemann & Günther Enderlein - a comparative view' 2022 Baden-Baden - the lecture came about mainly due to the suggestion of my esteemed friend Prof. Dr. Thomas Rau.

3. A repertory is a reference book organised according to symptoms, in which one can draw conclusions from a particular symptom to the homeopathic remedies that have caused this symptom in the proving of the remedy on a healthy person. This is enriched by the inclusion of symptoms from toxicology and verified clinical observations. The repertory instrument makes everyday clinical work much easier and sometimes considerably increases the accuracy and success of the application.

4. Johann Hermann 'Die wahre Isopathik, oder über die Anwendung gesunder thierischer Organe als Heilmittel bei gleichnamigen Krankheiten der Menschen. Augsburg (Rieger) 1848.'

5. These include organ preparations, nosodes, attenuated pathogenic or apathogenic microorganisms, agents that are known to be at the origin of the disease to be treated.

6. During the proving, which is carried out according to precise instructions, the patient is given the remedy in potentised form and then notes all the symptoms and modalities that occur temporarily. Only when many proving reports are summarised does a remedy picture of the tested remedy emerge, whereby those symptoms that occur more frequently are particularly important.

7. Not only is the mode of action different, the type of effect also differs and sometimes complements each other considerably. I will report on this elsewhere.

8. I am very committed to the idea of Integrative Medicine (IM). Among other things, we organise annual congresses in Bamberg on various topics within Integrative Medicine - the organisers are the „Gesellschaft für Pluralität im Gesundheitswesen“ and the „Förderverein Forschungsstiftung Integrative Medizin“. Both institutions and the congress are non-profit organisations.

9. Definition of Integrative medicine: 'Integrative medicine and health is the practice of medicine that emphasises the importance of the relationship between practitioner and patient, focuses on the whole person, relies on evidence, and uses all appropriate options of therapy and lifestyle, health professions and disciplines to achieve optimal health and healing.' Academic Consortium for Integrative Medicine and Health 2015 (translation E.G. Hahn) (modified Jorgos Kavouras 2024)

10. I am planning courses and seminars in the near future to introduce homeopathic practitioners to modern isopathy according to Enderlein and, conversely, to make it easier for isopathic practitioners to learn homeopathy according to Hahnemann.

11. Interestingly, Prof Wilhelm Reich (1897-1957) was working on cancer and dark field analysis at a similar time. He discovered a small living protein component, which he called bion and which has great similarities with the protite described by Prof Enderlein. Reich's great achievement was to describe the energetic-medical side and thus gain important insights into the energy metabolism of the human body. This has also had beneficial applications right up to the present day and complements Enderlein's isopathy as well as homeopathy very effectively. See Prof. Jorgos Kavouras 'Healing with orgone energy' 2nd expanded edition, Bietigheim 2020

12. The treatment with organ preparations has a long tradition in isopathy and also in so-called 'folk medicine'

13. Simile rule 'Heal like with like`

14. The book by Marion Baschin 'Isopathie und Homöopathie eine Wechselwirkung zwischen Ablehnung und Integration' Essen 2016 is well worth reading on the whole subject

15. Prof Enderlein was particularly interested in Hahnemann's theory of miasms, which I reported on in the lecture mentioned at the beginning.

16. Here in particular we will gather a lot of experience and pass it on in seminars, the observations of the cured symptoms using the isopathic remedies are especially valuable. I would like to encourage the reader to write these down and pass them on to the SANUM company. This will subsequently create a living Materia Medica with increasing application possibilities and benefits for the therapist and above all for the patient.

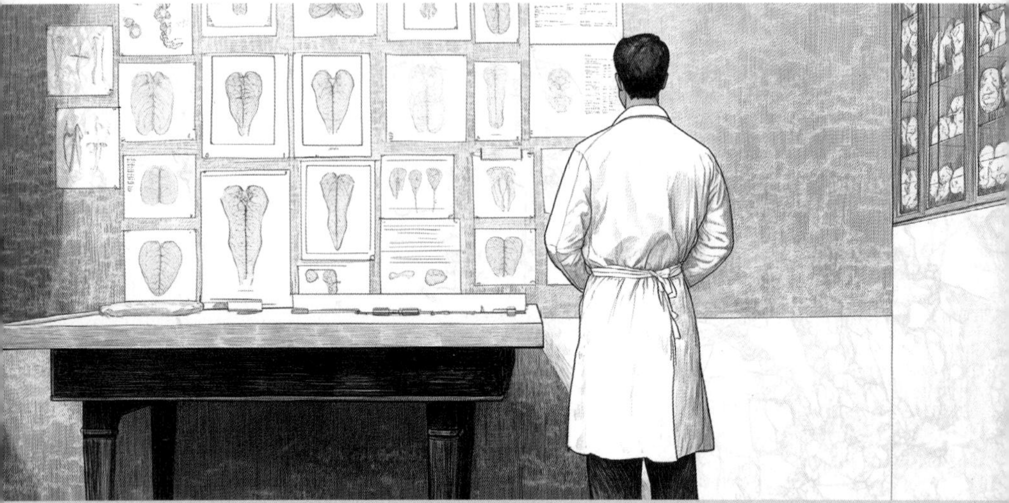

Vita – Prof. Assoc. (UMFT) Dr. med. Jorgos Kavouras

Vita

› Curriculum Vitae

- 1954 born in Bamberg
- 1984 completion of medical studies (previously HP training), licence to practise medicine
- 1985-1988 well-founded clinical education at KKH Scheßlitz
- 1988 established own practice in Pödeldorf near Bamberg
- specialist in General Medicine, additional qualification in Naturopathy and Homeopathy – further focus on Orgonomy and Integrative Medicine
- 2000 start of successful teaching, lecturing and seminar activities in a total of 16 countries to date
- 2008-2016 head of homeopathy training at the highly renowned International Academy for Classical Homeopathy on Alonissos (Greece) together with Prof. George Vithoulkas
- 2012 visiting professorship at the University of Medicine and Pharmacy (UMFT) in Timisoara (Romania)
- 2013 appointment to the Faculty of Medicine (UMFT) and appointment as Associate Professor of Homeopathy and Integrative Medicine (IM)
- 2015 founding Chairman of the Förderverein Forschungsstiftung IM e.V.
- 2018 president of the Gesellschaft für Pluralität im Gesundheitswesen e.V.
- 2019 founder of the Bamberger Kongresse für Integrative Medizin
- 2023 founder of the Bamberger Kongresse für Natur und Gesundheit
- 2024 co-founder of the Allianz für die Homöopathie - an initiative to secure public support for homeopathy and integrative medicine (www.allianz-homoeopathie.com)

Associate Prof. Dr. med. Kavouras continues to put his heart and soul into his practice in Pödeldorf, where he gives extensive lectures and seminars at home and abroad. He is regarded as a 'bridge builder' between conventional and complementary medicine, organises 1-2 congresses a year and works to ensure that today's medicine is broader-based, more holistic, more effective and more people-friendly. He is particularly passionate about integrative medicine, homeopathy, energetic medicine according to Wilhelm Reich and, increasingly, biological medicine.

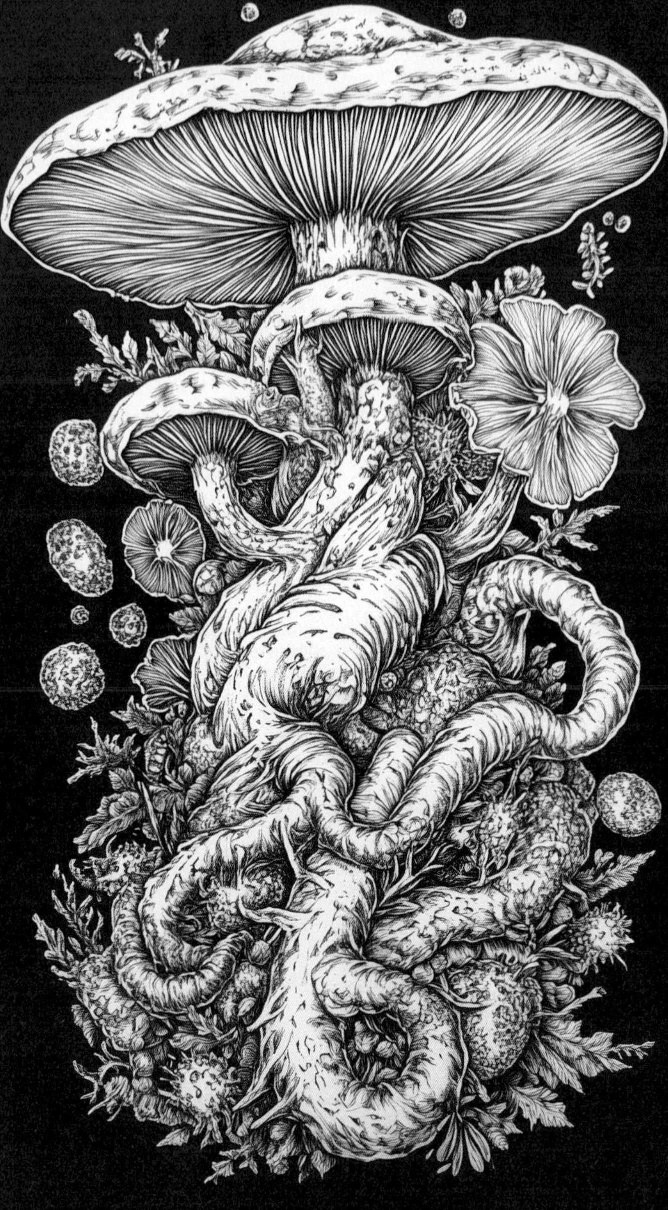

The homeopathic drug proving

Introduction

The homeopathic drug proving was carried out according to the directives as they are laid down in the consensus HDP of the German central association of homeopathic doctors (DZVHÄ) as well as in the Homeopathic Drug Proving Guidelines by the European Committee for Homeopathy (ECH).

The HDP is based on the Guidelines for Good Clinical Practice (GCP) which are described in the documents by the International Conference on Harmonization (ICH) and the European Central Council of Homeopaths (ECCH Guidelines for Homeopathic Provings).

The Study Protocol was approved by an Ethics Committee.

› Objective of the study

The objective of each study is to record all physical and psychological reactions (symptoms) of healthy participants induced by the use of a homeopathic medicine and a placebo, and to compare them with their baseline picture reaction pattern as well as their symptoms recollected from the period before the baseline recording of symptoms.

› Blinding

The trial was double-blind, randomized, and placebo-controlled.
The principal investigator, the research physician and study coordinator as well as the study supervisors were blinded. The only non-blinded investigator was the independent research physician.

› Recruitment of participants

Per study, 12 volunteers participated as participants. Two of the 12 volunteers received a placebo per study. The principal investigator, study coordinator and study supervisors did not know which substance was applied to which participant. The provers were not only homeopathic doctors, but also dentists, veterinarians, biologists and also medical students with homeopathic experiences.

All symptoms were described by the provers in their own words. At the beginning of the proving, the participants were thoroughly advised by the study coordinator to pay close attention to each occurring symptom during the drug trial to avoid any kind of negligence in this regard. The participants described the occurring symptoms in writing at the moment of the manifestation. Besides, the principal investigator and the study coordinator determined the modalities of the appearing symptoms, which also reflect in the trial documents.

The test persons were unaware of the substances and of the sample number of the substances applied to them. Only the independent research physician had this information.

› Inclusion criteria

- Age of participants: 18 to 70 years

All persons were advised of the diary keeping in all phases of the homoeopathic drug proving.

› Exclusion criteria

- general mental-emotional disorders
- planned allopathic medical treatment
- allopathic medicine
- pregnancy or lactation
- drug addiction
- participation in another trial within 3 months prior to the study

› Phases of the trial

The homeopathic drug proving was divided into the following phases:

Run-in period
Preliminary observation during one week prior to the proving.
Immediately before the beginning of the proving a special telephone line was installed to ensure that the study coordinator and the study supervisors were accessible to all participants day and night.
Before the trial all participants were examined clinically by the research physician. Additionally they were questioned according to the „head-to-toe-scheme" by the independent research physician, an experienced homeopathic professional, to establish the baseline picture reaction patterns of the provers.
All applicants were admitted to the proving, as they did not have any severe physical or psychic symptoms, did not need any medical assistance, were under no medical treatment before or during the trial, took no allopathic or homeopathic drugs.
Each participant signed the consent form of the voluntary participation in the trial after detailed instruction by the study coordinator with regard to the realization and the conditions of the proving.

Test period phase 1
Day of application of the homeopathic remedy and the day after.

Test period phase 2 (until 6 weeks after start of the HDP)
The completion of the diaries and the description of the occurring symptoms were carried out by the provers personally.
Observation time during week 1 after application: daily contact 1-2 hours.
Observation time during weeks 2 and 3 after application: three times a week or more.
Observation time during weeks 4-6 after application: 1-2 times a week.
Follow-up (3 months after start of the HDP)
After the end of the trial, the study coordinator and the study supervisors discussed the symptomatology with the participants either in a personal meeting, by telephone or by e-mail. As a result, specifications of the symptomatology were stipulated with approval of the participants.
No rejections and adverse reactions were observed in the course of the trial and none of the provers discontinued the test.

› Intervention

Homeopathic medicine
This proving substance has not been subject to any proving before.
The proving substances were produced and packed, according to GMP and GCP requirements.

Placebo
The placebo did not differ from the proving substance in smell, color or viscosity.

Dosage
Dosage form and potency of the homeopathic substance for proving:
Globuli C12. 9 Globuli, every 2 hours, up to 6 times per day, oral application.
No further application after appearance of the first symptoms.
30 minutes prior and after application: No smoking, no eating, no drinking, no conventional toothpaste.

Drugs from fungi

Introduction

The remedies of this group are produced from various fungi in accordance with GMP.

After extraction of the microbial cell mass, the microorganisms undergo a standardized comminution. The resulting extract forms the basis for the manufacturing of medicinal products.

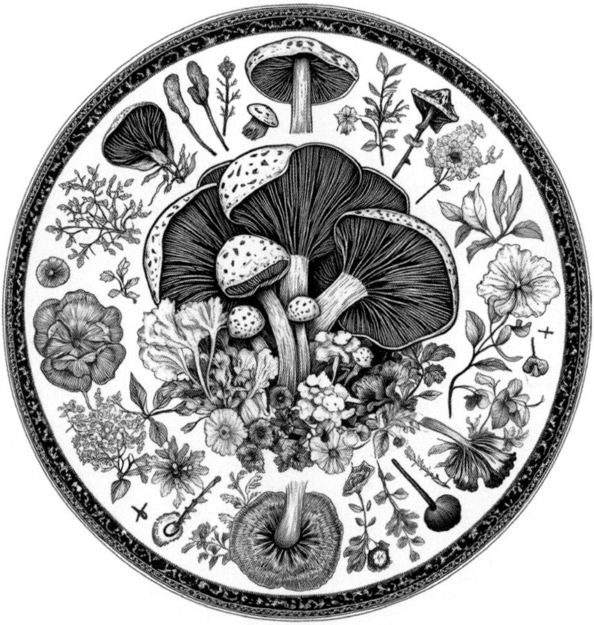

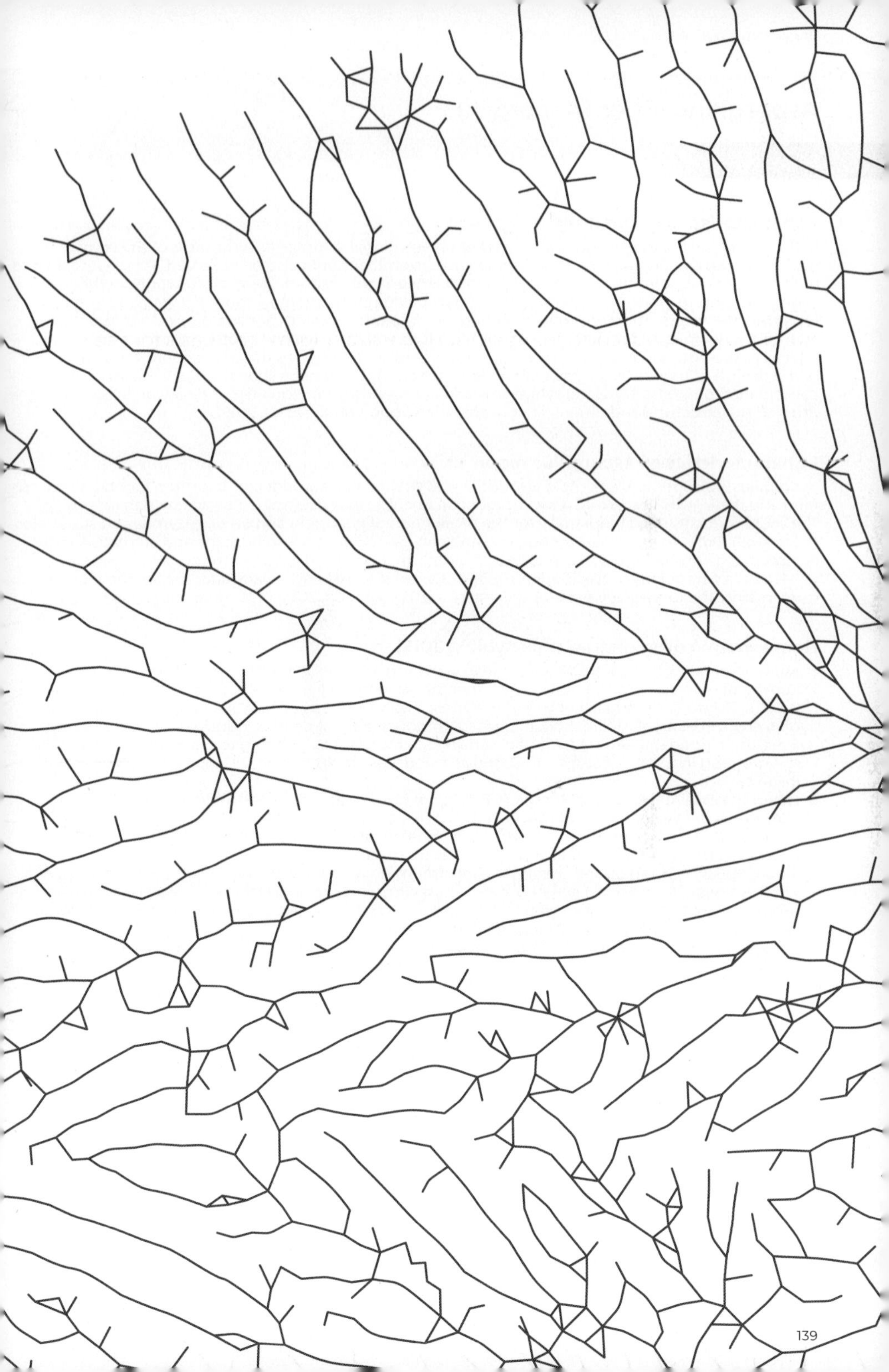

Aspergillus niger (Asperg-n)

Drugs from fungi

› Characteristics of the drug

In the drug proving, major findings were: mental/emotional symptoms, symptoms of the respiratory tract, reproductive organs and on the spine and extremities could also be observed. These were related to the autonomic system and indicated an imbalance in this system. These dysfunctions in the vegetative system were often combined with symptoms in the mental/emotional area and in the reproductive system. The symptoms involving the respiratory system are also often reminiscent of autonomic nervous system imbalance. This is understandable, since respiratory disorders are closely related to the emotional domain (anxiety, restlessness). In addition to the endocrine/vegetative aspect of the drug, a reference to the musculoskeletal system has also been shown to have an effect. The combination of musculoskeletal symptoms and neuroendocrine regulation indicate an influence of the drug on the structural and organizational area of the body. (Kolosyuk V, 2015).

› Characteristics of *Aspergillus niger*

Aspergillus (A.) niger or black mold is found in the environment worldwide. It is often found on spoiled food and feed, and even in masonry, *A. niger* can become well established under favorable conditions. The mold is mainly used industrially for the production of citric acid and other enzymes and substrates (Yu R, 2021). But *A. niger* is also pathogenic and can cause infections in humans and animals. Allergic symptoms, chronic lung disease, and even invasive infections can occur. Immunocompromised patients are particularly at risk (Cadena J, 2021). Organ systems particularly affected are the respiratory tract (mainly the lungs), but also the skeletal system (Koehler P, 2014) or the kidneys (Zhou L, 2017).

Homeopathic drug picture (Kolosyuk V, 2015)

- **Mind:** Hypersensitivity, wanted to cry while watching a movie. Mental activity Anxiety at night. Feeling of helplessness. Weakness from mental exertion. Feel more impressionable. Desire to be helpful. Desire to drive fast. Feeling affectionate. Feel offended easily. Wake up at night with feeling of despair. Feeling of melancholy. Increased irritability. Fear of death. Doubtfulness. Feel serenity. Everything suddenly seemed strange. Sensitive to reproaches. Wanting to make jokes. Wake up in the morning in a state of euphoria. Slightly excited. Less mental energy. Causeless anxiety. Fear of insanity.
- **Head:** Tingling in the head at morning. Feeling of heaviness in the head. Pulsing in the forehead. Numbness in the left temple. Tension in the right side. Sense of lightness in occiput. Headache in rainy weather. Hair painful when touch. Headache when moving eyes. Headache after drinking coffee. Headache after smoking. Headache before menstruation.
- **Sleep:** Moaning during sleep. Restless sleep after midnight. Sleeplessness. Feels easier to fall asleep. Feeling sleepy during the day. Sleep interrupted with vivid dreams. Difficulty waking up the next morning. Feel like have energy and feel refreshed after sleep. Falling asleep too late. Shallow sleep, waking up with anxiety. Nightmares with perspiration.
- **Vertigo:** Feeling unsteady. Vertigo when standing up. Feeling of dizziness when looking upwards. Sudden fear and vertigo when driving. Vertigo with sensation of heat in the body. Feel as if swinging when eyes are closed. Dizziness in the dark. Vertigo when look at moving things. Feeling of dizziness from noise on the street in the evening.
- **Eye:** Slight pain in the eyes after waking up. Burning in the eyes after driving. Itching in the eyes. Twitching of the right eye. Feeling exertion in the eyes. Swollen eyelids. Irritation from light. Lachrymation. Tired feeling in the eyes after working.
- **Nose:** Nasal discharge. Nasal congestion upon waking up. Feel as if able to smell less. Increased sensitivity to cold air. Feeling of dryness inside nose. Sneezing.
- **Ear:** Pain in the right ear when coughing. Ears more sensitive to cold. Feeling of congestion while swallowing. Sensitivity to loud sounds. Itching in the left ear. Feeling formication behind the ears. Numbness of the earlobes. Tingling in the right ear when turning head. Feeling pulsing sensation in the left ear while waking. Decreased ability to hear during the day.
- **Face:** Dryness of the lips. Greasy skin of on the face. Slight blushing easily on in the cheeks. Acne appeared in the forehead. Feeling that face skin got became rough. Itching in the forehead itches. Desquamation of skin in the chin region.
- **Mouth:** Sensitiveness of gums. Burning sensation in the tongue. Feel of dryness of palate and the gums. Unpleasant taste in mouth after meal. Bitter taste in the mouth after waking up. Bitter taste in the mouth after meal. Dryness and bitter taste in the mouth at night. Acidic taste in the mouth after meal. Increased salivation before meal.

- **Teeth:** Slight toothache. Increased sensitivity to cold and acidic food. High sensitivity of teeth during while brushing teeth.
- **Throat:** Dryness in the throat causing cough. Throat more sensitive to cold air. Shirt collar causes discomfort. Light pain in the throat at in the morning. Sensation Feeling of sore throat during the night. Pain in the throat on while swallowing. Clothes feeling that clothes are strangling. Slight pain in the throat on inspiration upon inhalation, during lasts for a some few minutes. Pain in the throat on when coughing. Difficulty swallowing and dryness in the throat at night. Feeling of lump in the throat.
- **Larynx / trachea:** Pain behind breastbone on when coughing. Feeling that voice got became rough in the morning. Weakened voice with cold air. Feeling of hoarseness. Tiredness of voice comes quickly on. The voice quickly gets tired when talking. Nasal tone of in voice. Hoarseness in the evening. Feeling that voice breaks when worried. Barking cough that sounds like barking at night. Feeling tension and numbness in the larynx.
- **Stomach / intestines:** Sensation of heat in the upper abdomen after dinner. Eructation. Increased flatulence at night. Heaviness in the stomach in the afternoon. Increased appetite. Rumbling in the stomach before breakfast. Lowered appetite. Unclear abdominal pain after breakfast. Slight pain in the right side of the abdomen after lunch. Feeling thirsty during the night. Hot flashes in the stomach after meal. Heartburn after drinking cold water.
- **Rectum / stool:** Feeling itching in the rectum. Increased flatulence during stool. Slight diarrhea in the morning. Constipation. Anal burning after stool.
- **Female genitals:** The feeling of heat in the genital area. Menstruation began three days earlier than usual. Did not want sexual contact with husband. Sudden urge to urinate. It seemed, that the orgasm is more vivid. Back pain in the middle of the menstrual cycle. Slight numbness and coldness in the genital area. Unusual pain in the lower abdomen during menstruation. Suddenly felt sexual arousal. Pain in the right inguinal area in the evening. There were all sorts of vicious thoughts. A tugging feeling in the right lower abdomen. Menstruation began two days later than usual.
- **Male genitals:** It was like an erection became weak. Pulling sensation in right testicle. Suddenly felt sexually aroused. Pain in the left groin. Noticed some decrease in libido. The feeling of heat in the genital area. Slight difficulty urinating. It seemed, that the orgasm is more vivid. Aching pain in the testes. Obscene thoughts come to mind. Slight numbness and coldness in the genital area. Noticed improved erection.
- **Chest:** Shortness of breath when went outside. Feeling that the Breasts are swollen. The feeling of shortness of breath and anxiety when around large crowds of people on the subway. Intermittent shooting pains in chest when lean forward. The feeling of lack of air when excited. Short-lasting pain in the chest. Waking up with a sense of fear and lack of air.
- **Back:** Tension and stiffness between the shoulder blades. Increased cracking in the neck in the morning. Heaviness and tension in the lower back. For a moment it felt like the neck felt nothing. Quivering in cervical region. Tension and slight pain in lower back at the evening. Numbness and stiffness in lower back after waking up. Feeling of cracking and light pain in dorsal region. Sensation of trembling between shoulder blades accompanying anxiety. Lower back pain after sleeping on hard bed.
- **Extremities:** Cracking in the right shoulder joint upon movements. The feeling of vibration in the arms in the evening when tired. Legs and arms heavy, as if paralyzed. Moderate pain and cracking in the knees. Tingling in the legs the evening after a work day. Stiffness and cracking in the joints of the hands in the morning. Feeling of stiffness and numbness in shoulders. Shooting pain along the right arm was caused by a sharp turn of the head. Feeling of lightness in the legs as if can fly. Sensation of restless legs in the night. Pain and stiffness in the left elbow. Slight pain in the right hip joint. Feeling of numbness and tingling in the feet.
- **Skin:** Redness of the skin in a stuffy room. Skin like someone else's, not mine. Sensation that skin on the feet are getting dry. Increased sensitivity in the scalp. Skin is very sensitive to the cold air. Irritation and redness of the skin from cold water. Slight dryness and burning of skin after a hot shower. Feeling that skin is peeling off. Itching of the skin between the shoulder blades in the night. Redness of the skin in the open air.
- **Cold / fever:** Sweating in the night and woke up with anxiety. Feels as if the whole body became numb and cold. Perspiration with nausea and lethargy when waking up. Heat and sweat on first day of menstruation. Increased perspiration upon physical exertion. Non-stop chills continued the next morning after waking up. Feeling heat with chills before menstruation. Coldness in general during emotional stress. Sudden chills at night followed by sweating. Heat in the whole body after breakfast. Feeling of weakness and perspiration after waking up. Increased perspiration while feeling anxiety. Short-lasting coldness with shivering after cough.
- **General symptoms:** Suddenly it seemed that all colors became brighter. Suddenly felt sorry for oneself. While riding in the car suddenly lost sense of orientation. Feel unconcerned about past. Had a dream where I drowned and suffocated. Suddenly felt lightness in the whole body. Felt grief the whole evening when remembering dead parents. Feeling of carelessness about future. All smells became enhanced for a few minutes. Mood changed frequently throughout the day. Wanted to cry when remembered first love.

References

- Cadena J, Thompson GR 3rd, Patterson TF. 2021. Aspergillosis: Epidemiology, Diagnosis, and Treatment. Infect Dis Clin North Am. 2021, Jun;35(2):415-434.
- Koehler P, Tacke D, Cornely OA. 2014. Aspergillosis of bones and joints - a review from 2002 until today. Mycoses. 2014, Jun;57(6):323-35.
- Kolosyuk V, 2015. Symptom Picture of Homeopathic Medicine Aspergillus niger. St. Petersburg. 2015.
- Yu R, Liu J, Wang Y, Wang H, Zhang H. 2021. Aspergillus niger as a Secondary Metabolite Factory. Front Chem. 2021, Jul 30;9:701022.
- Zhou L, Zhao H, Chen Z, Zhu L. 2017. Urinary tract aspergillosis in a patient with chronic kidney disease. BMJ Case Rep. 2017, Nov 3;2017:bcr2017221638.

Aspergillus ruber (Asperg-r)

Drugs from fungi

› Characteristics of the drug

During the drug trial, symptoms appeared all over the body without any real focus emerging. Heat and cold were themes that often played a role. Nerve pain or pain reminiscent of it (e.g., shooting pain) was also mentioned more often as a symptom. A majority of symptoms involve the head area (eye, ear, nose, mouth and teeth), throat and chest (Jansen JP, 2015).

› Characteristics of *Aspergillus ruber*

Aspergillus (A.) ruber is a watering can mold that is ubiquitous in soil. In very rare cases, *A. ruber* may be involved in a disease process at one time. In fact, *A. ruber* is of great interest to medicine and industry because of its ability to produce various metabolites. Many of these substances are very promising, also with regard to medical use. For example, some metabolites show antiviral and antibacterial activity (Youssef FS, 2021).

› Homeopathic Drug Picture (Jansen JP, 2015)

- **Head:** Empty sensation.
- **Eye:** Dryness, worse from closing.
- **Ear:** Singing and throbbing in the right ear, lying on the right side ameliorates.
- **Nose:** Malaise feeling from pressure on nasal cavity.
- **Mouth:** Bitter taste.
- **Teeth:** Intense neuralgia in the left upper second molar during a cold. The dentist cannot find any sign. Preceded by itching in the left side of the neck. Worse from contact of opposite molar. Pains wander from lower to upper right jaw. Absent during sleep and after a walk. Pain left upper molar with pain in the right hand.
- **Throat:** Small cough with backache.
- **Stomach:** Smell of cooked food aggravates.
- **Abdomen:** Pressing, shooting sensation in the right side of abdomen, worse from standing on the right leg. With pain of posterior muscles of right upper leg, worse from standing on the right leg.
- **Urine:** Urine becomes more yellow from drinking more water. Urine feels warmer.
- **Female:** Menses in the evening. Vaginal bleeding with sore nipples, one year after menopause.
- **Chest:** Odors from the right axilla only after eating garlic. Twanging and cramping pain on the sternum.
- **Back:** Wide sensation in the right sacro-iliac joint. Sensation as if lower back and pelvis are coming loose. Nagging twitches in the transition between pelvis and back.
- **Extremities:** Heat with coldness of hands. Raynaud syndrome.
- **Heat and fever:** Coldness alternating with heat.
- **Sleep:** Snoring with arrested respiration during sleep. Sleepiness at 14h.
- **Food desire:** Chocolate, coffee, cold food, marzipan, meat, smoking.
- **Food aversion:** Cold food, fats.
- **Generalities:** Warmth. Movement aggravates. Morning on waking and rising.
- **Mind:** Resolute, assertive, firm. Serenity. Language affected. Crying. Doubt. Telegram style.
- **Concomitant:** Stitching pain in the jaws with pain in the right hand.

References

- Jansen, Jean Pierre & Boers, Inge, Louis Bolk Institute. 2015. Symptom Picture of Homeopathic Medicine Aspergillus ruber in Healthy Volunteers: A randomised, double- blind, placebo-controlled study of Aspergillus ruber. Hoofdstraat, Netherlands. 2015.
- Youssef FS, Singab ANB. 2021. An Updated Review on the Secondary Metabolites and Biological Activities of Aspergillus ruber and Aspergillus flavus and Exploring the Cytotoxic Potential of Their Isolated Compounds Using Virtual Screening. Evid Based Complement Alternat Med. 2021, Jan 31;2021:8860784.

Candida parapsilosis (Cand-p)

Drugs from fungi

› Characteristics of the drug

In the remedy proving, a great number of symptoms associated with a mucous membrane appeared, whether in the eye, oral cavity, pharynx, gastrointestinal tract or urogenital tract. Burning and itching accompanies many symptoms, in addition, various skin and mucous membrane manifestations such as scaling, redness, hives-like rashes, ulcers. Other symptoms showed in the mind such as concentration disorders, anxiety and irritability (Brown and Lange, 1992).

› Characteristics of *Candida parapsilosis*

Candida (C.) parapsilosis is a yeast fungus that belongs to the commensal flora. It colonizes the mucous membranes, gastrointestinal tract and skin of humans and animals. However, intestinal dysbiosis, skin barrier disorders or catheters/implants can lead to invasive candidiasis. In this case, morphologically altered growth with pseudohyphae formation also occurs in *C. parapsilosis*. The elderly, premature infants, and immunosuppressed patients, e.g., during chemotherapy or after organ transplantation, are particularly affected by such infections. (Branco J, 2023).

› Homeopathic drug picture (Brown and Lange, 1992)

- **Mind:** Very tired and scatter-brained. Total loss of mind seeing red lights and think they were green. Mind races and words come out in wrong order or mispronounced. Spacy and poor concentration. Concentration difficult. Extremely anxious. More easily aggravated and frustrated. Explosive anger at minor incidents, as though their rights were being infringed upon. Forgetful. Unusually irritable.
- **Head:** Pain. Frontal constriction, worse in direct sunlight. Wakes with a headache, ‚banging' sensation. Outer edges of scalp itch. Eczema, like pustules at the hairline, red, scaly and itching. Itching of scalp: Dry, flaking, reddened spot along hairline. Headache with frontal itching and mild throbbing.
- **Vertigo:** Dizziness and hot flushes, better in open air.
- **Eye:** Itching. Burning pain, wakes at 1 a.m. with burning eyes. Eyes bloodshot, worse medial to iris.
- **Nose:** Sneezing. Left nostril bleeding, bright red blood. Stuffiness.
- **Face:** Tiny, white pimples with dry skin. Lower lip burning and tingling. Lower lip: small dry spot flanking skin (1 x 1/2 cm). Swollen feeling around face, sensation of fine vibration.
- **Mouth:** Burning and tingling in the mouth and lower lip, with a hot sensation in the esophagus down to the stomach. Boil on buccal mucosa of left cheek. Woke up with hives-like swelling of the lower lip. Tingling of lips. Sensitive nodules on the posterior tongue bilaterally, like an aptheous ulcer.
- **Throat:** Itching throat. Woke at 1 a.m. with burning throat and thirst.
- **Larynx and trachea:** Heartburn. Esophageal reflux. Burning and tingling with hot sensation down the esophagus.
- **Stomach / intestines:** Decreased appetite. Very thirsty. Increased appetite. Craves salt. Craves pickles and garlic. Abdominal cramping four hours after eating lunch, better with flatulence. Abdominal cramping five hours after lunch. Gas and bloating after eating with heartburn. Fullness in stomach two hours after eating, duration of seven days. Flatulence, odorous and frequent with lower abdominal cramps. Pain in the left lower abdomen, cramps.
- **Rectum / Stool:** Constipation. Well-formed and hard stools. Loose stools.
- **Bladder / Urine:** Increased urge to urinate. Intense smelling urine. Strong smelling urine with dark, yellow color.
- **Female genitals:** Itching in pubic hair, red and sore, better with bathing. Vaginal itching. Clear vaginal discharge. Elongated cervical mucus during ovulation. Menses eight days late. Egg-white leucorrhoea, dripping discharge.
- **Male genitals:** Decreased sexual desire.
- **Chest:** Sensation of arrhythmias with light headed feeling. Prominent quick heartbeat which reverberates through the chest. Violent heat flutter which caused immobilizing fear, occurred while lying on the left side. Worst premenstrual breast-tenderness ever.
- **Back:** Recurring burning spot on medial border of left scapula, feels as if stung by a scorpion. Upper lateral aspect of right scapula, point feels as sore but no lesion present.
- **Extremities:** Woke with hive-like swelling on the right hip. Forearms very itchy and slightly red on volar surface, worse with wool shirt on. Itchy heel, pruritus. Two small vesicles on right arm under watch, very red and itchy.
- **Skin:** Pimple-like sore on buttocks, pink and raised and sore to touch. Itching all over as if a bug or other irritant were on skin, scratching skin relieves temporarily.

References

- Branco J, Miranda IM, Rodrigues AG. 2023. Candida parapsilosis Virulence and Antifungal Resistance Mechanisms: A Comprehensive Review of Key Determinants. J Fungi (Basel). 2023, Jan 5;9(1):80.
- Brown, Donald and Lange, Andrew. 1992. A homeopathic proving of Candida Parapsilosis. Homœopathic Links. 1992, 01.

Grifola frondosa (Grif-f)

Drugs from fungi

› Characteristics of the drug

Particularly common in drug proving were symptoms of skin and mucous membranes, e.g., nose, eyes, ears, mouth, throat, and respiratory system, often having burning or itching sensations. Headache occurred several times in varying intensities and localizations. Symptoms appeared during proving in the musculoskeletal system, vascular system, head, teeth, mind, as well as dizziness during sleep. Subfebrile temperatures, the feeling of cold all over the body, and rapid exhaustion were also observed frequently. The main focus of the drug is on the peripheral nervous system, mucous membranes and skin. (Rolik I, 2011).

› Characteristics of *Grifola frondosa*, the maitake mushroom

Grifola frondosa, the maitake mushroom belongs to the stand fungi (basidiomycetes) and to the family *Grifolacae*. It often grows at the foot of old oaks, rarely also on lime trees, beeches and chestnuts. The distribution area is Japan and from the subtropics to the northern temperate zone. The fungus causes white colored rotting in wood and is an important edible mushroom in China and Japan, but is also highly valued for its medicinal properties. Various constituents of *Grifola frondosa* possess immunomodulatory (Adachi Y, 1994), antitumor (Masuda Y, 2006), antiviral (Zhao C, 2016; Gu C.-Q, 2007), antidiabetic (Lei H, 2007), and anti-inflammatory properties (Su C.-H, 2020). Polysaccharides of *Grifola frondosa* have also been used in metabolic diseases, such as non-alcoholic fatty liver (Li X, 2019) and diabetes (Chen Y, 2019). Several studies have addressed the antiviral properties of *Grifola frondosa*. These showed antiviral activity against herpes viruses, hepatitis B viruses, enteroviruses, and HIV. (Wu JY, 2021).

› Homeopathic drug picture (Rolik I, 2011)

- **Mind:** Calm. More cheerful from the morning. Fewer anxious thoughts. Calmer in evening. Satisfaction and peaceful thoughts. Sudden loss of concentration in morning. Desire to listen to happy music. Slight irritability in evening before sleep. Nocturnal anxiety, fear of going to the toilet in the dark. Acute feeling of loneliness in evening.
- **Head:** Sharp attack of head pain, mainly in temples. Headache with nausea when overtired. Sensation of pressure on neck. Slight pulling headache in right temple. Reduction in morning headaches. Reduction in usual headaches.
- **Sleep:** Sleep disturbed. Dreams with scary scenes. Nightmares. Very good sleep. It is hard to fall asleep. Deeper sleep. Sleep with no dreams.
- **Vertigo:** Attacks of vertigo in morning after waking.
- **Eyes:** Irritation in right eye. Lacrimation. Severe burning in eyes and lacrimation in evening while watching television. Sty on left lower eyelid. As if a veil before eyes after waking up. Puffiness of the lids. Redness of eyelids. Conjunctivitis in right eye. Lacrimation while going for a walk. Sharp pain in eyes with lacrimation. Itching in eyes, esp. in the corners. Eyes tired, desire to close them. Sensation of pressure on the eyes beginning in the morning. Lacrimation in a closed space, especially in the heat.
- **Nose:** Sudden itching of the nostrils. Catarrhal rhinitis. Dry rhinitis, with a stuffy right nostril. Spontaneous prolonged sneezing in morning. Tickling in the nose. Yellowish-green nasal discharge for two hours in morning. Slight rhinitis. Slight rhinitis while going for a walk in cool weather. Sneezing in evening, esp. out-of-doors. Slight rhinitis after a meal. Hypersensitivity of nose. Reduction of rhinitis. Severe itching of skin at the root of the nose.
- **Ears:** Hissing in ears during daytime. Slight blockage of left ear. Itching of skin of ears. Sensation of wax in ears. Redness of ears after drinking red wine.
- **Face:** Hot flushing of face. Redness of face. Puffiness of face.
- **Mouth:** Blister rash on the lips. Bitter taste in mouth. Stomatitis. Sore feeling of mucosa in cheeks. Puffiness of lips. Dryness and cracking of the lips. Less bleeding of gums. Foul odor from mouth. Burning of the tongue. Herpes labialis. Itching of skin around mouth. Slight itching of the lips. Rapid healing of herpetic lesions on the lips. Rapid healing of small wounds in mouth.
- **Teeth:** Toothache (upper front teeth). Unbearable pain in a gap between teeth in upper gum. Teeth hypersensitive to cold.
- **Throat:** Sore throat when resting and when speaking. Burning in throat. Pain in throat on swallowing. Tension in back of throat. Scratching in throat.
- **Larynx / trachea:** Cough. Cough when smoking. Burning of the palate. Infrequent dry cough in a room. Reduction in coughing in morning. Respiration easier at night. Desire to expectorate. Sharp cough when walking quickly.

- **Stomach / intestines:** Drawing pain on right side of costal arch. Nausea. Rumbling on right side of abdomen and in umbilical navel region. Constipation. Feeling of fullness, cramps in stomach. Cramp-like pains in upper abdomen. Severe flatulence. Slight nausea before eating. Appetite improved. Stomach calmer than usual.
- **Rectum / stool:** Diarrhea. Fluid stool in evening. Itching of anus. Burning in anus with soft stool. Sudden diarrhea after eating (in the morning). Stool easier. Itching of hemorrhoids diminished.
- **Female genitalia:** Dull pain in region of the pubic bone during urination. Urge to urinate. Bladder feels as if not completely emptied. Ravenous hunger at midnight.
- **Male genitalia:** Acute cutting pain in urethra when seated. Drawing in scrotum, extending as far as perineum.
- **Chest:** Rattling sound in ribcage. Pain in heart area upon physical exertion (swimming). Pain in right lung. Stabbing pain in right side of chest. Pain in right breast. Cardiac pain and heart palpitations.
- **Back:** Dull ache through whole back. Sacral pain near left kidney. Backache between shoulders. Pain in cervical area, irritation of right shoulder. Tension in area of cervical spine.
- **Extremities:** Itching of left heel. Cutting pain in right shin in evening. Muscle cramp in legs at night. Pain in calves upon intensive walking. Hot feet. Coldness of feet.
- **Skin:** Irritation and burning of skin on the right side of the ribcage. Rash on the skin over the ribcage. Redness of skin over the sternum. Itching on upper part of body. Rapid healing of minor wounds on palms of hands. Rapid healing of minor wounds on the scalp. Reduction of itching of the skin all over the body. Brief itching of skin in the sacral area, day and night.
- **Chill:** Coldness of the whole body. Slight shivering from morning onwards. Sub-febrile body temperature.
- **General symptoms:** Improvement of general condition. Lightness. Increase in activity. Warmth all over the body. Rapidly becoming exhausted. Tiredness in the morning. Feels tired and heavy after eating.

References

- Adachi Y, Okazaki M, Ohno N, Yadomae T. 1994. Enhancement of cytokine production by macrophages stimulated with (1-->3)-beta-D-glucan, grifolan (GRN), isolated from Grifola frondosa. Biol Pharm Bull. 1994, Dec;17(12):1554-60.
- Chen Y., Liu D., Wang D., Lai S., Zhong R., Liu Y., Yang C., Liu B., Sarker M.R., Zhao C. 2019. Hypoglycemic activity and gut microbiota regulation of a novel polysaccharide from Grifola frondosa in type 2 diabetic mice. . Food Chem. Toxicol. 2019, 126:295–302.
- Gu C.-Q., Li J.-W., Chao F., Jin M., Wang X.-W., Shen Z.-Q. 2007. Isolation, identification and function of a novel anti-HSV-1 protein from Grifola frondosa. Antivir. Res. 2007, 75:250–257. .
- Lei H., Ma X., Wu W. 2007. Anti-diabetic effect of an α-glucan from fruit body of maitake (Grifola frondosa) on KK-Ay mice. J. Pharm. Pharmacol. 2007, 59:575–582.
- Li X., Zeng F., Huang Y., Liu B. 2019. The positive effects of Grifola frondosa heteropolysaccharide on NAFLD and regulation of the gut microbiota. Int. J. Mol. Sci. 2019, 20:5302.
- Masuda Y., Kodama N., Nanba H. 2006. Macrophage J774. 1 cell is activated by MZ-Fraction (Klasma-MZ) polysaccharide in Grifola frondosa. Mycoscience. 2006, 47:360–366.
- Rolik I., Tschujkina E. 2011. Homöopathische Arzneimittelprüfungen der Präparate Bacillus cereus, Bacillus firmus, Mycobacterium phlei, Propionibacterium avidum, Grifola frondosa. www.provings.info. 2011.
- Su C.-H., Lu M.-K., Lu T.-J., Lai M.-N., Ng L.-T. 2020. A (1→6)-Branched (1→4)-β-d-Glucan from Grifola frondosa Inhibits Lipopolysaccharide-Induced Cytokine Production in RAW264. 7 Macrophages by Binding to TLR2 Rather than Dectin-1 or CR3 Receptors. J. Nat. Prod. 2020, 83:231–242.
- Wu JY, Siu KC, Geng P. 2021. Bioactive Ingredients and Medicinal Values of Grifola frondosa (Maitake). Foods. 2021, Jan 5;10(1):95.
- Zhao C., Gao L., Wang C., Liu B., Jin Y., Xing Z. 2016. Structural characterization and antiviral activity of a novel heteropolysaccharide isolated from Grifola frondosa against enterovirus 71. Carbohydr. Polym. 2016, 144:382–389.

Mucor racemosus (Mucor-r)

Drugs from fungi

› Characteristics of the drug

In the drug proving, symptoms that appeared were most like ones that would occur due to a circulatory disorder. The symptoms were muscle pain or chronic pain in general, headache, dizziness, swelling/ edema, digestive disorders and too high or too low blood pressure. This areas of application are complaints in the blood vessels, chronic (infectious) inflammations, allergies and processes with a chronic stasis and (Rolik I, 2014).

› Characteristics of *Mucor racemosus*

The grapey head mold *(Mucor (M.) racemosus)* belongs to the zygomycetes and is found in soil worldwide. It is particularly common in grain seeds, moldy hay, tomatoes, and also in meat. *M. racemosus* is therefore also one of the food spoiling organisms. Inhalation of mold spores can cause allergy or, in immunocompromised patients, infection. However, *M. racemosus* is also a component of the human mycobiome and changes in its abundance are associated with various diseases. Patients with obesity may experience a decrease in *M. racemosus*. Studies have shown that this decrease is negatively associated with BMI, %fat, LDL cholesterol, triglycerides, uric acid and CRP (Mar Rodríguez M, 2015). An association between mycobioma and atherosclerosis of the carotid artery has also been demonstrated. The presence of *M. racemosus* is negatively associated the Framingham Risk Score (for cardiovascular disease) and the thickness of the intima media of the carotid artery (Chacón MR, 2018).

› Homeopathic drug picture (Rolik I, 2014)

- **Mind:** Changing mood throughout the day. Nervousness during the day. Good mood. Surface-level thoughts. State of the emotional numbness. Bad thoughts at night. Unwillingness to do anything decreased. Short-term feeling of internal emptiness.
- **Head:** Feeling of heaviness in the nape. Light migraine in the right side of the head. Pressing headache disappeared. Light headache from the nape began to go away. Pulsing feeling in the area of forehead over the right eye. Pressure in the left temple increased at night.
- **Sleep:** Short sleep. Vivid dreams during some nights. Disturbed sleep disappeared in the morning. Sleeping disturbances in the middle of the night.
- **Vertigo:** Dizziness in the evening. Vertigo decreased. Dark dots visible through the eyes disappeared. Vertigo began to occur while in bed.
- **Eye:** Swelling around eyes gradually went away. Light pain and pressure in the eyes. Feeling itching in both eyes. Feeling „of sand in eyes“. Momentary burning in the right eye. Burning feeling in eyes. Feeling of fog in eyes decreased. Need to wipe eyes
- **Nose:** Slight nasal congestion. Usual nasal congestion began to clear up. Nasal congestion disappeared. Slight nasal bleeding in the evening. Nose became more congested. Itching in the nose in the morning. More sensitive when inhaling air. Itch in both nostrils.
- **Ear:** Ringing in the right ear decreased. Earlobes feel cold. Increased ringing in the ears. Feeling of heat in the inside of the ear at night. Light pain in the left ear. Itching in the right ear disappeared. Right ear clogged when blowing nose. Voices seem distant.
- **Mouth:** Bitter taste in mouth. Light swelling of the lower lip. Itching of the lip in the morning. Slight metallic taste in mouth. Bitter taste in the mouth. Gingivitis began to get better. Feeling as if tongue were covered in velvet.
- **Teeth:** Slight toothache at night. Teeth are sensitive to cold air. Teeth more sensitive when being brushed.
- **Throat:** Feeling of sore throat. Sore throat only when swallow. Pain in the throat when drinking of hot drinks. Feeling of sore throat disappeared. Swallowing became a little painful. Feeling a need to wash down food. Dryness in the throat, especially at night.
- **Larynx / trachea:** Dry cough. Slight pain in the larynx with the cough. Cough in the morning with phlegm. Feeling that there is a lump in the larynx compels one to swallow. Dry cough disappeared. Choking dry cough while waking up in the morning. Unable to get enough air.
- **Stomach / intestines:** Excessive appetite. Abdominal feeling of being full decreased. Frequent stool with diarrhea after eating. Flatulence in lower abdomen at night. Loud intestinal noises. Burping decreased. Acute pain in the lower abdomen. Feeling of heartburn before sleeping disappeared. Feeling of sickness with strong heartburn in the morning. Pain on the left of the ileum area after eating. Pain in the area of the left flexure after meals. Disgust about food in the evening. Pulsation in abdomen while lying on back.
- **Rectum / Stool:** Constipation. Hemorrhoids become less prominent after defecation. Complicated

defecation, stopped having firm stool. Burning in the anal area. Feeling of insufficient, incomplete stool disappeared. Soft stool. Light diarrhea.

- **Female genitals:** Itching of the external genitals decreased. Excessive sexual desire. Heaviness in the lower abdomen disappeared. Frequent Urination. Missing periods.
- **Male genitals:** Frequent urination at night. Painful and complicated urination stopped. Feeling of the pressure in prostate gland at morning lessened. Spontaneous erection in the morning.
- **Chest:** Pain in the breast before menstruation decreased. Feeling of heat in mammary glands. Pain in the right chest. Light pains behind the breastbone.
- **Back:** Spine stiffness in the morning. Pain in left kidney area. Spasms in cervical muscle on the left side. Slight pains in the back at night. Pain in the waist decreased by the end of the day. Lumbar pain when waking up decreased.
- **Extremities:** Light pain in the shoulder muscles. Stiffness in the wrists decreased. Pain in shoulder joints went away. Cold feet at night and in the morning. Feeling of heaviness in the left shinbone at night. Feeling of heaviness in the legs with movement. Feeling of cold and wet palms.
- **Skin:** Slight itching in the back. Burning of the skin in the night. Itching of the skin and rashes on both elbows. Allergy rash on the hands decreased. Redness and itchy rash in the crook of the arm disappeared. Skin dryness in the lumbar area. Itching in the area of the shoulder-blades, increasing with an emotional burden. Perspiration while sleeping.
- **Cold / fever:** Feeling of chills during the day. Increased temperature. Chills in spite of being under warm cover at night. Heat in general at night.
- **General symptoms:** Hypotension. Desire for activity throughout the day. Slight tachycardia. Disgust toward greasy food. A lot of energy during the day. Feeling like have broken down by the end of the working day. Nausea after eating. Not feeling rested after sleep. General weakness decreased. Rise of the arterial blood pressure at evening.

References

- Chacón MR, Lozano-Bartolomé J, Portero-Otín M, Rodríguez MM, Xifra G, Puig J, Blasco G, Ricart W, Chaves FJ, Fernández-Real JM. 2018. The gut mycobiome composition is linked to carotid atherosclerosis. Benef Microbes. 2018, Feb 27;9(2):185-198. doi: 10.3920/BM2017.0029.
- Mar Rodríguez M, Pérez D, Javier Chaves F, Esteve E, Marin-Garcia P, Xifra G, Vendrell J, Jové M, Pamplona R, Ricart W, Portero-Otin M, Chacón MR, Fernández Real JM. 2015. Obesity changes the human gut mycobiome. Sci Rep. 2015, Oct 12. doi: 10.1038/srep14600.
- Rolik I. 2014. Symptom Picture of Homeopathic Medicine Mucor racemosus. Moskau. 2014.

Penicillium chrysogenum (Penic-ch)

Drugs from fungi

› Characteristics of the drug

In drug proving, symptoms were relatively evenly distributed throughout the body, but were most prevalent in the nasopharynx/lungs, stomach/intestines, and extremities. Other symptoms were evident in the female and male genitals and often affected the head, sleep, dizziness and mood symptoms. Among the observable symptoms, an increase or, on the contrary, the decrease of strong or silent inflammatory processes stood out. These symptoms were expressed as an increase or decrease in pain or an increase or decrease in signs of inflammatory swelling. Chronic infectious-inflammatory diseases of the nasopharynx and respiratory tract were frequently observed in combination with reactions of the thermoregulatory center (dizziness/feeling cold). (Kolosyuk V, 2016).

› Characteristics of *Penicillium chrysogenum*

Penicillium (P.) chrysogenum belongs to the brush molds and is ubiquitously distributed. It is found in soil, rotting plants, grains, and spoiled fruits and vegetables. The fungal spores can easily disperse through the air and thus also enter living spaces, where *P. chrysogenum* can then be detected on surfaces such as drywall, all types of wood, wallpaper, carpet, paint, textiles, and dust. Molds can cause allergy symptoms, including nasal congestion and/or runny nose, sneezing, irritated eyes, coughing, whistling breathing, itching of the eyes, nose and throat (American College of Allergy). *P. chrysogenum* is also an important producer of various metabolites and antibiotics. The first antibiotic used in medicine – penicillin – was isolated from *P. chrysogenum* by A. Fleming.

› Homeopathic drug picture (Kolosyuk V, 2016)

- **Mind:** Feels down. Anger. Has old anxieties and fears. Increased irritability. Feels a little aggressive. Causeless anxiety. Irritability in busy places. Apathy. Restlessness before sleep. Bad mood and desire to cry. Feeling affectionate. Slight depression. The whole day had a feeling of loneliness. Sadness from listening music.
- **Head:** Right-side frontal headache. Pain in the forehead. Pain in the forehead and occipital region in the afternoon. Pulsing ache in the left forehead. Pain in temples which comes and goes. Mild tension and pain in the nape in the evening after work. Waking up with a heavy-feeling head in the morning. Feel that hair became drier. Tingling in the head in the morning. Pain in the nape, numbness in occipital with heaviness. Slight left-side hemicranias. After waking up felt slight short-lasting pain in the right side of the head. Heaviness in the head. The greasiness of the scalp and hair became sebaceous. Short-lasting headache in cold room.
- **Sleep:** Desire to sleep all day. Sleeplessness. Vivid dreams were noted. Woke up several times. Feels more easy to fall asleep. Woke up two times during the night, feeling heat and being sweaty. Felt more rested and could sleep enough in the morning. Sleep was somewhat restless. Very sleepy in the morning. Vivid and abstract dreams. Felt sleepier than usual in the morning.
- **Vertigo:** Slight vertigo. Vertigo - when turning the head from right to left. In the evening - dizziness when looking upwards. Loss of equilibrium when turning the head. Vertigo when moving the head backwards, upon waking up the next morning. Mild dizziness and nausea in crowded and warm room. After work day had vertigo when looking at moving things, and from loud sounds.
- **Eye:** Swelling of the eyelids in the evening. During the day had double vision several times, when had anxiety. During the evening often need to rub the eyes as if there were sand in them. Pressing pain in the right eye. Feeling of veil before the eyes. Increased lacrimation. Itching in the eyes in the morning while walking. Feeling of mucus in the right eye. Itching in the eyes for a few minutes. Difficulties using the computer due to double vision. Twitching of the right eye for a moment. Redness in the eyes in the morning. Feeling overexertion in the eyes.
- **Nose:** Nasal catarrh. Feels nasal congestion in cold and damp air. Burning in the nose. Noticed crust in the nose. Nasal discharge. Constant sneezing during the day. Nasal secretion aggravated by cold air. Feeling irritation in the nostrils. Runny nose in cloudy and rainy weather. Feeling like able to smell less. Burning in the right nostril. Itching sensation in the nose. Noticed several small red spots on the nose. Slight epistaxis. Nasal congestion during some days while waking. Nasal discharge smelled badly. Noted nasal congestion several times if in a stuffy room. Feel of dryness inside nose. After an emotional disturbance there was burning in the nose for a few minutes. For a moment felt like it was difficult to breathe through nose. Sensation that nasal mucosa had increased sensitively to damp air and air conditioning.
- **Ear:** Buzzing and tingling in the ears. Throbbing pain in right ear for 2-3 minutes. Itching in the ears. Feeling some congestion in the ears when swallowing. Stabbing pains in the ears. Feeling as if deaf

for a moment. Alternating slight pains in the right ear. Sensation of a blast in the ears for a moment. Itching in the right ear. Pain in the ears radiating to the nasal root. Feeling like sense of hearing improved. An unpleasant ringing sound occurs periodically in the ears. Decreased sense of hearing. Several times felt strange noise in the ears.

- **Face:** Feeling like the face is rough. Pain in the right malar region. In a specific situation, the face became pale and cold. Itching in the chin region. Swelling and pains in the right salivary glands. Pimples with itching in the forehead region. Dryness in the lips before talking. Slight pain in temporal-maxillary articulations. Burning of skin on the face in a tight and stuffy room. Feeling irritation of the facial skin in cold and windy weather. Noticed unusual reddening of the face in cold or hot place, and also when excited. Sudden heaviness and numbness at the nasal root. Slight rash on the cheeks by the evening. Cracked appearance on the lips.
- **Mouth:** Feeling dryness in mouth the whole night. Increased salivation before eating. Bitter taste in mouth at night. Bad breath. Suddenly woke up with the feeling that the tongue does not fit in the mouth. The gums were very sensitive when eating. Itching in the lips after a meal. Sensation of numbness in the tongue. The tongue and gums seemed rough and dry. Burning sensation in the tongue. Bitter taste in the mouth after a meal.
- **Teeth:** Toothache on right side of mouth. Hypersensitive teeth. Teeth more sensitive to cold and hot drinks. Itching of gums. Burning sensations of gums. Bleeding of gums after brushing teeth.
- **Throat:** Sore throat with dryness in throat. Sensation as if something pressed on the throat when thought of the future. Feeling irritation and swelling in the throat. Sore throat with pharyngeal secretion. Pain in the throat when swallowing. Sudden feeling of compression in the throat aroused if worried. Pain in the throat when yawning. Light pain in the throat in the morning. Sensation of sore throat during night. Burning in the throat and increased salivation. Sore throat with sensation of scratching while coughing. Feeling like tonsils are swollen. Dry irritated throat upon waking up.
- **Larynx / trachea:** Suddenly lost voice when was nervous. Sensation of foreign object behind the breastbone. Dry cough during the night. Feeling dryness and burning in larynx. Feeling of suffocation when drinking. Cough and a pain in larynx after speaking for a long time. Tiredness of voice. Sore throat was appearing after meals. Nasal tone in voice. Hoarseness in the evening. Choking on cold drinks. Feeling of pressure and numbness in larynx when agitated. Scratching sensation behind the breastbone. The voice became gruff when speaking. Voice weakened in cold air.
- **Stomach / intestines:** Nausea at the night with burping. Brief stabbing pain happened several times in the navel area. Wake up at night because of heartburn. Nausea after eating fatty food. Pain in the upper abdomen or a pain on empty stomach with lots of hunger when standing up. Nausea after breakfast. Burning in epigastrium. Pain in left hypogastrium. Pain in the mesogastrium after eating. Eructation. Abdominal distention during the day. Slight eructation after lunch until evening. Acid reflux. Feeling thirst during the night. No appetite in the morning, the thought of eating caused nausea. Desire for fresh fruits. Abdominal pressure upon waking up, intensive cramp-like pain in lower abdomen. Intensive rumbling in the stomach. Sudden pain in the left hypogastrium before lunch, like intense spasm. Heaviness in the stomach. Flatulence after eating. Audible bowel sounds after breakfast. Stabbing pain in suprapubic region.
- **Rectum / Stool:** Constipation on with little desire for stool. Anal burning after stool. Urge to defecate with cramp-like pain in left lower abdomen. The stool became more formed (dense). The odor of the stool was unusually fetid. Feeling itching in the rectum at night. Difficult and unsatisfactory defecation. Felt bloating more often than usual. Burning sensation in the rectum, feces in form of balls. The stool was twice a day instead of once like usual. Defecation with tenesmus. Crawling feeling in the perianal region. In days of intake the usual constipation ceased. Slight diarrhea.
- **Female genitals:** Menstruation happened two days later. Pain in the right side of lower abdomen before menstruation, with slight dizziness. Slight vaginal bleeding, dark-coffee colored. Menstruation happened on time, but had unpleasant odor. Menstruation was more profuse during sleep. Yellowish mucous vaginal secretion, slight itching. After menstruation - two days mild pain in the lower abdomen, with nausea and fatigue. Before the next menstruation there were none of the usual irritability and abdominal pain. Itching sensation in the genital tract. Slight pain in the lower back on the first day of the menstrual cycle.
- **Male genitals:** Slight difficulty urinating. Feeling of heaviness in perineum. In the middle of the third day there was a mild burning sensation during urination. Frequent enuresis. At night slight pain in the crotch, at the thought of it, no desire for sexual relations. Noticed urine had a strong yellow color at evening. In the morning urine was cloudy and foamy, with slight dysuria. In the morning noticed a slight redness around the glans penis. Feeling of heat in genital area, and heightened sexual arousal. Diminution of the flow of urine. Itching and redness of the glans. Feeling of stabbing pain in perineum region several times throughout the day.
- **Chest:** Dry cough with retrosternal pain and difficulties coughing up phlegm. When doing normal sports quickly had difficulty breathing. Short-lasting shortness of breath (when woke up with fear of death at night). Sensation of swollen breasts before menstruation. Cough with nausea in the morning. Pressing pain in the upper part of chest. Woke up at night feeling like the heart was beating faster. Shortness of breath. Cough with phlegm being coughed up after workout at the gym. Retrosternal pressure feeling, with feeling of not having enough air. Stabbing pain in the right lower side of the chest. Feeling of heaviness, stasis and tension. Painful heart palpitations in the chest. Pain

in the heart region due to anxiety. Feeling of lack of air when I was excited.

- **Back:** Stabbing pain upon movements. Numbness in the neck. Pain with feeling of weariness. Stiffness and tension in the neck. In lower back region, backache that felt like pressure. Heaviness and tension in the lower back in the afternoon. Pain with sensation of weariness of lower back region, sudden pressure. Heaviness and pressure. Numbness and pressure. Numbness and stiffness in lower back while waking. Dull ache in the sacrum. Pain in the right side of the neck upon movements. Pain and heaviness in lower back appeared after sitting for a long time.
- **Extremities:** Slight pain in the right hip joint. Pain in the right knee. There was itching in the thumb of the right hand. Pain and a stiffness in joints of fingers in the morning. Pain in the knees during the day. Felt dryness and roughness of the skin on the elbows. Pain in the left foot when bending over. Stiffness and crunching in the joints of the hands in the morning. Feeling that the skin on the back of the leg became dry and rough. Feeling of stiffness and numbness in the shoulders. Pain in the hip extending the legs. Slight peeling of the skin on the heels. Pain in the right ankle. Burning and throbbing pain in the right foot. Stinging and cramping in the side of the right foot. Pain in the bones of arms and legs. Tugging feeling in the hips during the night. Tingling in the arms at evening. Pulling pain in the arms. Weakness in arms and legs.
- **Skin:** Itching and burning of skin on the chest. Small rash on the chest. The skin itched a bit after contact with the detergent. Skin was very sensitive to the cold air. Slight peeling of the skin on the belly. Feeling as if skin peels off. Itchy armpits.
- **Cold / fever:** Chills and feeling cold. Trembling at night. The hot flashes (associated with menopause) were less pronounced. Fever and restless sleep at night and feeling of thirst. In mental stress, feeling of heat in the body. Cold and sudden heat with sweat. Increased sweating at night with feeling of helplessness in the morning. In the evening felt slight chills like had a cold. Sudden sensation of chills. Mild chills for a moment. Unusual sweating in stuffy room. Excessive sweat during the night. Noticeable perspiration after being very thirsty. Cold sweats two times in the evening.
- **General symptoms:** Increased appetite with desire to eat frequently. Full emaciation. Feel like bumps on the neck. Sometimes had a sudden feeling of weakness. Desire for sweets. Jerking muscles in the back and in extremities. Upon waking up, felt unusual weakness. In the morning there was a sensation of stiffness in muscles in the whole body. In the evening there was a slight tremor inside the body. Slight pain in the muscles and joints, like the flu.

References

- American College of Allergy, Asthma & Immunology. acaai.org. mold allergies. [Online] [Zitat vom: 12. June 2023.] https://acaai.org/allergies/allergic-conditions/mold-allergies/.
- Kolosyuk V. 2016. Symptom Picture of Homeopathic Medicine Penicillium chrysogenum. St. Petersburg. 2016.

Penicillium glabrum (Penic-gl)

Drugs from fungi

› Characteristics of the drug

This drug proving revealed the following main symptoms in the areas of dizziness, in the throat and in the extremities. Common symptoms also included headache, backache, mood symptoms. Combined symptoms often occurred, for example, complaints in the pharyngeal area were frequently accompanied by symptoms in the respiratory tract. These could have an inflammatory trigger. Possible indications are inflammatory and infectious diseases of the nasopharynx and in the respiratory tract. Complaints in the cervical and upper thoracic spine, with headaches and dizziness. (Kolosyuk V, 2016).

› Characteristics of *Penicillium glabrum*

Penicillium (P.) glabrum is a ubiquitous mold that can be frequently detected on fruits, nuts, and cereals, for example. *P. glabrum* is also found on trees. However, health problems can occur, especially if fungal spores are regularly inhaled. This particularly affects employees in the cork processing industry. *P. glabrum* is one of the main causative agents of suberosis, hypersensitivity pneumonitis, which is caused by repeated exposure to moldy cork dust during industrial processing (Pimentel JC, 1973).

› Homeopathic drug picture (Kolosyuk V, 2016)

- **Mind:** Woke up in the morning in a state of euphoria. Anxiety about future. Hypersensitivity, wanted to cry while watching usual things. Feel more impressionable. Feeling affectionate. Anger with annoyance. Anxiety at night. Weakness from mental exertion. Feel apprehensive. Fear of death. Doubtfulness. Lack of interest with what was important before. Emotions excited easily. Lowered mental energy. Difficulty concentrating. Distracted while driving. Indifference. Desire to be alone. Causeless anxiety.
- **Head:** Pain in the right temple. Heaviness in the head. Stabbing headache on the right side. Tingling in the head at morning. Headache aggravated by movement. Aching headache in the morning in forehead region. Left-sided headache like pricks and numbness. Dull frontal headache with sensation of pressure above the eyes. Stabbing pain in the temples disappearing when sleeping. Throbbing pain in temporal regions. Frontal headache radiating to ears. Pulsating in the forehead. Sense of lightness in occiput. Headache in rainy weather. Hair painful when touch. Right-sided supraorbital pain. Pain and heaviness in the nape. Headache from eyes moving. Heaviness in occiput. Right-sided feeling of heaviness and pain from nape to shoulder. Headache before menstruation.
- **Sleep:** Sleepiness all day. Sleeplessness. Difficulty falling asleep. Sleeps very lightly. Restless sleep with sweating. Unusual fears when waking up, after nightmares. Moaning during sleep. Restless sleep after midnight. Feeling sleepy the next day. Interrupted sleep with vivid dreams. Feel energy and freshness after sleep. Too late falling asleep. Shallow sleep. Waking with anxiety. Nightmares with perspiration.
- **Vertigo:** Vertigo. Feeling unsteady. Loss of equilibrium when turning head. Vertigo when look on moving things. Vertigo upon standing up. Sensation as if everything was moving when lying down. Feel vertigo from noise on the street at the evening. Continuous vertigo in the morning. Dizziness upon looking upwards. Vertigo after eating. Sudden fear and vertigo when driving. Feel as if swinging after close eyes. Dizziness in the dark. Vertigo does not allow to fix the gaze. Vertigo during menstruation. Vertigo with heaviness in occiput. Sensation of things rotating around. Vertigo when lying down. Feel dazed as things in the same place were moving. Vertigo with sensation of heat in the body.
- **Eye:** Swelling of eyelids. Itching in the eyes at night. Twitching of the right eye. Pain in the eyes when moving. Redness of the eyes on the morning. Slight pain in the eyes after waking up. Swelling and redness in the upper eyelids. Sensation of dryness in the eyes. Feeling of exertion in the eyes. Irritation from light. Eye bags. Tired sensation in the eyes after working. Sensation of sand in in eyes with burning feeling. Flickering in the eyes as if everything is out of focus. Feeling of tiny lights in the eyes, difficult to get vision to focus when reading. Blurred vision in the evening.
- **Nose:** Burning in nose. Sneezing. Increased nasal secretion in the morning. Nasal discharge profuse at night. Redness of the nostrils on the evening. Nasal congestion after waking up. Nasal catarrh in the morning. Slight bloody nasal secretion in the morning. Nasal discharge. Feeling like can smell less. Nasal secretion accompanied by lachrymation. Right-sided nose bleeding. Hyaline nasal secretion. Increased sensitivity to cold air. Feeling of dryness inside nose.
- **Ear:** Feeling of congestion when swallowing. Head was reacting too much to sounds. Itching in the left ear. Mild pain in the right ear during cough. Slight pulsation in the left ear in the evening. Ears more sensitive to cold. Lowered hearing during the day. Pulsation in the ears when lying down.

Feeling formication behind the ears. Numbness of the earlobes. Sensation of congestion in the ears. Feeling pulsation in the left ear while waking. Buzzing in the ears like the sound from a high voltage power line. Sudden hearing loss. Roaring and feeling of congestion ears. Paroxysmal pains in the ear during the night burning in the right ear when lying down. Tingling in the right ear while turning head.

- **Face:** Pain in the malar regions. Sensation of light pricks in face. Flashes of heat in the face when feeling anxiety. Dryness of the lips. Greasy skin on the face. Acne appeared on the forehead. Feeling that face skin got rough. Itching of the forehead. Desquamation of skin in the chin region.
- **Mouth:** Burning sensation in tongue. Bitter taste in the mouth after waking. Sensitiveness of gums. Feel dryness of palate. Unpleasant taste in the mouth after eating. Dryness and bitter taste in the mouth at night. Pimples in mouth mucosa. Feeling of dryness in the tongue. Bitter taste in the mouth after meal. Acidic taste in the mouth after meal. Increased salivation before meals.
- **Throat:** Sore throat while waking. Feeling that clothes are strangling. Light pain in the throat in the morning. Throat more sensitive to cold air. Feeling like there is a lump in the throat. Feel like have adenopathy by cold and damp air. Pain in the throat when coughing. Swelling of lymph nodes of the neck upon waking up. Mild pain in the throat radiating to ears. Itching of neck with slight redness. Pressing pain in the left side of the neck. Sensation of sore throat during the night. Dryness in the throat causing cough. Pain in the throat while swallowing. Aching pain in muscles and joints of neck. Pain in the neck after drinking a cold drink. Pain in the right side of the neck, feeling that collar prevents from breathing. Cracking sound in the neck. Feeling of tension in the neck. Stiffness in the neck. Slight pain in the throat on inspiration, for a few minutes. Sensation of numbness in the neck. Collar causes discomfort. Sensation of swelling and pain in the cervical lymph nodes. Pain in tonsils as if by a fishbone. Itching sensation in the throat which provokes cough and lachrymation.
- **Larynx / trachea:** Hoarseness in the evening and in the morning. Feeling that voice got rough at the morning. Feeling that voice breaks when worried. Cough that sounds like barking at night. Feeling tension and numbness in the larynx. Feeling of irritation in the larynx which provokes cough. Weakened voice in cold air. Feeling of hoarseness. Tiredness of voice comes quickly when talking. Nasal tone of voice. Pain behind breastbone when coughing. Feeling that voice became weak. Choking cough at night.
- **Stomach / intestines:** Nausea in the morning and appetite lost. Sensation of discomfort in epigastrium. Rumbling in the stomach before breakfast. Decreased appetite. Intense thirst day and night. Feeling of fullness in the stomach after eating. Colicky pains in the afternoon. Feeling that the bowel is moving intensely. Prick in the right side of abdomen. Pain in the left side of abdomen. Burping. Increased flatulence at night.
- **Rectum / stool:** Sensation of relaxation in the rectal sphincter. Two defecation in a day. Slight diarrhea. Feces are thick and hard to expel. Constipation. Itching sensation in the anus. Feeling irritation of the anal region. Feeling itching in the rectum. Increased flatulence during stool. Slight diarrhea at the morning. Constipation. Anal burning after stool.
- **Female genitals:** Menstruation began three days earlier. Scanty and dark menstruation. Burning sensation in urethra in the morning. It seemed that the orgasm more vivid. The feeling of heat in the genital area. Frequent micturition. There were all different kinds of depraved thoughts. Itching in the urethra. Sudden urge to urinate. Lower back pain in the middle of the menstrual cycle. Abdominal distension three days before menstruation. Delayed menstruation with abdominal pain. Profuse menstruation accompanied by anal itching. Unusual pain in the lower abdomen during menstruation. Suddenly felt sexual arousal. Menstruation began two days later than usual. Menstruation more profuse during movement. Early and foul-smelling menstruation. Prolonged menstruation in a bright red color.
- **Male genitals:** Itching in the urethra. Sudden feeling of heat in the genital area. Burning in the urethra with frequent urination. Slight numbness and coldness in the genital area. Noted improved erection. Pulling pains through groin. Urine with the strong odor. Suddenly felt sexual arousal. Cloudy urine. Aching pain in the left groin. Painful sensation in the right kidney with more frequent urination. Weak erection in the morning with burning sensation in urethra. Aching pain in the testes. Numbness and heaviness in perineum region. As if an erection has become weak. Pulling sensation in right testicle. Slight difficulty urinating.
- **Chest:** Cough in cold places or in open air. Cough with yellow sputum. Retrosternal pressure upon deep inspiration. Shortness of breath when went outside. Feeling that the breasts are swollen. Feeling like didn't have enough air at some points during the night. Palpitations in chest and ears after anger. Sudden retrosternal pain with torso movements. Stabbing pain under the right scapula. The feeling of shortness of breath and anxiety with large crowds of people on the subway. Short-term pain in the chest. Wake up with a feeling of fear and lack of air.
- **Back:** Stabbing pain between the shoulder blades when lying down. Sensation of trembling between shoulder blades when feeling anxiety. Lower back pain after sleeping on hard bed. Piercing pain in the upper back region. Quivering in cervical region. Tension and slight pain in lower back at the evening. Light pricking feeling in the back. Tension and stiffness between the shoulder blades. For a moment it seemed that the neck feels nothing. Drilling pain in left scapula region. In the morning dull pain in upper back radiated to shoulders. Heaviness in upper back with numbness of shoulders and fingers. Numbness and stiffness in lower back after waking up. Feeling of cracking and light

pain in dorsal region. Heaviness in shoulders after sleep. Weariness in shoulders. In the morning increased cracking in the neck. Heaviness and tension in the lower back.

- **Extremities:** Feeling of stiffness and numbness in shoulders. Pain in the right arm from the cold. Lightness in the legs as if can fly. Pain in knees. Pain in the left wrist when moving it. Pain in the right knee upon walking. Pain in the right hand radiated to fingers. Needle-like pricking feeling in fingertips. Stabbing pain in right forearm. Coldness in the feet accompanied with numbness. Pain and pricks in fingers when moving torso. Pain in bones and joints of arms from cold weather. Feeling heat in the fingers. Tugging pain in the shoulders during the night. Slight pain in the right hip joint. Feeling of numbness and tingling in the feet. Aching pain in the right thigh. Cramp from the palm of the right hand to the elbow. Stiffness and cracking of the joints of the hands in the morning. Numbness of fingertips. Cracking in the right shoulder joint upon movements. The feeling of vibration in the arms in the evening when tired. Legs and arms feel heavy, as if paralyzed. Shooting pain along the right arm with a sharp turn of the head. Pain and stiffness in the left elbow.
- **Skin:** Redness and dryness in the skin on the face. Maculo-papular rash, not itching. Slight rash on the cheeks.
- **Cold / fever:** Feeling heat with chills before menstruation. Chills in hands and feet with fatigue. Slight fever at night. Perspiration with nausea and lethargy while waking up. Unusual perspiration during the day from little exertion and excessive sweating during the night. Increased perspiration from common motions. Sweating in the night and woke up with anxiety. As if the whole body became numb and cold. Increased perspiration upon exertion. Heat and sweat on first day of menstruation. Nonstop chills in the morning after waking up. Coldness in general during emotional stress. Sudden chills at night followed by sweat. Short-lasting chills with shivering after cough. Weakness and perspiration after waking up. Heat up of the whole body after breakfast. Increased perspiration while feeling anxious.
- **General symptoms:** Fatigue with general weakness. Highly sensitive to cold air. Doing important things feels irrelevant. Improvement of general health when in warmth. Suddenly it seemed that all colors faded.

References

- Kolosyuk V. 2016. Symptom Picture of Homeopathic Medicine Penicillium glabrum. St. Petersburg. 2016.
- Pimentel JC, Avila R. 1973. Respiratory disease in cork workers („suberosis“). Thorax. 1973, Jul;28(4):409-23.

Penicillium roqueforti (Penic-r)

Drugs from fungi

› Characteristics of the drug

The most common symptoms in the drug trial were from the gastrointestinal tract (stomach/intestine; rectum/stool). Other areas of focus were the nasopharynx and pharynx, extremities, skin, eye and face. Considering all symptoms, it is noticeable that there was a high frequency of skin symptoms and mucosal reactions. The gastrointestinal symptoms prompt us to think more about the connection with the liver, large intestine and small intestine. In addition, an altered response to food was frequently noted. Symptoms in the respiratory tract were most often expressed with shortness of breath, similar to asthma. (Kolosyuk V, 2016).

› Characteristics of *Penicillium roqueforti*

Penicillium (P.) roqueforti belongs to the brush molds and has a ubiquitous distribution. It is found especially in dead, decomposing, organic matter. Specific strains of *P. roqueforti* are used for cheese production. However, these are special cultivated strains, which can no longer cause harm. This is because wild forms of *P. roqueforti* can produce various toxins and, like many other molds, are considered food spoilers.

› Homeopathic drug picture (Kolosyuk V, 2016)

- **Mind:** Indifference to everything. During an evening walk in the park, the animals seemed very touching. Anxiety at night. Suddenly felt guilty for insufficient zeal on the job. Feeling affectionate. It seemed that all problems were easily solved. Increased irritability. Feeling of loneliness. Causeless anxiety. For no reason at all, ideas came up that people were being unfair to me. Agreed with other people easily.
- **Head:** Mild tension and pain in the nape in the evening after work. Sense that the hair became drier. Tingling in the head in the morning. Felt short-term slight pain in the right side of the head. Heaviness in the head. The scalp and hair became a bit greasier. Headache in cold room. I woke up with a heavy head in the morning.
- **Sleep:** Sleep was somewhat restless. Felt sleepy more than usual in the morning. Woke up several times at night. Sleeplessness. Feeling it was easier to fall asleep. Vivid dreams were noted. Feeling sleepy. Felt more rested and like had gotten enough sleep in the morning.
- **Vertigo:** A little dizzy. Dizziness when looking upwards. A little dizzy in the evening. Vertigo when looking at moving things. Felt dizzy when driving in traffic.
- **Eye:** Double vision. Itching in the eyes. It was difficult to work on the computer because the eyes began to tear. Noticed eye redness in the morning. Twitching of the right eye. Wanted to rub my eyes as if there was sand in them. Feeling of exertion in the eyes. Feeling that there was a film on my eyes. Swollen eyelids. Lachrymation.
- **Nose:** Discharge from the nose smells bad. Nasal congestion upon waking up. Nasal breathing was difficult for a short amount of time. Feels as if smelling less. There was a minor discharge from the nose after eating fruit. Increased sensitivity to cold air. Feeling dryness inside nose. Sneezing. Nasal discharge. Within two days of an emotional disturbance there was burning in the nose. Several small red spots on the nose. Noted nasal congestion several times, if the room was stuffy. Crust in the nose.
- **Ear:** After eating fish felt itching in my ears. Feeling of congestion during swallowing. Short-term pain in the right ear. Itching in the ears. Periodic unpleasant ringing in the ears. Reduced hearing. Several times felt rustling in the ears.
- **Face:** Feeling as if cheeks burned. Dryness of the lips decreased. Slight rash on the cheeks. The skin on the face seemed dry and rough. Blackheads on the nose. Itching on the forehead. In the morning the face was a bit swollen. Desquamation of skin in the chin region. Slight burning of the skin in the forehead. Cracked appearance on the lips.
- **Mouth:** Short-term feeling that the tongue didn't fit in the mouth. Sensitiveness of the gums. The tongue and gums seemed rough and dry. Burning sensation in the tongue. Bitter taste in the mouth after meal. Bad breath.
- **Throat:** Feeling of pressure in the throat when worried. Sensation that something is pressing on the throat when thinking about the future. Light pain in the throat in the morning. Sore throat during the night. Pain in the throat when swallowing.
- **Larynx / trachea:** Suddenly lost my voice when nervous. Sore throat occurred after meals. Nasal tone in the voice. Hoarseness in the evening.
- **Stomach / intestines:** Nausea after breakfast. Increased rumbling of the stomach. Eructation. Brief stabbing pain several times in the navel area. Heaviness in the stomach. A few times noted a

heaviness in the right hypochondrium after meals. Feeling thirst during night. No appetite in the morning, the thought of eating caused nausea.

- **Rectum / stool:** Odor of the stool was unusually foul-smelling. Feeling itching in the rectum at night. The usual constipation ceased. Slight diarrhea. The stool was twice a day instead of once as usual. Anal burning after stool. The stool became firmer (dense). Felt bloating more often than usual. Woke up at night because of heartburn.
- **Female genitals:** There was a small pain in the lower abdomen. Menstruation began two days later. I felt itchy in the genital tract (vagina). Back pain in the first day of the menstrual cycle.
- **Male genitals:** Slight burning sensation when urinating. Feeling of heat in the genital area. Small pain in the crotch at night. Slight redness around the glans penis in the morning. Minor difficulties when urinating.
- **Chest:** With normal sports activities shortness of breath developed faster. Feeling as if the heart started beating faster. Shortness of breath appeared several times. Coughed up more phlegm. Feeling of lack of air when excited. Short-term shortness of breath (when woke up with fear of death at night).
- **Back:** Heaviness and tension in the lower back. Numbness and stiffness in lower back after waking up. Feeling of crunch and light pain in dorsal region.
- **Extremities:** Feeling as if the palms are hot. Felt dryness and roughness on the skin of the elbows. There was itching in the thumb of the right hand. Stiffness and cracking of the joints in the hands in the morning. Felt like the skin on the back of the leg became dry and rough. Feeling of stiffness and numbness in the shoulders. At night the skin of the buttocks itched. Slight pain in the right hip joint. Slight peeling of the skin on the heels.
- **Skin:** The skin itched a bit after contact with a laundry detergent which wasn't noticed before. Skin was very sensitive to the cold air. Slight peeling of the skin on the belly. Feeling as if the skin peels off. Itchy armpits.
- **Cold / fever:** While was in mental stress, had the feeling of heat in the body. Mild chill for a moment. The hot flashes (associated with menopause) were less pronounced for several days. Slight chills like having a cold.
- **General symptoms:** Feeling of weakness for several times. There was some stiffness in the muscles. The mood changed frequently throughout the day. Short-term pain in the bones. For a short time, there was a feeling of numbness in the body. Brief tremors in the body. Strange weakness.

References

- Kolosyuk V. 2016. Symptom Picture of Homeopathic Medicine Penicillium roqueforti. St. Petersburg. 2016.

Drugs from bacteria

Introduction

The drugs from this group are produced from various bacteria according to GMP guidelines. After extraction of the microbial cell mass, a standardized comminution of the microorganisms takes place. The resulting extract forms the basis for drug production.

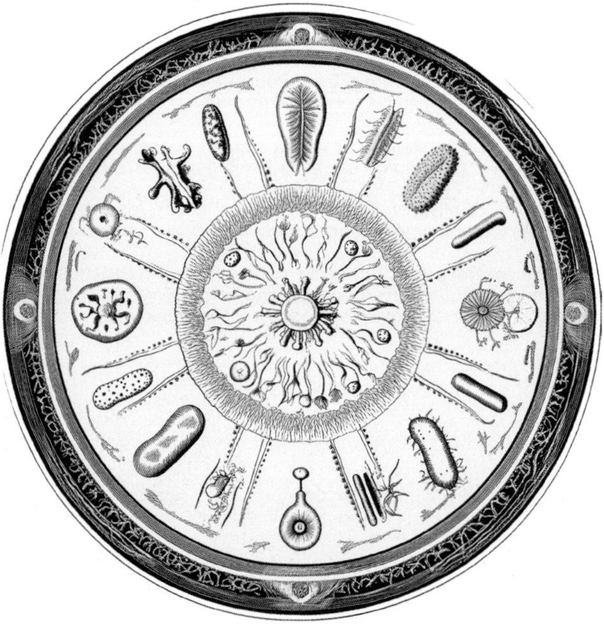

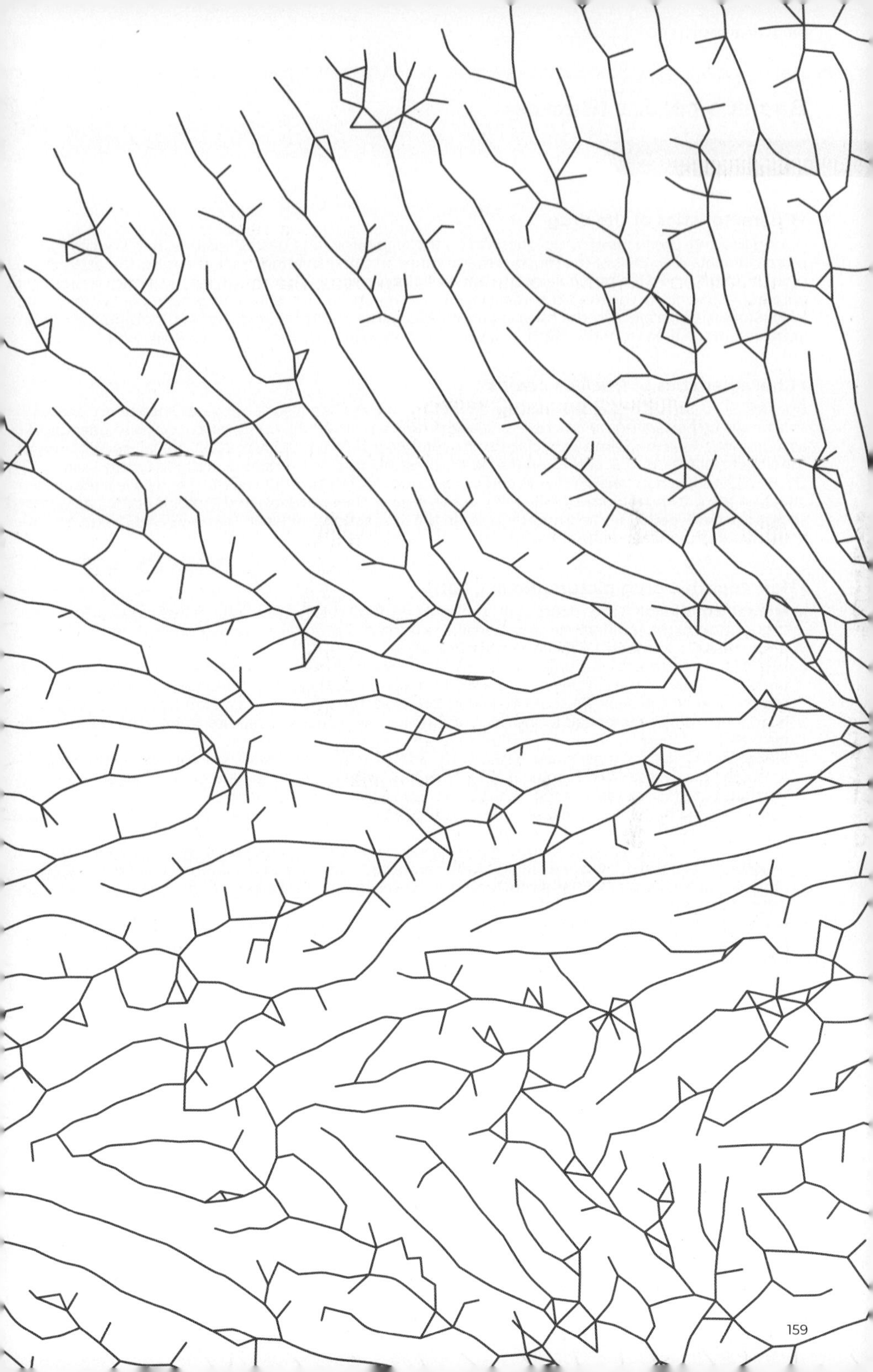

Bacillus cereus (Bac-cer)

Drugs from bacteria

› Characteristics of the drug

During proving, the focus of symptoms was on the respiratory and gastrointestinal tracts. Many symptoms indicate disorders of the mucous membranes. In the respiratory tract, the nose, throat, trachea, bronchi, and lungs were particularly affected. Diverse proving symptoms were seen in the gastrointestinal tract, especially in the mouth, throat/pharynx, stomach, and intestines. Another focus is the musculoskeletal system, especially the muscles, ligaments, joints and spine, and the skin. Individual symptoms appeared in the area from the teeth, as dizziness, change in body temperature. (Rolik I, 2011).

› Characteristics of *Bacillus cereus*

Bacillus (B.) cereus is one of the spoilage agents of food and can also cause gastrointestinal diseases in humans by producing various toxins (Stenfors Arnesen LP, 2008). But *B. cereus* has also been used as a probiotic for a long time, especially in the veterinary field (Duskaev G, 2020). Initial studies support the beneficial effects of *B. cereus* on the gastrointestinal tract in humans as well (de Castro Soares GG, 2017). Studies have shown that *B. cereus* can modulate the immune system and have a regulatory effect on the gut microbiome (Li YT, 2019). In this regard, surface-associated proteins of the bacteria and spores are believed to play an important role in the interactions between *B. cereus* and the gastrointestinal tract (Elshaghabee FMF, 2017).

› Homeopathic drug picture (Rolik I, 2011)

- **Mental/ Emotional:** Good mood. Light thoughts throughout the day. State of insensitivity. Bad thoughts at night. Indifference. Emotionally befuddled. Strong desire to do nothing. Internal emptiness. Good mood. Disinclined to go to work.
- **Head:** Slight headache, starting from the neck. Throbbing frontal headache above right eye. Pain on pressing lightly on the left temple. General medium-grade headache. Pressing headache in the left temple. Pain in the neck. Pressure in the left forehead. The whole forehead feels squeezed. Slight headache from the forehead to the front of the head, sensation of pressure. Pain in the center of the forehead.
- **Sleep:** Short sleep. Restless sleep, bathed in sweat in the morning. Many wild dreams – content forgotten. Sleep disturbed in middle of night. Hypersomnia. Tired, but cannot get to sleep.
- **Vertigo:** Vertigo towards evening. Vertigo on turning from one side on to the other.
- **Eyes:** Swelling of the lachrymal sacs. Pain and pressure in the eyes. Itching of the conjunctiva in both eyes. Itching of the left eyelid. Eye watering. Sensation of sand in both eyes. Brief episode of severe burning of the right eye during the night, causing waking. Rings around the eyes. Spasms in the musculature of the eye while working at the computer. Sensation of a foreign body in the eye. Eyes tired. Sensation as of a hair under the eyelid. Itching of the eyes. Watering of the eyes, especially right. Rings around the eyes. Pain in the left eyeball.
- **Nose:** Catarrhal symptoms. Running of the nose. Bleeding on blowing the nose. Copious transparent nasal discharge. Nose occluded. Burrowing sensation in the sinuses. Nose itching. Smell as of air from the street, which is not quite fresh even in the morning. Itching of both wings of the nose. Rhinitis. Clear discharge. Catarrhal symptoms. Plugged nose without secretion. Nose running. Itching nose. Nose very dry. Unpleasant feeling in the nose, as if a cold were coming on.
- **Ears:** Lobes of both ears cold or warm. Sensation of heat at night in the left inner ear. Earache in left ear. Slight pain in external ear. Itching in inner ears. Coldness of lobes. Sensation of heat in left inner ear.
- **Face:** Facial expression as if in pain. Pain in maxillary sinuses. Small pustules on the chin and on the left cheek. Red cheeks around midday. Facial hot flushes. Beginning herpes below nose. Sensation of constriction of facial skin on cheeks. Painful expression on face. Wings of nose painful. Glowing cheeks.
- **Mouth:** Slight stabbing pain in the upper lip. Neuralgic pain in the lower lip. Sore feeling of the lip in the morning. Slightly metallic taste in the mouth. Bitter taste in the mouth. Redness of oral mucosa. Gingivitis. Unpleasant taste in mouth. Gingivitis. Redness of oral mucosa. Painful lips. Intense salivation. Burning tongue. Tongue coated white. Mouth and lips dry. Rhagades at corners of mouth.
- **Teeth:** Toothache at night. Mild toothache after a hot meal. Suddenly all the teeth were sensitive to temperature.
- **Throat:** Throat painful at midday. Scratching in throat. Stabbing pain in throat, only on swallowing. Soreness of the palate. Sensation of soreness on drinking hot beverages. Slight inflammation of throat. Stabbing pain in tonsils. Sore throat. Burning in the throat. Burning and pain in fauces. The

nerves of the cervical spine "go to sleep" at night (get constricted), it is painful to make a movement. Cervical spine "goes to sleep" at night, frequent waking.

- **Larynx / Trachea:** Loose cough. Dry cough. Pain in larynx on coughing. Stabbing pain at the level of the larynx. Coughing in the mornings with copious purulent expectoration. Dyspnea, coughing, more severe at night. Dry cough on emotional irritations. Scratching in the throat, especially when excited. Dryness in the throat, especially at night. Strong dry cough when waking up in the morning. Spasmodic swallowing. Dry cough. The nose and throat are severely affected by mucus both day and night. Quite large quantities of yellow sputum are blown or spat out. Cough while lying on the back. Unusually frequent tickling cough. Sensation of a foreign body in the throat. Sensation as if the throat were extremely dry. Rattling sounds. Coughing diminished.
- **Stomach / Intestines:** Frequent urging for stool with diarrhea after meals. Cramping abdominal pains after meals and diarrhea. Flatulence in lower abdomen at night. Sharp pain in lower right abdomen at site of appendectomy scar. Stabbing pain in umbilical area, which had been characteristic of the state following cholecystectomy four years previously. Flatulence with mild pain, loud intestinal sounds and urging for stool, with stool, after lunch. Sharp pain in lower abdomen, as if after surgery with incision. Heartburn before sleep. Sudden stabbing in upper abdomen at night. Nausea with severe heartburn on morning. Great feeling of hunger at midday. Pain in the area of the left flexure after meals. Ate less sweet food. No desire for dinner. Sudden attacks of nausea. Nausea after breakfast. Stomach ache. Pressive pain in upper abdomen. Flatulence in the abdomen after lunch. Nausea in the course of the day. In the course of the day flatulence developed. Great feeling of hunger before breakfast. Heartburn morning and evening. Nausea with a metallic taste. Painful pressure in the stomach area. Empty sensation in the abdomen. Painful pressure in the left upper abdomen. Itching in the upper abdominal area. External pressure on the stomach.
- **Rectum/Stool:** Diarrhea. Thin stool. Defecation more difficult, stool hard. Burning in the anal area. Urge to defecate after dinner. Fecal urgency with defecation after lunch. Burning in the anal area after stool. Sore feeling in the rectum. Flatus passes forcefully.
- **Female Genitalia:** Mucous leucorrhoea. Itching of the labia majora. Menstruation particularly difficult on first day of period. Increased desire for sexual contact. Menstruation comes a week later. Very pleasant feeling on sexual contact. Pain in lower abdomen. No desire for sex on account of painful vaginal dryness. Slight itching in the vagina.
- **Male genitalia:** Frequent urination at night. Urging to pass urine at night. Morbid and difficult urination. Sensation of pressure in the prostate. Spontaneous erections in the morning. Violent pressive, stabbing pain in the prostate. Bladder is full and penis erected. Increased desire for sexual contact.
- **Chest:** Warm chest. Stabs of pain in the right nipple. Mild pain behind the breast-bone on inspiration. Palpitation at night. Slight palpitation. Stabbing pains in the heart. Stabbing pain in right side of ribcage. Pressure in the left chest. Sensation of heaviness in bronchi and lungs.
- **Back:** Stabbing lumbar pain on left side; muscular tension in the lumbar region. Pressive sacral pain. Pain in area of left kidney. Cramps of the left neck muscles. Slight backache in the thoracic spine. Drawing pain in the back on the right during working hours. Tingling in the right side of the back at night. Reduction of lumbar backache towards the end of the day. Stiffness of the spine in the mornings. Pain in lumbar region, extending to both hips. Tingling in left renal area. Stabs of pain in the back. Stabbing pain in left kidney. After finishing work, a pain in the lumbar region, extending to the sacral area. Backache in the sacral area. Pain in the lumbar spine. Pain in the whole back, especially on movement. All the back muscles are stiff and aching. Cracking sounds in the thoracic spine on movement. Short-lived drawing pain in the cervical spine when at rest. Pain in the cervical spine. After sitting for a long spell (car journey) the backache had disappeared. Stabbing pain in the neck.
- **Extremities:** Stiffness of the wrists. Pain in the shoulder joints. Cold feet, night and morning. Loss of sensation in left shin. Pain in left knee on light pressure. Pain in the left hip. Pain in the limbs, as at onset of influenza or during colds. Legs were heavy on movement. Pain in the shoulder muscles. Pain in both knees. Pain in left wrist. Pain in right shoulder. Stiffness of the wrists. Hands and feet are cold. Pain in the shoulder joints. Stabbing pain in the right elbow joint. Stabbing pain in the right knee on movement and touch. Cold feet night and morning. Pain in the left shoulder joint. Hands are swollen. Muscle cramps in right thigh when lying on the right side. Finger joints are red.
- **Skin:** Slight itching of the back. Itching of the skin on both elbows. Redness on both elbows. Vesicles forming on the hands. Redness and itchy eruption in hollow of the elbow. Moist eruption on the fingers. Dryness of skin in lumbar region. Itching over the shoulder-blades, aggravated at night. Itching in scapular area, aggravated by emotional trouble. Itching in area affected by acne. Dryness of facial skin. The skin itched everywhere. Itching of the skin on the left shin. Severe itching of the left foot. Itching of the elbows. Rash on the hands. Severe itching of the back. Dryness of facial skin. Slight flushing of the facial skin.
- **Cold / fever:** Temperature of 36.6°C. Slight general shivering at night. Freezing at night despite cosy bed-covers, lasting about an hour. Feeling cold at 6.00 p.m. Temperature 38.8°C. Body feels cold. Heavy night sweat all over the body. Felt cold at night in bed. Feeling of flu. Freezing slightly.
- **General symptoms:** Plenty of energy. Strength dropped towards the end of the working day. Felt unrefreshed the next morning after sleep. Desire for cold drinks. General weakness. Severely aching

muscles after intensive muscular exertion. Desire for a hot bath. Sensation as if the body were wet, without perspiration. Arterial blood pressure elevated towards evening on day the remedy was taken. Felt light and full of energy. Very energetic. Great tiredness in the afternoon. Tired, but not exhausted. Exhausted in the afternoon. Very tired, unfit to do very much after muscular exertion, with severe muscular pain. Desire for warmth. Totally exhausted after finishing work. Strong desire for grape-juice.

References

- de Castro Soares GG, Marinho CH, Pitol R, Andretta C, Oliveira E, Martins C, Riella MC. 2017. Sporulated Bacillus as alternative treatment for diarrhea of hospitalized adult patients under enteral nutrition: A pilot randomized controlled study. Clin Nutr ESPEN. 2017, Dec;22:13-18.
- Duskaev G, Rakhmatullin S, Kvan O. 2020. Effects of Bacillus cereus and coumarin on growth performance, blood biochemical parameters, and meat quality in broilers. Veterinary World. 2020, 13(11): 2484-2492.
- Elshaghabee FMF, Rokana N, Gulhane RD, Sharma C, Panwar H. 2017. Bacillus As Potential Probiotics: Status, Concerns, and Future Perspectives. Front Microbiol. 2017, 8:1490. Published 2017 Aug 10. doi:10.3389/fmicb.2017.01490.
- Li YT, Ye JZ, Lv LX, Xu H, Yang LY, Jiang XW, Wu WR, Shi D, Fang DQ, Bian XY, Wang KC, Wang QQ, Xie JJ, Lu YM, Li LJ. 2019. Pretreatment With Bacillus cereus Preserves Against D-Galactosamine-Induced Liver Injury in a Rat Model. Front Microbiol. 2019, Jul 31;10:1751.
- Rolik I., Tschujkina E. 2011. Homöopathische Arzneimittelprüfungen der Präparate Bacillus cereus, Bacillus firmus, Mycobacterium phlei, Propionibacterium avidum, Grifola frondosa. www.provings.info. 2011.
- Stenfors Arnesen LP, Fagerlund A, Granum PE. 2008. From soil to gut: Bacillus cereus and its food poisoning toxins. FEMS Microbiol Rev. 2008, Jul;32(4):579-606.

Bacillus firmus (Bac-fir)

Drugs from bacteria

› Characteristics of the drug

The focus of many symptoms in the proving was on the mucous membranes. Among these symptoms, those of the mucous membranes of nose, mouth, throat, respiratory system and digestive organs were the most common, this also concerns the musculoskeletal system, body temperature, general condition. Individual symptoms appeared during the test in the area of male and female genitals, from the head, skin, eyes, ears, mind and spirit, dizziness and sleep. The direction of action is organotropic: respiratory organs, mainly mucous membrane (nose, throat, bronchi, lungs), gastrointestinal tract, mainly mucosa (mouth, esophagus, stomach, intestines, pancreas) and musculoskeletal system (muscle, ligaments, joints, spine). (Rolik I, 2011).

› Characteristics of *Bacillus firmus*

Cytobacillus (C.) firmus (formerly *Bacillus firmus*) belongs to the soil bacteria and is primarily used in agriculture to improve plant growth. However, studies have shown that *C. firmus* also possesses immunomodulatory properties. In animal models, immunomodulatory properties on B and T lymphocytes were demonstrated. *C. firmus* had a particularly activating effect on B lymphocytes, while the effect on T lymphocytes was stimulatory or inhibitory (Prokesová L, 2002). Furthermore, *C. firmus* has a modulating effect on cytokine response, promotes Th2 immune response and induces nitrogen monoxide production in macrophages (Lomáková I, 2006). An immunomodulatory effect on NK cells was demonstrated in an in vitro experiment, inactive NK cells are activated, while already activated cells are not overstimulated (Sudowe S, 2021).

› Homeopathic drug picture (Rolik I, 2011)

- **Mind:** Active in the evenings. Increased activity during the day. Equanimity. Energy level greater towards evening.
- **Head:** Pain in the temples and neck. Headache. Migraine in the morning.
- **Sleep:** Restoration of sleep. Unusual dreams on the night after the remedy was taken.
- **Vertigo:** Slight vertigo in daytime.
- **Eyes:** Puffiness below the eyes.
- **Nose:** Rhinitis. Nose occluded. Unpleasant feeling in the nose, dryness of nose several times during the day.
- **Ears:** Hissing sound in ears in the evening before sleeping.
- **Face:** Unpleasant sensation in facial area affected by acne. Increased number of pimples on face.
- **Mouth:** Dryness of tongue. Dryness in mouth, especially at night. Gingivitis. Tongue coated. Increased sensitivity of tongue to hot and sour foods. Increased salivation. Thirst. Halitosis. Thirst at night.
- **Throat:** Mucus in the throat. Dryness of the throat. Scratchiness in the throat. Sore throat. Sensation of a lump on swallowing. Enlargement of local lymph nodes, burning sensation in lymph nodes. Throat hypersensitive. Throat feels cold.
- **Larynx / trachea:** Cough in morning with purulent expectoration. Barking cough in course of the day. Cough with blood-streaked expectoration. Dry cough at night. Sensation of soreness in trachea. Swallowing difficult. Tonsils feel enlarged. Itching of the tonsils. Tough expectorate. Desire for a hot meal, to warm the throat. Desire to expectorate.
- **Stomach / intestines:** Pain in right hypochondrium. Constipation. Stomach feels full. Nausea. Flatulence towards evening. Heartburn. Pain in epigastrium when fasting. Fasting pain. Sour eructations. Deterioration of appetite. Bad appetite. Metallic taste and dryness in mouth. Belching. Belching after eating unfresh food. Heavy sensation in upper abdomen and feeling of fullness after a meal. Dull pain in upper abdomen after a meal. Rumbling and flatulence in abdomen. Bitter eructations. Rumbling in abdomen. Pain in umbilical region at night. Abdominal pain two hours after eating. Dull pain in umbilical region. Boring pain in right colonic flexure. Cramping pain in left hypochondrium. Vomiting after drinking milk in the morning. Appetite improved. After defecation, sensation that evacuation of the bowl is not completed. Sensation of needing more space, of pressure in left hypochondrium. Flatulence. Pain in left hypochondrium with irritation in upper abdomen and in right half of rib cage. Cramping pains along the transverse colon. Dull pain in left hypochondrium, extending to the back in the evening. Lack of appetite. Aversion to fatty food. Belching after eating.
- **Rectum / stool:** Constipation. Frequent loose stools. Stool irregular. Stool like sheep dung. Frothy diarrhea. Stool colorless.
- **Female genitalia:** Urination abnormally frequent. Pain in left lower abdomen. Pain in right colonic

flexure with irritation in perineal region. Mucous leucorrhea.

- **Male genitalia:** Urination abnormally frequent in daytime. Painful urination. Dark-colored urine.
- **Chest:** Dull pain on left side of rib-cage. Palpitations. Flushes of heat on left side of rib-cage. Pain in left side of rib-cage. Sensation of air-hunger with anxiety. Whistling, rattling noises. Sensation of constriction of chest after eating midday meal.
- **Back:** Backache. Sensation of pressure between shoulder-blades. Reduction of lancinating pain in the back. Improved mobility of neck. Sensation of warmth in the cervical area. Desire to massage the neck. Cracking in the neck.
- **Extremities:** Pain in knees. Pain in the joints. Stabbing in area of left shoulder. Stiffness of wrist in morning. Pain in right hip joint in morning. Redness and puffiness of joints of right hand. Redness of left knee towards evening. Pain in knee on bending it. Faint drawing pain in both knees in evening. Coldness of extremities. Loss of sensation in right leg at night. Intense tingling in soles of both feet. Increased pain in the legs after a customary walk.
- **Skin:** Itching on chest and abdomen. Itching of skin on the back. Discoloration of skin in region of knee joints, mainly cyanotic. Unpleasant sensation in areas of skin affected by acne. Hypersensitivity of scalp. Hypersensitivity of facial skin.
- **Chill:** Feeling of coldness and shivering. Shivering. Sudden brief spells of shivering. Brief shivering alternating with flushes of heat. Shivering towards evening, ameliorated by drinking hot tea. Subfebrile body temperature.
- **General symptoms:** Lacking in energy on morning. Pronounced perspiration. Perspiration increased. Reduction in tiredness, increasing activity. Increasing activity in evenings. Tiredness. General weakness. Disappearance of tiredness.

References

- Lomáková I, Petrásková P, Sterzl I, Prokesová L. 2006. Immunomodulatory effects of Bacillus firmus on mouse peritoneal cells in vitro. Folia Microbiol (Praha). 2006, 51(3):243-247. doi:10.1007/BF02932130.
- Prokesová L, Mlcková P, Stanková I, et al. 2002. Immunostimulatory effect of Bacillus firmus on mouse lymphocytes. Folia Microbiol (Praha). 2002, 47(2):193-197. doi:10.1007/BF02817682.
- Rolik I., Tschujkina E. 2011. Homöopathische Arzneimittelprüfungen der Präparate Bacillus cereus, Bacillus firmus, Mycobacterium phlei, Propionibacterium avidum, Grifola frondosa. www.provings.info. 2011.
- Sudowe S., Sonntag D. 2021. Effects of Bacillus firmus e volumine ex muris cellulae 6x on cytolytic activity of natural killer cells in vitro. Int J High Dilution Res. 2021, 20 (2-3):34-43.

Corynebacterium stationis (Coryn-st)

Drugs from bacteria

› Characteristics of the drug

The following focal points appeared in the drug proving: immune disorders and reduction of the body's defenses, physical exhaustion and circulatory disorders. The most common symptoms included chills, fever, malaise and itchy skin. General fatigue, night sweats, intense dreams, pallor, and pain were other common symptoms. The action of the drug is not organotropic but rather systemic, affecting pathological processes. These are circulatory disturbances in the microcirculatory system, which lead to congestion. These congestions promote pain and swelling in the tissues/bones. Supporting the excretion of metabolic and waste products is helpful in treatment of immune disorders (including tumors and precancerous lesions), chronic vascular diseases, chronic circulatory insufficiency, exhaustion and a fatigue syndrome. (Rolik O, 2020).

› Characteristics of *Corynebacterium stationis*

Corynebacterium (C.) stationis is a club-shaped, gram-positive rod bacterium. Like mycobacteria, the bacteria possess specific substances in the cell membrane, such as mycolic acids and arabinogalactan. *C. stationis* is mainly used industrially, but also belongs to the intestinal flora. Studies on senile osteoporosis in rats have shown that with age and the onset of osteoporosis, the gut microbiome also changes. Genera such as *Bacteroides*, *Prevotella*, *Escherichia* and *Parabacteroides* increase, whereas the genera *Corynebacterium* and *Akkermansia* decrease. The gut microbiome appears to be involved in the regulation of bone metabolism (Wang N, 2022).

› Homeopathic drug picture (Rolik O, 2020)

- **Mind:** There was a general growing weakness towards the end of the day. The day after sleep, a feeling of fatigue appeared, which disappeared after breakfast.
- **Head:** Light headache in the right side of the head, in the back of the head, which increased in the evening. A slight increase in headache was observed at night with complete disappearance by the morning after waking up. Feeling of heaviness in head, squeezing or aching.
- **Sleep:** Prevailing disturbing dreams with frequent waking up (3 times per night). Difficulty falling asleep. Numerous dreams were also noted, which occurred at the beginning and at the end of sleep. Drowsiness.
- **Vertigo:** Vertigo that arose in the middle of the day. By end of day, vertigo was absent.
- **Eye:** The sensation of itching in both eyes and skin around the eyes, which was growing towards the middle of the day. A feeling of slight pressure in the eyes was observed throughout the day and disappeared by the end of the day.
- **Nose:** A feeling of dryness in the nose. The dryness of the nose was accompanied by light sensations of unpleasant smells and high sensitivity and disappeared into the fresh air.
- **Ear:** Mild pain and soreness in the ears at the end of the day. Ear pain intensified at night and disappeared by morning.
- **Face:** Pallor of the face, especially the cheeks and nose.
- **Mouth:** Sensitivity of the gums.
- **Teeth:** Sensitivity to hot tea, when brushing.
- **Throat:** Slight sore throat when swallowing.
- **Larynx / trachea:** Dry cough, sensation of a lump in the larynx.
- **Stomach / intestines:** The heaviness and feeling of pressure in hypochondrium. Mild nausea in the morning.
- **Rectum / stool:** Constipation.
- **Female genitals:** Frequent urination, burning sensation, sensitivity during urination.
- **Male genitals:** Frequent urination. Decrease in libido in women.
- **Chest:** Chest pain.
- **Back:** Pain in the lower back. Weak spilled pain in the backbone. Mild pain in the hips and legs.
- **Extremities:** Weakness and feeling cold in both feet and shins. Cold feet. Paresthesia in the legs, night, during prolonged sitting. Heaviness in calf muscles when walking. Sweating and sensitivity of the palms and feet. Slight itching in both legs.
- **Skin:** Attacks of general sweating at night during sleep, as well as the next day. Increased sweating in the axillary areas. With emotional stress, sweating increased dramatically. An allergic rash on the abdomen. Itchy skin and flushing in the elbow.
- **Cold / fever:** Chills, trembling, and fever. Chills at night at normal body temperature with a sensation of fever. Chills and cold, felt periodically. Hot flashes.

- **General symptoms:**

Bad general health. Body pains, general weakness and weakness throughout the day. Feeling generally overwhelmed, as if beaten with sticks. A feeling of complete exhaustion, as if there was no strength at the end of the day. I feel sick and overwhelmed, as if after exhausting and hard work. Sweating with tension and increased spasticity in the muscles of the legs.

References

- Rolik O. 2020. Symptom picture of Homeopathic Medicine Corynebacterium stationis culturae filtratum. Moskau. 2020.
- Wang N, Ma S, Fu L. 2022. Gut Microbiota Feature of Senile Osteoporosis by Shallow Shotgun Sequencing Using Aged Rats Model. Genes (Basel). 2022, Mar 29;13(4):619.

Mycobacterium phlei (Myc-phl)

Drugs from bacteria

› Characteristics of the drug

In the drug proving, there were particularly many symptoms on the various mucous membranes in the body, such as the nose, throat, chest, respiratory tract, and skin. Other common symptoms included changes in body temperature, symptoms in the musculoskeletal system. The direction of action is organotropic, focus is on respiratory organs (bronchi, lungs), musculoskeletal system (bones, joints, spine), connective tissue, skin, lymphatic system of stomach and intestines and genitourinary tract (kidneys, bladder, sex organs). (Rolik I, 2011).

› Characteristics of *Mycobacterium phlei*

Mycobacterium (M.) phlei belongs to the atypical mycobacteria and has been little used in therapy, although there are several promising publications. The main areas of application in these studies were lung diseases (asthma). Here it was shown that *M. phlei* can have an immunomodulatory effect on various immune cells. (Ming M, 2017; Ming M, 2016; Ming M, 2016). Another field of application is patients with non-invasive bladder cancer. Here, M. phlei is used whenever therapy with M. bovis BCG is ineffective (Qiu T, 2022; Filion MC, 1999).

› Homeopathic drug picture (Rolik I, 2011)

- **Mind:** Mental work more difficult, during customary, simple mathematical calculations. Disinclined to carry out usual daily work. Increase in activity. Pronounced irritability. Vigorousness. Emotional verve. Absentmindedness. Loss of concentration while working. Optimistic mood. Disinclined to hold conversations with people. Inward-looking thoughtfulness about the significance of life. Excitement for no reason.
- **Head:** Feeling of pressure in the neck. Tension in neck muscles. Pain around the vertex. Slight headache, starting from the neck. Itching of the neck. Pressure to the left of the vertex.
- **Sleep:** Disturbed sleep. Restless sleep. Need for a nap at midday. Lively dreams. Easy waking in the morning after disturbed sleep. Sleeplessness towards morning.
- **Vertigo:** Vertigo while driving a car with the head leaning back on the head-rest. Vertigo out-of-doors and on the underground. Vertigo on rising from a chair. Vertigo and sparkling before the eyes on getting up quickly.
- **Eyes:** Hypersensitivity to sunlight. Pain in the eyeballs on light pressure. Sensation of pressure on the eyes. Lacrimation from both eyes. Feeling of sand in the eyes. Rapid tiring of the eyes when working at the computer. Aggravation of pressure in the eyes in the afternoon. Eyes red and itching. Deterioration of vision (less sharp) towards the afternoon. Poor focusing of the eyes (diplopia on looking to the left).

- **Nose:** Short-term rhinitis with abundant serous secretion. Rhinitis with little serous discharge. Itching in the nose. Tickling in the nose. Disturbance of the sense of smell. Regular dryness in the nose over the course of the day. Painful crusts in the nose. Fluent colorless nasal discharge, increased out-of-doors. Intense itching of the nose. Sneezing paroxysms. Urge to sneeze. Loud snorting at night. Periodic rhinitis over the course of the day, aggravated after eating, and eyes watering.
- **Ears:** Earache. Hissing in the ears, increasing towards evening. Sudden pain in the ear.
- **Face:** Itching of the cheeks.
- **Mouth:** Bitterness in the mouth. Dryness of the mouth. Salivation. Dryness of lips.
- **Teeth:** Hypersensitivity of teeth on breathing in fresh, cold air through the mouth.
- **Throat:** Drawing pain in throat. Sensation of a lump before eating (lunch). Scratching in the throat.
- **Larynx / trachea:** Slight cough at midday. Need to cough, without coughing. Tickling in the throat. Dry cough. Cough with copious expectoration (mouth full) in the morning. Infrequent coughing during day. Frequent tickling cough, as in spasms. Dyspnea in evening. Problems with swallowing in the morning. Hoarse voice the whole day long. Aggravation of customary cough, especially when going out.
- **Stomach / intestines:** Uncomfortable sensation in umbilical region. Drawing pain at night in region of right costal arch. Thirst. Nausea. Lack of appetite. Sense of pressure in area of stomach. Heartburn. Stomach pain with radiation to the back. Colicky pain around the navel after eating. Sense of pressure below the left costal arch. Loss of appetite for a long time. Flatulence. Uncomfortable sensation after accustomed meal. Aggravation of gastric pain during nervous tension. Desire to drink hot tea with honey.
- **Rectum / stool:** Itching in anus, especially after defecation. Itching in the perineal and inguinal regions. Stools looser than usual.
- **Female genitalia:** Sensation of vaginal dryness. Itching in urethral area. Urging to pass urine when urine is not present. Urine cloudy. After urination, sensation as if bladder not completely emptied. Acute cutting pain in urethral area.
- **Male genitalia:** Urging to pass urine after lunch. Urine cloudy.
- **Chest:** Palpitation. Sensation of air hunger while asleep towards morning. Dyspnea after eating. Sensation of pressure in rib-cage.
- **Back:** Lumbago with irritation in the perineal area. Tiredness of the back muscles (sacral). Lumbago in the area of the 10th-12th left ribs. Tiredness in the thoracic spine, desire to raise self-up. Cracking in the back. Drawing pains in the lumbar region. Cracking in cervical spine. Sudden, short-lasting, mild pains in lumbar region.
- **Extremities:** Pain in area of both biceps muscles. Weakness of leg muscles. Loss of sensation in both feet. Goose-flesh on the hips, more so on left side. Cold feet when asleep. Itching of elbows and knees, aggravated after a meal. Painful hypersensitivity at site of previous fracture. Itching at site of previous fracture of left foot. Loss of sensation in body and extremities at night. Muscular pain in legs in the evening. Pain in joints while going for a walk.
- **Skin:** Red patches on the body and face. Foci of localized itching on neck and chest. Hyperaemia around knee joint in the evening. Moist skin on neck and chest. Rash on the abdomen. Tiny patches (dots) of red exanthema on back of shins. Itching of umbilical region and in navel. Itching on hairy scalp at night, causing waking. Twitching of shoulders. Rash of itching papules on the abdomen. Urticaria-like rash on the buttocks. Severe itching on body with restless sleep, decreasing during daytime. Hypersensitivity of scalp. Redness of skin and itching at sites of previous skin wounds. Itching of warts. Itching knees. Severe burning of palms and soles within a few minutes of contact with water. Severe burning of soles of feet for no reason.
- **Cold / fever:** Fever (sub-febrile body temperature). Need for warmth (duvet), to get warm. Temperature elevated in evening. Attacks of shivering towards evening. Shivering.
- **General symptoms:** Adynamia. General weakness towards evening. Blood pressure reduced towards evening. Feeling generally unwell during daytime. Inertia. Atypical problems with concentration. Irritated. Slight increase in blood pressure. Weakness. Inertia.

References

- Filion MC, Lépicier P, Morales A, Phillips NC. Br J Cancer. 1999. Mycobacterium phlei cell wall complex directly induces apoptosis in human bladder cancer cells. Br J Cancer. 1999, Jan;79(2):229-35.
- Ming M, Li C, Luo Z, Lv S, Sun Q. 2017. The effect of inhaled inactived Mycobacterium phlei as a treatment for asthma. Mol Med Rep. 2017, 15(2):777-783. doi:10.3892/mmr.2016.6087.
- Ming M, Luo Z, Lv S, Li C. 2016. Inhalation of inactivated Mycobacterium phlei prevents asthma mediated airway hyperresponsiveness and airway eosinophilia in mice by reducing IL 5 and IL 13 levels. Mol Med Rep. 2016, Dec;14(6):5343-5349.
- Ming M, Luo Z, Lv S, Sun Q, Li C. 2016. Inactivated Mycobacterium phlei inhalation ameliorates allergic asthma through modulating the balance of CD4+CD25+ regulatory T and Th17 cells in mice. Iran J Basic Med Sci. 2016, 19(9):953-959.
- Qiu T, Luo G, Jiang J, Ding P, Li Q. 2022. Genomic, Metabolic, and Immunological Characterization of GMP-Grade Mycobacterium phlei. Microbiol Spectr. 2022, Aug 31;10(4):e0007022.
- Rolik I., Tschujkina E. 2011. Homeopathic drug trials of the preparations Bacillus cereus, Bacillus firmus, Mycobacterium phlei, Propionibacterium avidum, Grifola frondosa. www.provings.info. 2011.

Propionibacterium acnes (Pro-acn)

Drugs from bacteria

› Characteristics of the drug

The following focal points appeared in the drug proving: pathologies of joints (causing joint pain, fatigue and weakness), diseases of the spine (causing heaviness, pain, tension of the spine and spinal discomfort), muscle diseases (causing muscle pain, weakness, tension, muscle stiffness) and pathologies of periodontal tissues (such as discomfort pressure pain, sensitivity of the gums). The action of the drug did not seem to be organotropic, but rather had an influence on certain tissues and pathological processes, which can be congestive and edematous. Frequently, circulatory disorders were also present. These include especially chronic diseases of the joints and muscles, as well as diseases of the periodontium. Symptoms included joint pain, fatigue, weakness, spinal tension, chronic muscle pain, weakness and tension and sensitivity of the gums. Therefore, possible areas of application are patients with inflammatory joint diseases (arthritis, rheumatoid arthritis), rheumatism, osteoarthritis, osteochondrosis, herniated disc, myalgias, myogeloses, periodontitis and gingivitis. (Rolik O, 2020).

› Characteristics of *Cutibacterium acnes*

Cutibacterium (C.) acnes (formerly *Propionibacterium acne*) is a gram-positive, anaerobic rod bacterium that belongs to the physiological skin flora. However, under certain conditions, disease is possible. *C. acnes* is associated with invasive skin infections and soft tissue infections. However, infections in the cardiovascular system and of individual organs have also been described. Infections can also occur after implants, which can extend deep into the tissue or bone. (Achermann Y, 2014). In addition, circulating immune complexes seem to be able to attach to bones and joints, here they are suspected to cause rheumatic symptoms in patients with SAPHO syndrome (Gutzmer R, 1997). But *C. acnes* can also be used therapeutically, because killed *C. acnes* have immunomodulatory and antitumor properties. Thus, in macrophages, the bacteria are able to increase phagocytosis and antitumor properties. In addition, it promotes the maturation of dendritic cells and stimulates a proinflammatory immune response with an enhancement of the humoral response (Ishimura ME, 2018). In addition, *C. acnes* supports antiviral defense. In animal experiments, interferon production, NK cells, and macrophages were shown to be stimulated, and animals were partially protected from viral infection (Palmieri B, 2020).

› Homeopathic drug picture (Rolik O, 2020)

- **Mind:** Feeling of helplessness after first taking. Lowered mental energy.
- **Head:** Heaviness in the head.
- **Sleep:** Shallow sleep, waking up with anxiety. Restless sleep after midnight. Feeling sleepy during the day.
- **Vertigo:** Light vertigo after sitting or lying with fast rising.
- **Eye:** Feeling exertion in the eyes, deterioration in vision. Slight pain in the eyes after waking. Burning, itching of the eyes, eyelid swelling in the morning.
- **Ear:** Ears more sensitive to cold.
- **Face:** Slight redness of the cheeks. Itching in the forehead. Greasy skin on the face.
- **Mouth:** Swelling and tension in the mouth, lips and gums. Sensitiveness of gums. Sensation of swelling and tension in the mouth, lips and gums. Increased sensitivity of the gums while brushing teeth. Inflammation and redness of the gums. Transient bleeding in the gums. Redness of the mucous membrane in the mouth and throat.
- **Teeth:** Increased sensitivity to cold and acidic food. High sensitivity of teeth while brushing teeth. Teeth are sensitive to cold water and hot tea. Slight toothache. Teeth have increased sensitivity to pressure.
- **Throat:** Throat is more sensitive to cold air. Light pain on swallowing in the throat in the morning. Slight pain in the throat when breathing in. Difficult swallowing and dryness in the throat at night. Feeling lump in throat.
- **Stomach / intestines:** Sensation of heaviness in the upper abdomen after eating. Feeling thirsty during the night.
- **Rectum / stool:** Slight diarrhea.
- **Chest:** Short-term pain in the chest.
- **Back:** Quivering in neck region. In the morning cracking noises in the neck. Tension of the neck muscles in the evening. Feeling of cracking and light pain in dorsal region. For a moment it seems like the neck feels nothing. Heaviness and tension in the lower back. Lower back pain after sleeping on a hard bed. Pain in the upper part of the lower back. Slight pain radiating through the back.

Tension and slight pain in lower back in the evening. Numbness and stiffness in lower back after waking. Discomfort, tension, slight pain and heaviness in the lower back on waking. Slight stiffness of the spine muscles in the evening.

- **Extremities:** The feeling of vibration in the arms in the evening when tired. Legs and arms feel heavy, as if paralyzed. Feeling of lightness in the legs as if could fly. Sensation of restless legs in the night. Cracking sound in the right shoulder joint upon movement. Stiffness and cracking in the joints of the hands in the morning. Pain and stiffness in the right and left elbow. Stiffness in the joints of the left or right hand in the morning after waking up. Feeling of stiffness and numbness in shoulders. Pain in the right shoulder. Moderate pain and cracking sounds in the knees. Tingling in the legs the evening after a working day. Shooting pain along the right arm with a sharp turn of the head. Slight pain in the right hip joint. Feeling of numbness and tingling in the feet. Increased sweating and sensitivity of the palms and feet, slight itching of the palms. Feeling cold in both feet and shins at night. Cold feet at night. Heaviness in calf muscles when walking. Spasms of the calf muscles of the left or right leg at night. Paresthesia in the legs at night and during prolonged sitting, which disappeared when walking. Sweating with slight pain, tension and increased spasticity in the leg muscles during the night. Muscle spasms.
- **Skin:** Irritation and redness of the scalp. Redness of the skin in fresh air. Increased sensitivity of the scalp in cold air. Dryness and burning sensation of skin after hot shower.
- **Cold / fever:** Heat and sweat. Sweating in the night. Perspiration with nausea and sluggishness when waking up. Increased perspiration upon exertion. Feeling heat with chills before menstruation. Heat in general during emotional stress. Heat in the whole body after eating. Sudden chills at night followed by sweat. Weakness and perspiration after waking. Increased perspiration during anxiety. Chills or feeling cold. Heat in general and hot flushes.
- **General symptoms:** General weakness and frailty. Attacks of drowsiness, weakness. Cold and night sweats, heart palpitations. Fatigue throughout the body after waking up. A feeling of tension throughout the body in the evening. Groundless anxiety and tension.

References

- Achermann Y, Goldstein EJ, Coenye T, Shirtliff ME. 2014. Propionibacterium acnes: from commensal to opportunistic biofilm-associated implant pathogen. Clin Microbiol Rev. 2014, Jul;27(3):419-40.
- Gutzmer R, Herbst RA, Kapp A, Weiss J. 1997. Das SAPHO-Syndrom. Fallbeschreibung von drei Patienten mit Akne conglobata und osteoartikulären Symptomen [SAPHO syndrome. Case description of 3 patients with acne conglobata and osteoarticular symptoms]. Hautarzt. 1997, Mar;48(3):186-90.
- Ishimura ME, Teixeira D, Silveira GDP, Gambero M, Gama GAC, Pimenta BSO, Rodrigues EG, Longo-Maugéri IM. 2018. Killed Propionibacterium acnes enhances immunogenicity and tumor growth control of a dendritic-tumor cell hybrid vaccine in a murine melanoma model. PLoS One. 2018, Oct 9;13(10):e0205148. .
- Palmieri B, Vadalà M, Roncati L, et al. 2020. The Long-Standing History of Corynebacterium Parvum, Immunity and Viruses [published online ahead of print, 2020 May 30]. J Med Virol. 2020, 10.1002/jmv.26100. doi:10.1002/jmv.26100.
- Rolik O. 2020. Symptom picture of Homeopathic medicine Propionibacterium acnes culturae filtratum. Moskau. 2020. www.provings.info.

Propionibacterium avidum (Pro-avi)

Drugs from bacteria

› Characteristics of the drug

The drug test showed many symptoms in the vascular system, cardiac and reproductive organs. Other symptoms appeared in the musculoskeletal system, respiratory system, head, skin, eyes, ears and teeth, as well as mind and spirit and in feeling cold, dizziness and sleep. Most symptoms occurred in the immune system, the vascular system (especially microcirculation in the head and legs) and the urinary bladder. Possible applications are diseases of the cardiovascular system (circulatory disorders and poor healing of wounds, smoker's legs, ringing in the ears, diabetic foot, atherosclerosis, conditions after a heart attack), inflammation of organs of the small pelvis (especially urinary bladder inflammation); imunodeficiencies and tumor diseases. (Rolik I, 2011).

› Characteristics of *Cutibacterium avidum*

Cutibacterium (C.) avidum (formerly *Propionibacterium avidum*) is a pleomorphically growing, gram-positive rod bacterium. The bacterium is part of the normal skin flora and can be detected especially on skin areas where sweat glands are also located. *C. avidum* has long been considered apathogenic, but is capable of causing serious invasive infections and abscesses in humans (Corvec S., 2018). But *C. avidum* is also among the first bacteria to colonize the intestine very quickly after birth. Here, they are an important supplier of short-chain fatty acids such as propionate in children under three months of age (Rocha Martin VN, 2019). In addition, *C. avidum* also has antibacterial, antiviral and antitumor properties and has been used for years as an immunomodulator in cancer therapy (Corvec S., 2018).

› Homeopathic drug picture (Rolik I, 2011)

- **Mind:** Less emotional. Cheering up over the course of the day after taking remedy. Restlessness. Unpleasant thoughts. Depressive state in morning. Depressive thoughts about the future. Forgetfulness for a few days. Irritability for no reason. Laughing for no reason. Strong desire to go for a walk in the morning. Reluctance to converse with people for a few days.
- **Head:** Pressure causing pain in right temple. Migraine-like headache. Can hear sounds and whistling in the head. Dull headache in morning.
- **Sleep:** Insomnia. Light sleep. Poor sleep, interrupted sleep. Unpleasant dreams and sudden waking up in the night. Reluctance to go to bed in the evening.
- **Vertigo:** Attacks of vertigo after waking up. Mild vertigo. Vertigo after eating sufficiently. Vertigo while lying down.
- **Eyes:** Irritation of eyes. Worsening of vision towards evening. Itching in the eyes. Eyes feel tired in the morning. Sensation of foreign object in left eye. Eyes tired during day.
- **Nose:** Dryness in nose, uncomfortable sensations. Rhinitis. Better able to breathe through the nose towards evening. Hypersensitivity to odors.
- **Ears:** Feeling of brief attack of pressure externally and internally. Hissing in the ears at night, when resting. Worsening of hearing during the day. Rushing sound in left ear after a hike.
- **Face:** Sensation as if facial skin were tightening. Hypersensitivity of facial skin.
- **Mouth:** Dryness and acidic taste in mouth. Cracks in corners of the mouth. Cracks in lower lip. Dryness of lips. Dryness of tongue. Redness of skin in corners of mouth. Itching of the lips. Frequent yawning.
- **Throat:** Sore throat. Dryness of the throat.
- **Larynx and Trachea:** Coughing. Itchiness of throat. Coughing when smoking. Raspy voice.
- **Stomach / intestines:** Hypersensitivity in the navel region. Stomach ache. Flatulence. Cramping pains along the large intestine. Nausea. Attack of sharp pain in abdomen. Slight nausea after dinner. Brief dull pain in abdomen. Slight heartburn after lunch. Distinct sensation of pressure in stomach. Stomach-ache after a heavy dinner.
- **Rectum / stool:** Diarrhea. Irritation of anus. Itching of anus. Light stool. Painful stool.
- **Female genitalia:** Frequent urination. Acute cutting pain in urethra. Flakes in urine. Burning in urethra. Urine with bad odor. Urine cloudy. Worsened control of urination. Frequent painful urination. Increased urination at night and poor sleep.
- **Male genitalia:** Pressing sensation in inguinal region and perineum. Irritation of urethra after urination. Pain in urethra in the morning.
- **Chest:** Amelioration of tachycardia in morning. Feeling of pressure on the heart. Brief pain behind rib-cage when laughing. Pressure causing pain in the rib cage while eating. Slight pain, with irritation in throat. Feeling of pressure on left side of rib-cage, and in the left shoulder and lower jaw. Chest

feels tight. Heart palpitations at night. Heart palpitations after eating. Difficulty breathing in an enclosed space after eating.

- **Back:** Pain in the neck. Drilling type of pain sensation in nape of neck. Pain spreading in the back. Faint pains in spine over the course of the day. Cracking in thoracic spine. Stiffness of the spine. Cracking and feeling like something is wrong in cervical spine. Sudden acute pain in cervical spine in the evening. Backache (between shoulders). Hypersensitivity in renal area. Stabbing pain in right kidney.
- **Extremities:** Pain in right foot. Pain in right knee when climbing upwards. Pain in left ankle. Itching of the bottoms of the feet and feet. Sensation of pressure in legs. Pain in legs when walking. Puffiness of left leg. Puffiness of the ankles. Coldness of feet and legs in evening. Slight foot pain when walking. Pain in right elbow in the evening. Pain in knees at night. Loss of feeling in legs during daytime. Loss of feeling in right arm. Twitching of the calves. Muscular pain in legs after sleep. Loss of sensation in the legs after sleep. Worsening of the pain in the foot after walking. Cold hands.
- **Skin:** Itching of skin on the body. Desquamation on soles of feet. Itching of the left shin. Cracked skin on right heel. Yellowness of toenails for four days. Redness of skin on ankles. Itching of warts. Severe itching all over body at night. Itching of skin after dinner, esp. at night. Desquamation on hands. Constant desire to wash the face on account of dryness of facial skin. Sensation as if facial skin were tightening. Hypersensitivity of facial skin.
- **Cold / fever:** Shivering of whole body. Shivering. Brief hot flashes with sweating at night. Brief hot flashes during the day.
- **General symptoms:** Elevated blood pressure. Increased tiredness. Perspiration increased. Reduced cerebral activity. Desire to sleep. Rapid exhaustion when doing normal work. Desire for a rest. Rapid exhaustion. Increased physical capacity.

References

- Corvec S. 2018. Clinical and Biological Features of Cutibacterium (Formerly Propionibacterium) avidum, an Underrecognized Microorganism. Clin Microbiol Rev. 2018, 31(3):e00064-17. Published 2018 May 30. doi:10.1128/CMR.00064-17.
- Rocha Martin VN, Schwab C, Krych L, Voney E, Geirnaert A, Braegger C, Lacroix C. 2019. Colonization of Cutibacterium avidum during infant gut microbiota establishment. FEMS Microbiol Ecol. 2019, Jan 1;95(1).
- Rolik I., Tschujkina E. 2011. Homeopathic drug provings of the preparations Bacillus cereus, Bacillus firmus, Mycobacterium phlei, Propionibacterium avidum, Grifola frondosa. www.provings.info. 2011.

Drugs from the cell wall of microorganisms

Introduction

The drugs from this group are produced in a complex extraction process according to GMP guidelines and HAB regulation 5a (and 5b). After extraction of the microbial cell mass, standardized comminution and acid extraction take place. The resulting extract is purified to a defined molecular size and then forms the basis for drug production.

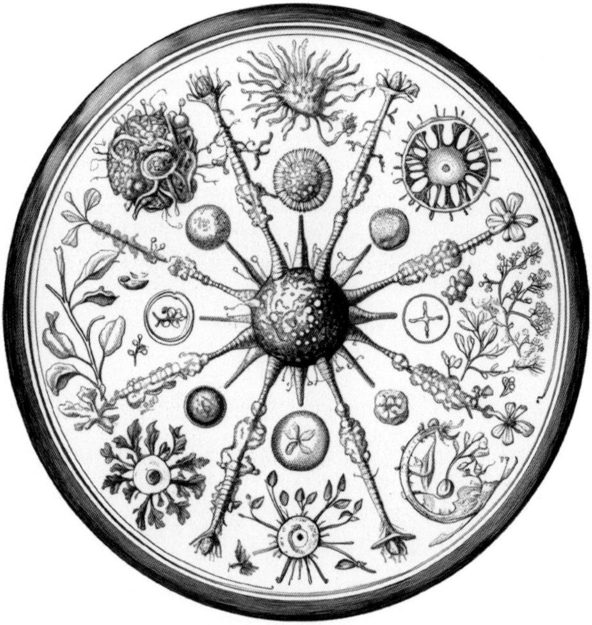

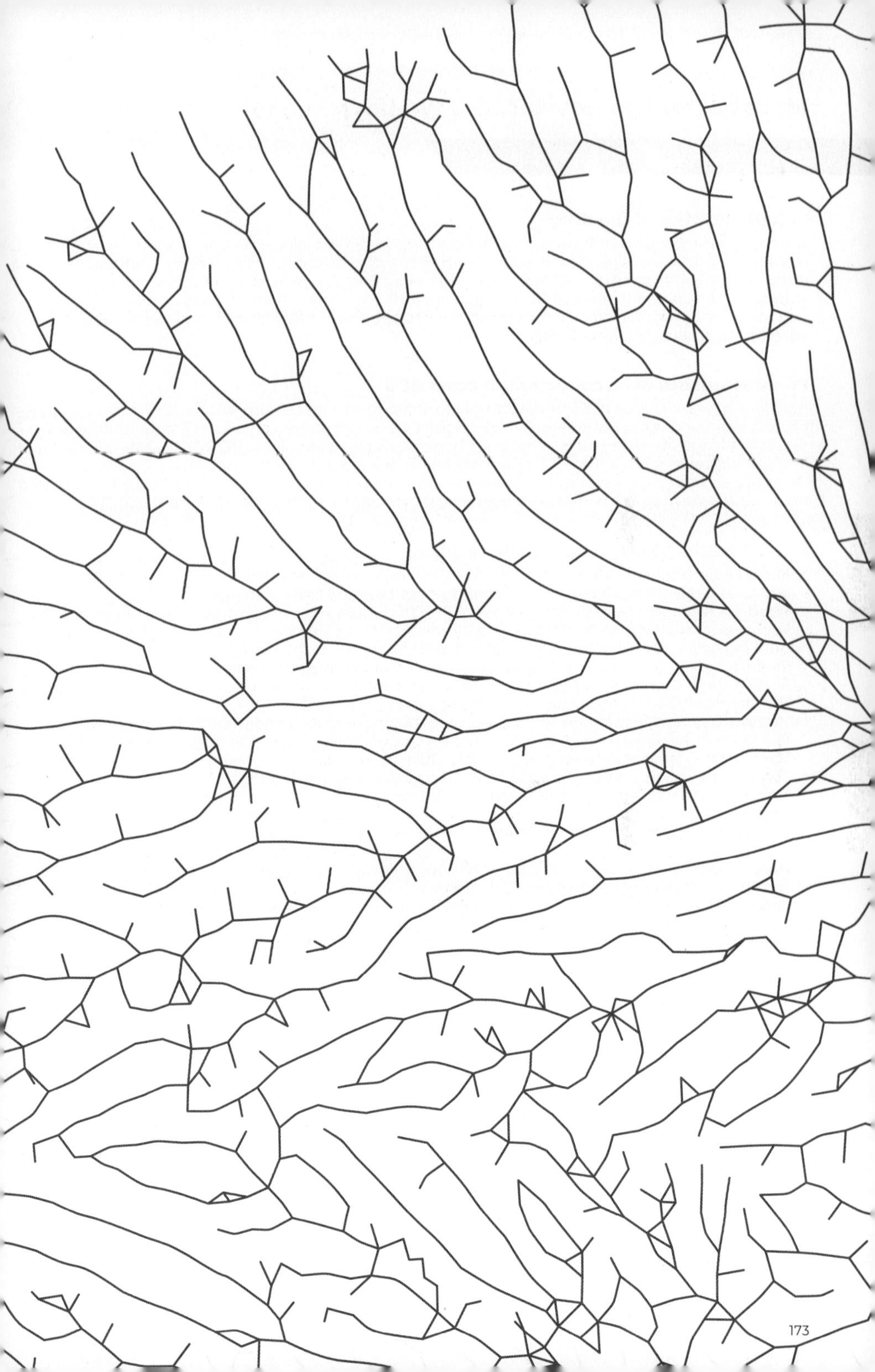

Mycobacterium bovis BCG (Myc-bov)

Drugs from the cell wall of microorganisms

› Characteristics of the drug

The most common symptoms of drug proving included chronic joint and bone diseases (joint and bone pain), intestinal diseases (abdominal pain, diarrhea, nausea, bloating, chills), chronic diseases of the skin (itchy skin), inflammatory diseases of the genitourinary tract (vaginal discharge, pain in the area of the kidneys) and respiratory diseases (shortness of breath). The basis of these diseases is often a degenerative-dystrophic process formed on the background of inflammation and stagnation, chronic spasms and swelling (Rolik O, 2020).

› Characteristics of *Mycobacterium bovis* BCG

Bacillus Calmette Guerin (BCG) is an attenuated strain of Mycobacterium *(M.) bovis. M. bovis* can cause tuberculosis in humans, but the main host is cattle. Here, symptoms can occur throughout the body, e.g., in the lungs, intestines, urogenital tract, bone and joint tuberculosis (BG RCI, 04/2014). Due to its immunological properties, the BCG strain has been used in medicine for decades as a vaccine against TB. However, BCG is increasingly being used in other areas as well. For many years, BCG has been used in cancer therapy, e.g., for noninvasive bladder cancer and melanoma (Kremenovic M, 2020).

› Homeopathic drug picture (Rolik O, 2020)

- **Mind:** Feeling of helplessness. Mental activity during the day. Weakness from mental exertion. Feel offended easily. Increased irritability. Doubtfulness. Lowered mental energy.
- **Head:** Heaviness in the head. Numbness of the left temple. Tension in the right side. Sense of lightness in occiput. Headache during rainy weather. Hair painful when touch. Headache after drinking coffee. Headache after smoking. Headache from eyes moving.
- **Sleep:** Moaning during sleep. Anxious dream. Difficult waking at the next morning. Sleeplessness. Feeling more easy to fall asleep. Feeling sleepy at the next day. Interrupted sleep with vivid dreams. Too late falling asleep. Nightmares with perspiration.
- **Vertigo:** Dizziness in the dark. Vertigo on rising. Dizziness on looking upwards. Feeling unsteady. Vertigo with sensation of heat in the body. Feel vertigo from noise on the street at the evening. Vertigo when look on moving things. Sudden fear and vertigo when driving.
- **Eye:** Lachrymation. Irritation from light. Burning in the eyes after driving. Itching in the eyes. Twitching of the right eye. Swollen eyelids. Tired sensation in the eyes after working.
- **Ear:** Feeling pulsation and pain in the ear. Periodic mild pain in the ears. Ears more sensitive to cold. Itching in the right ear. Lowered hearing. Pain in the right ear during cough. Feeling of ear pressure when swallowing. Sensitivity to loud sounds. Feeling formication behind the ears.
- **Nose:** Feeling smells less. Nasal discharge. Sneezing. Nasal congestion on waking. Increased sensitivity to cold air. Feel dryness inside nose.
- **Face:** Feeling that face skin got rough. Desquamation of skin in the forehead. Dryness of the lips. Slight rash on the cheeks. Acne appeared in the forehead.
- **Mouth:** Dryness and bitter taste in the mouth at night. Acid taste in the mouth after meal. Increased salivation before meal. Sensitiveness of gums. Bitter taste in the mouth after waking. Burning sensation in the tongue.
- **Teeth:** Hypersensitivity to cold and sour foods. Mild toothache. Tooth sensitivity when brushing.
- **Throat:** Sensation of sore throat during the night. Pain in the throat on coughing. Dryness in the throat causing cough. Collar causes discomfort. Light pain in the throat at morning. Pain in the throat on swallowing.
- **Larynx / trachea:** Feeling of hoarseness. Feeling that voice breaks when worried. Weakened voice on cold air. Tiredness of voice comes quickly on talking. Hoarseness in the evening. Barking cough at night. Feeling tension and numbness in the larynx. Pain behind breastbone on coughing. Nasal tone of voice.
- **Stomach / intestines:** Abdominal pain after breakfast. Abdominal pain at night. Feeling of fullness, heaviness in the stomach afternoon. Nausea after lunch. Pain in the right upper abdomen after lunch. Sensation of heat in the upper abdomen after dinner. Eructation. Increased flatulence at night. Increased appetite on the next morning. Lowered appetite on the next day. Rumbling in the stomach before breakfast. Slight pain in the right side of the abdomen after lunch. Feeling thirst during night. A tugging feeling in the right lower abdomen. Flushes of heat in the stomach after meal. Heartburn after drinking cold water.
- **Rectum / stool:** Slight diarrhea at night. Slight diarrhea during day. Anal burning after stool. Feeling of itching in the rectum. Increased flatulence during lunch. Constipation.

- **Female genitals:** Vaginal discharge. The feeling of vaginal discharge and of heat in the genital area. Menstruation began two days later than usual. Menstruation began three days earlier. Back pain in the middle of the menstrual cycle. Sudden urge to urinate. There were all sorts of depraved thoughts. Slight numbness and coldness in the genital area. Unusual pain in the lower abdomen during menstruation. Suddenly felt sexual arousal. Pain in the right inguinal area in the evening.
- **Male genitals:** Pain in the testes. The feeling of heat in the genital area. Obscene thoughts come to mind. As if an erection has become weak. Pulling sensation in testicle. Suddenly felt sexual arousal. Aching pain in the left groin. A small difficulty urinating. Noticed some decrease in libido. Slight numbness and coldness in the genital area.
- **Chest:** Shortness of breath at the end of the day during intense mental work. The feeling of shortness of breath and anxiety on the subway. Intermittent shooting pain in chest when tilted. The feeling of lack of air when excited. Short-term pain in the breast. Woke up with a sense of fear and lack of air.
- **Back:** Slight stiffness of the spine muscles in the evening, which by the morning of the next day had disappeared. Tension of the neck muscles in the morning. Crunch in the neck in the morning. Tension and stiffness between the shoulder blades. Quivering in cervical region. Shoulder pain at the evening. Short-term pain in the bones of the forearm in the evening. Pain in the right hip in the morning. Transient pain in both shins in the evening. Pain in the area of the kidneys. Short-term pain in the area of the kidneys in the evening. Feeling of crunch and light pain in dorsal region. Heaviness and tension in the lower back. Pain appeared in the lower back. Weak spilled pain in the back. Tension and slight pain in lower back at the evening. Numbness and stiffness in lower back after waking. Discomfort, slight pain and heaviness in the lower back on waking. Tension and slight pain in lower back at the evening. Feeling of crunch and light pain in dorsal region.
- **Extremities:** Pain in the left shoulder. Transient pain in the bones of the right shin. Slight pain in the right hip at the end of the day. Slight pain in the left forearm in the morning. Pain and stiffness in the right elbow in the evening. Slight pain in the hip joints. Heaviness and soreness in the knee joints by the end of the day. Pain and stiffness in the right elbow. Feeling of numbness and tingling in the feet. Muscle spasms in the arms in the evening. Shooting pain along the right arm. Lightness in the legs, as if you could fly. Feeling of stiffness and numbness in shoulders. Moderate pain and crunching in the knees. In the evening tingling in the legs. Spasms of the calf muscles of legs at night. Heaviness in calf muscles when walking. Increased sensitivity of the palms and feet. Itching of the palms. Feeling of numbness and tingling in the feet. Sensation of restless legs in the night. Shooting pain along the left arm with a sharp turn of the head. Lightness in the legs, as if you could fly.
- **Skin:** Itching of the skin between the shoulder blades in the morning. Dryness and burning of skin after hot shower. Irritation and redness of the skin of the scalp. Increased sensitivity of the skin of the scalp to the cold air. Irritation and redness of the skin from cold water. Light dryness and burning of skin after hot shower. Redness of the skin in a stuffy room. Redness of the skin on the open air. Sensation that skin on the feet are chapping. Skin is very sensitive to the cold air.
- **Cold / fever:** The feeling of short-time coldness with shivering. Subfebrile temperatures up to 37.3 degrees, chills. Coldness in general during emotional stress. Feeling heat with chillness. Sudden chill at night followed by sweat. Sweating in the night and woke up with anxiety. Increased perspiration on exertion. Increased perspiration during anxiety. Heat of the whole body after breakfast. The feeling as if the whole body became numb and cold. Sweating with nausea and sluggishness when waking up. Heat and sweat. Intermittent chill in the morning after waking up. Weakness and sweating after waking up.
- **General symptoms:** Sensation of carelessness about future. Suddenly felt sorry for itself. The mood changed frequently. Feel unconcern about work. Had a dream in which I feel an itch all over my body. At the end of the day I suddenly felt lightness in the whole body. The whole evening felt sorrow remembering the dead parents. Wanted to cry when remembered the dead parents. All the smells became sharper for a few minutes.

References

- BG RCI, Industrie, Berufsgenossenschaft Rohstoffe und chemische. 04/2014. Mycobacterium bovis. 04/2014.
- Kremenovic M, Schenk M, Lee DJ. 2020. Clinical and molecular insights into BCG immunotherapy for melanoma. J Intern Med. 2020, Dec;288(6):625-640.
- Rolik O. 2020. Symptom picture of Homeopathic Medicine Mycobacterium bovis (BCG) extractum. Moskau. 2020.

Propionibacterium acnes (Pro-acn)

Drugs from the cell wall of microorganisms

› Characteristics of the drug

The drug proving revealed the following directions of action: chronic diseases of skin and joints, circulatory disorders. Symptom characteristics showed that they were inflammatory processes in the skin, connective tissue and joints, as well as circulatory disorders. These included symptoms such as: pain, heaviness, stiffness, heat and fever associated with joint disorders, skin redness, rash, irritation and increased sensitivity of the skin, fever, chills and febrile seizures, inflammation in connective tissue, skin and joints, circulatory disorders with symptoms such as feeling of heat in the head and face, stabbing headache, dizziness, decrease in visual acuity. Possible areas of application in practice are inflammatory and autoimmune joint and connective tissue diseases (arthritis, rheumatoid arthritis), rheumatism, diseases of the skin (acne, rosacea, dermatitis/inflammation, hypersensitivity) and circulatory disorders (dizziness, rush of blood in the head, headaches, tinnitus). (Rolik O, 2020).

› Characteristics of *Cutibacterium acnes*

Cutibacterium (C.) acnes is a gram-positive, anaerobic rod bacterium that belongs to the physiological skin flora. However, under certain conditions, disease is possible. *C. acnes* is associated with invasive skin infections and soft tissue infections. However, infections in the cardiovascular system and infections of individual organs have also been described. Infections can also occur after implants, which can extend deep into the tissue or bone. (Achermann Y, 2014). In addition, circulating immune complexes seem to be able to attach to bones and joints, here they are suspected to cause rheumatic symptoms in patients with SAPHO syndrome (Gutzmer R, 1997). But *C. acnes* can also be used therapeutically, because killed *C. acnes* have immunomodulatory and antitumor properties. Thus, in macrophages, the bacteria are able to increase phagocytosis and antitumor properties. In addition, it promotes the maturation of dendritic cells and stimulates a proinflammatory immune response with an enhancement of the humoral response (Ishimura ME, 2018). In addition, *C. acnes* supports antiviral defense. In animal studies, it has been shown to stimulate interferon production, NK cells, and macrophages; in some cases, animals were protected from viral infection (Palmieri B, 2020).

› Homeopathic drug picture (Rolik O, 2020)

- **Mind:** Many thoughts before falling asleep, but they are not systematic. There are so many thoughts that it is impossible to remember them after waking up. Increased irritability before eating.
- **Head:** Hot head and face with redness of the face. Pressure, heaviness, tension in the head in the morning. Heat sensation in the head. Pinpoint headache in the back of the head, migrating pinpoint headache.
- **Sleep:** Drowsiness in the afternoon. Sensitive sleep when falling asleep quickly before midnight.
- **Vertigo:** Vertigo in bed after waking up.
- **Eye:** Increased sensitivity of the eyelids and eyes when touched after sleeping. Tingling in the eyes. A feeling of tension in the eyes and a decrease in the clarity of vision in the evening. Itching conjunctiva of both eyes, feeling of puffiness and heaviness of the eyelids.
- **Ear:** Increased sensitivity of the ears to changes of out temperature (in the street and in the room). Periodic tinnitus. Constant tinnitus.
- **Face:** Itching and fever of the face, itching and nose hyperemia. Multiple rash on the cheeks and forehead. Single elements of a rash on the nose and chin. Drain rash on the chin. Hypersensitivity of the skin of the face, oily skin of the face, especially the cheeks.
- **Mouth:** Swelling of the upper jaw gums.
- **Teeth:** Slight sensitivity and bleeding of the gums when brushing teeth. Increased sensitivity to cold water, hot tea and pressure.
- **Throat:** Sore throat by the end of the day. Feeling of a foreign body in the throat when swallowing. Sore throat when drinking hot tea.
- **Stomach / intestines:** Migrating colic in the navel area after breakfast
- **Rectum / stool:** Urge to defecate by the end of the day. Liquid stool.
- **Chest:** Chest heaviness, feeling of breast enlargement.
- **Back:** Migrating pain in the back, feeling light pain in dorsal region. Stiffness of the spine muscles. Heaviness and tension in the lower back. Tension and slight pain in lower back.
- **Extremities:** Numbness and feeling of pins and needles in the calf muscles. Difficult to characterize discomfort in the legs with the desire to move when falling asleep. Feeling of heat in the legs and shins. Tingling in feet and legs. Cold feet. Heaviness in the calf muscles when walking. Convulsions of the calf muscles of the legs at night during sleep. Leg muscle spasms in the second half of the night. Sweating palms and at the same time slight pain, tension and spasticity of the leg muscles in the

morning after waking. Sweating and sensitivity of the feet, itching of the palms in the evening. Constant feeling of stiffness and numbness in the joints of the hand. Periodic feeling of stiffness in the hip and shoulder joints. Pain in the shoulders and forearms. Strolling and shooting pains in the elbows and wrists when moving in these joints. Heaviness and pain in the left hip joint at rest at night. Heaviness in the legs in the morning, which disappears by lunch and when walking. Crunch in the knee joints when squatting. Stiffness in the joints of the hands in the morning. Overheating in the joints of the hand and knee. Heat and burning in small joints at night and when washing hands with warm water. Soreness and stiffness in the elbow joints, more in the right in the morning after waking. Paresthesia in the thighs when sitting, which disappeared when walking.

- **Skin:** Redness of the face in the air. Burning of the breast skin after a hot shower. Local irritation and redness of the back skin. Increased sensitivity of the skin of the hands to cold air.
- **Cold / fever:** Fever all over the body after eating. Increased sweating at night. Alternation of increased sweating and cold. Weakness and sweating after waking up. Severe sweating and fever throughout the body at the slightest neurostress and physical exertion. Increase in body temperature to 37.5 degrees with chills in the evening. Periodically occurring attacks of chills and fever.
- **General symptoms:** Attacks of weakness. Attacks of night sweats and palpitations. Severe fatigue and lethargy throughout the body in the morning. Gratuitous anxiety and tension.

References

- Achermann Y, Goldstein EJ, Coenye T, Shirtliff ME. 2014. Propionibacterium acnes: from commensal to opportunistic biofilm-associated implant pathogen. Clin Microbiol Rev. 2014, Jul;27(3):419-40.
- Gutzmer R, Herbst RA, Kapp A, Weiss J. 1997. Das SAPHO-Syndrom. Fallbeschreibung von drei Patienten mit Akne conglobata und osteoartikulären Symptomen [SAPHO syndrome. Case description of 3 patients with acne conglobata and osteoarticular symptoms]. Hautarzt. 1997, Mar;48(3):186-90.
- Ishimura ME, Teixeira D, Silveira GDP, Gambero M, Gama GAC, Pimenta BSO, Rodrigues EG, Longo-Maugéri IM. 2018. Killed Propionibacterium acnes enhances immunogenicity and tumor growth control of a dendritic-tumor cell hybrid vaccine in a murine melanoma model. PLoS One. 2018, Oct 9;13(10):e0205148. .
- Palmieri B, Vadalà M, Roncati L, et al. 2020. The Long-Standing History of Corynebacterium Parvum, Immunity and Viruses [published online ahead of print, 2020 May 30]. J Med Virol. 2020, 10.1002/jmv.26100. doi:10.1002/jmv.26100.
- Rolik O. 2020. Symptom picture of Homeopathic Medicine Propionibacterium acnes extractum. Moskau. 2020.

Pseudomonas aeruginosa (Pseud)

Drugs from the cell wall of microorganisms

› Characteristics of the drug

The following focal points could be identified in the drug proving: Respiratory and immune system disorders, chronic skin disorders, connective tissue and muscular disorders. Symptom characteristics showed that they were allergic and autoimmune processes, immune disorders in the respiratory tract, urinary tract and circulatory disorders. Common symptoms included labored breathing and breath sounds, a raspy voice, pulsating pain in the ear, a feeling of pressure in the cheeks and forehead, reddened eyes, pain in the urinary tract, dry nose, and a feeling of rough skin. (Rolik O, 2020).

› Characteristics of *Pseudomonas aeruginosa*

Pseudomonas (P.) aruginosa is a gram-negative, ubiquitous rod-shaped bacterium. *P. aeruginosa* is an opportunistic pathogen that can cause life-threatening infections in humans and animals. In addition, *P. aeruginosa* is one of the main pathogens in nosocomial infections and there are now strains that are resistant to all common antibiotics. Common sites of infection include the respiratory tract, blood system (sepsis), urinary tract (especially patients with a catheter), and patients after surgical procedures or transplantation (Moradali MF, 2017). Under the influence of antibiotics, there is a rapid morphological change in the bacteria, normal rod-shaped bacteria become speric-shaped cells with a defective cell wall. These cell wall-deficient forms (CWDs) can escape the action of antibiotics and are suspected of being involved in chronic infections (Spalding C, 2022).

› Homeopathic drug picture (Rolik O, 2020)

- **Mind:** Prostration. Weakness. The difficulty of mental activity. Lack of desire to do everyday work. Increased activity. Irritability. Energy. Emotional uplift. Distraction.
- **Head:** Heaviness in the back of the head. Pressure in the cheeks and forehead. Headache in the back of the head. Feeling itchy in the back of the head during the day. Pressure in the top of the head.
- **Sleep:** Intermittent sleep. Anxious dream. Drowsiness in the middle of the day. Vivid dreams. Restless sleep. Waking up early after intermittent sleep. Morning insomnia.
- **Vertigo:** Dizziness when traveling in a car with the head folded back to the head restraint. Dizziness on the street and when riding the subway. Dizziness when getting out of bed. Dizziness and flickering of flies in front of the eyes when rising quickly.
- **Eye:** Hypersensitivity to sunlight. Reddening of the eyes. Poor eye focus (double vision when looking to the left). Pain in eyeballs with light pressure. Feeling pressure on the eyes. Lacrimation from both eyes. "Sand" in the eyes. Eye fatigue when working with a computer.
- **Nose:** Dry nose, excessive serous discharge from the nose. Runny nose with slight serous discharge. Itching inside the nose. Tickling in the nose. Short-term runny nose. Smell disorder. Regular dryness in the nose throughout the day. Painful crusts in the nose. Liquid colorless nasal discharge, increasing outside. Intense itching of the nose. Sneezing fits. Sneezing. Loud puffing at night. Periodic runny nose throughout the day, increasing after eating, and watery eyes.
- **Ear:** Pulsating pain in the ear. Ear pain. Whistling in the ears, increasing towards evening. Sudden pain in the ear.
- **Face:** Feeling of rough skin on the face. Itching in the forehead. Greasy skin of the face.
- **Mouth:** Bitterness in the mouth. Salivation. Dryness of the lips. Dryness in the mouth.
- **Teeth:** Hypersensitivity of teeth when inhaling fresh cold air by mouth. High sensitivity of teeth during brushing.
- **Throat:** Rough voice. Drawing pain in neck. A lump in the throat before eating (lunch). Sore throat. Feeling lump in the throat. Slight pain in the throat on inspiration. Difficult swallowing and dryness in the throat at night.
- **Larynx / trachea:** Difficulty breathing. Breathing noises. Slight cough. Desire to cough. Tickling in the throat. Dry cough. Morning cough with lots of sputum. Less frequent coughing. More frequent attack-like cough. Dyspnea in the evening. Difficulty swallowing in the morning. Occupied voice. Worsening of the usual cough, especially when going out.
- **Stomach / intestines:** Discomfort in the umbilical region. Thirst. Nausea. Lack of appetite. Heaviness in the stomach. Heartburn. Stomach pain radiating to the back. Cramping pain around navel after eating. A feeling of pressure in the left hypochondrium. Pain in the stomach with slight excitement.
- **Rectum / stool:** Itching of the anus, especially after bowel movements. Itching of the perineum, inguinal region. Fluid stool.
- **Chest:** Heartbeat and a feeling of lack of air during sleep in the morning. It's hard to breathe after eating. Heaviness in the chest.

- **Female genitals:** Mild pain in the urinary tract mainly in the urethra. Itching in the urethra. Urge to urinate in the absence of urine. Clouding of urine. Feeling of incomplete emptying of the bladder after urination. Cutting in the urethra. A feeling of dryness of the vagina.
- **Male genitals:** Mild pain in the urethra. Urge to urinate after dinner. Turbidity of the urine.
- **Back:** Lower back pain radiating to the perineum. Fatigue of the muscles of the back (lower back). Pain in the lower back to the right. Slight short-term sudden pain in the lumbar region.
- **Extremities:** Pain in both biceps muscles. Muscle weakness in the legs. Numbness of both feet. Creeping pain in the hips, more to the left. Muscle pain in the legs in the evening. Limb pain when walking. Muscle spasms. Heaviness in calf muscles when walking. Sweating with slight pain, tension and increased spasticity in the leg muscles during the night. Spasms of the calf muscles of the left or right leg at night.
- **Skin:** Red spots on the skin of the body, face. Feeling of rough skin in the lower leg region, neck and chest. Foci of localized itching on the neck and chest. Hyperemia in the area of the knee joints in the evening. Wet skin in the neck and chest. Rashes on the skin of the abdomen. Punctate red rash in the lower leg region. Itching in the navel. Itching of the scalp at night, which forced to wake up. Twitching of the skin in the shoulder area in front. Itchy rashes on the abdomen on the day of taking and the next day. Rash like hives on the buttocks. Severe itching on the body with restless sleep, decreasing during the day. Scalp hypersensitivity. Reddening of the skin and itching in the places of the former skin wounds. Warts itching. Itchy knees. Burning of the palms and soles of the feet within a few minutes after contact with water. Burning soles of the feet for no reason.
- **Cold / fever:** Fever (low-grade fever). Increase in body temperature to 37.2 degrees, chills or feeling cold. Need for warmth (blanket) to keep warm. Evening temperature increase. Perspiration with nausea and languor while awaking. Seizure-like chills in the evening. Heat in general during emotional stress. Chills.
- **General symptoms:** A common weakness in the evening. Wanting to have tea with honey. Lower blood pressure by the evening. General discomfort during the day. Inertia. Atypical difficulty concentrating. Irritated. Low blood pressure increase.

References

- Moradali MF, Ghods S, Rehm BH. 2017. Pseudomonas aeruginosa Lifestyle: A Paradigm for Adaptation, Survival, and Persistence. Front Cell Infect Microbiol. 2017, Feb 15;7:39.
- Rolik O. 2020. Symptom picture of Homeopathic Medicine Pseudomonas aeruginosa extractum. Moskau. 2020.
- Spalding C, Shirgill S, Taylor E, Krachler A-M and Jabbari S. 2022. Mathematical Modelling of Pseudomonas aeruginosa L-forms Reveals Complex Interplay Between Host Defence Mechanisms and Putative Treatments. Front. Syst. Biol. 2022, 2:899990. doi: 10.3389/fsysb.2022.899990.

Serratia marcescens (Serrat-m)

Drugs from the cell wall of microorganisms

› Characteristics of the drug

The most frequent symptoms of drug proving were related to pathologies of the immune system (fever, shortness of breath, nausea) and pathologies of the lymphatic system (headache, painful urination, chest pain, neck pain, body pain). This results in the following directions of action of the drug such as general infectious and inflammatory processes (with symptoms such as fever, headache, nausea, neck pain, body pain), infectious and inflammatory processes of the middle and lower respiratory tract (with difficulty breathing, chest pain) and infectious and inflammatory processes of the small pelvis in men and women (such as painful urination). (Rolik O, 2020).

› Characteristics of *Serratia marcescens*

Serratia (S.) marcescens is a gram-negative rod bacterium that belongs to the Enterobacteriacae family. *S. marcescens* can be detected in soil and water samples, but is also an important pathogen of nosocomial infections. Immunocompromised patients are particularly affected by infection, but infections also occur in immunocompetent patients. In case of infection, respiratory diseases (pneumonia), CNS diseases, urinary tract infections, blood and wound infections occur especially (Prashad Y, 2019).

› Homeopathic drug picture (Rolik O, 2020)

- **Mind:** Restlessness before sleep. Causeless anxiety. Increased irritability. Feels aggressive a little bit. Slight depression and sadness.
- **Head:** Tension and heaviness in the head. Headache in heat wind. Pulsating ache in the left forehead. Temporal headache. Short-time pain in the occipital region. Mild tension and pain in the nape in the evening. Heavy head in the afternoon.
- **Sleep:** Sleep somewhat restless. Very sleepy in the morning. Sleeplessness. Intensive dreams were noted. Felt sleepy in the morning. Desire to sleep all day. Wake up many times during the night, with sweat.
- **Vertigo:** After work vertigo when looking on moving things. Slight vertigo in the morning. Mild dizziness and nausea in crowded room. Vertigo and loss of equilibrium on turning the head. Vertigo on moving the head backwards.
- **Eye:** Pressing pain in the left eye. Feeling exertion in the eyes. Short-term Itching in the eyes.
- **Nose:** Nasal catarrh. Feels nasal congestion. Catarrhal nasal discharge. Nasal secretion aggravated by cold air and in a lying position.
- **Ear:** Temporary tinnitus. Strange noise in the ears. Tingling in the ears for some minutes. Stabbing pains in the ears. Alternating slight pains in the right and left ear. Itching in the ears. Feeling congestion in the ears on swallowing.
- **Face:** Redness of the cheeks. Flush on the face when excited. Burning of skin on the face in cheeks. Sudden heaviness and numbness at the root of nose. Feeling irritation of the skin of the face. Itching on the chin region. Minor heaviness, pain in temporal-maxillary articulations. Sensation of slight pain in the right malar region. Slight eruption on the cheeks by the evening.
- **Mouth:** High sensitiveness of the gums during eating. Bitter taste in the mouth. Feeling dryness in mouth. Light burning in the tongue. Increased salivation after meal.
- **Teeth:** Hypersensitive teeth. Teeth sensitive to cold and hot drinks. Itching of gums. Bleeding of gums after brushing the teeth.
- **Throat:** Pain in the throat with swallowing. Sore throat with dryness. Pain in the throat at yawning. Light pain in the throat in the morning. Feeling irritation and swelling in the throat. Sensation of sore throat during night. Dry irritated throat.
- **Larynx / trachea:** Feeling dryness and burning in larynx. Dry cough during the night. Cough and a pain in larynx after long speaking. The voice became gruff at speaking. Tired-ness of voice. Nasal tone of voice. Feeling of pressure and numbness in larynx when agitated. Voice became weak on cold air. Difficulty breathing. Sensation of foreign body behind the breastbone. Constant sneezing.
- **Stomach / intestines:** Nausea with belching. Pain in the navel area. Nausea after eating fatty food, heartburn. Pain in empty stomach in the morning. Feeling of heaviness in the stomach. Minor and short-term colic in lower abdomen. Weak pain and spasm in the mesogastrium before lunch. Light soreness in hypogastrium. Feeling of pressure in the hypogastrium after eating.
- **Rectum / stool:** Anal burning, feeling itching in the rectum after stool. Little constipation. Difficult and unsatisfying evacuation. Evacuation with tenesmus. Slight diarrhea. The stool was twice a day instead of once as usual. The stool became more formed (dense). Odor of the stool was unusually fetid.

- **Female genitals:** Itching sensation in the genital tract. Feeling heaviness in perineum. Pain in the right side of lower abdomen before menses. Slight pain in the lower back on the first day of the menstrual cycle. Frequent micturition. Painful urination.
- **Male genitals:** Feeling heaviness in perineum. Mild burning at urination. A small difficulty in urinating. Frequent micturition. Dull pain in the crotch. Slightly brown urine. On the morning urine was cloudy and foamy, with slight dysuria. Diminution of the stream of urine. Itching and redness of the glans. Feeling of stabbing pain in perineum region.
- **Chest:** Dry cough with retrosternal pain and difficult expectoration. Cough with nausea in the morning. Short-term shortness of breath at morning. Sensation of swollen mammae before menses. Pressing pain in the chest. Painful chest palpitation. Feeling of lack of air on excited.
- **Back:** Neck pain. Numbness in the neck. Stiffness in the neck and tension. Stabbing neck pain at movements. Pain with sensation of weariness of lower back region. Heaviness and tension in the lower back on the afternoon. Pain and heaviness in lower back appeared after lengthy sitting.
- **Extremities:** Pain in the knees during the day. Pain in the left knee. Prick and cramp in the side of the left foot. Feeling of stiffness and numbness in the shoulders. Pain in the left ankle. Stiffness and crunching in the joints of the hands. Stiffness in the right foot on bending. Pain in the hip extending the legs. Weakness in legs. Tingling in the arms at evening. Pain in the bones of arms and legs. Tugging sensation in the hips.
- **Skin:** Slight peeling of the skin on the belly. Itching of skin on the chest. Skin was sensitive to the cold air.
- **Cold / fever:** Fever and restless sleep. Trembling at night. Chill and sensation of cold. Feeling of heat in the body. Cold, heat with sweat. Increased sweating at night. Excessive sweat during the night. Powerless feeling at morning. A little chilling and feeling of cold. Sudden chill in the evening.
- **General symptoms:** Feeling of sudden weakness. Feeling of unusual weakness. Feeling of little emaciation. Slight pain in the muscles and joints. Stiffness in muscles of the whole body. Slight body aches.

References

- Prashad Y. 2019. A Critical Review of the Bacteria Serratia marcescens and its Impact on. WebmedCentral BACTERIOLOGY. 2019, 10(6):WMC005573.
- Rolik O. 2020. Symptom picture of Homeopathic Medicine Serratia marcescens extractum. Moskau. 2020.

Trichophyton verrucosum (Tricho-ver)

Drugs from the cell wall of microorganisms

› Characteristics of the drug

The most common symptoms in the drug proving included diseases of the skin (spots on the face, pimples, itching), diseases of the nails (discomfort and changes in the nails) and diseases of the hair (brittle hair). In addition, symptoms with complaints in the musculoskeletal system appeared. This results in the following directions of action – immune diseases of the skin and skin appendages, mycoses of the hair, skin, nails, tinea, trichophytosis, impairment of the functions of the skin, nails and hair, hair loss. (Rolik O, 2020).

› Characteristics of *Trichophyton verrucosum*

Trichophyton (T.) verrucosum is a very slow growing dermatophyte. In veterinary medicine, it is known as the causative agent of calf lichen. The main reservoir of the pathogen is cattle, but dogs, horses, cats, sheep and goats can also be affected by infection. It is a zoonotic pathogen, which can be transmitted directly from animals to humans. When infected, the fungus spreads deep through the hair follicles. Initially, there is only a superficial inflammation, but this can develop into a highly inflamed, furunculous nodule. In rare cases, systemic reactions such as lymph node swelling may also occur. Infections of the scalp and beard are most common, but the arms or legs may also be affected by infection. (Schumny U, 2020).

› Homeopathic drug picture (Rolik O, 2020)

- **Mind:** Causeless anxiety. Increased irritability.
- **Head:** Tension on the head. Short-term slight pain in the right side of the head. Feeling of brittle hair. Sensation of tension in the scalp. Sensation of hair loss on the head.
- **Sleep:** Frequent waking at night.
- **Vertigo:** A little dizzy when tilting the head sharply.
- **Eye:** Twitching of the eyes. Feeling of heaviness of the eyelids.
- **Nose:** Feel dryness inside nose. Nasal congestion on waking. Short time nasal breathing. Feeling smells less.
- **Ear:** Periodically an unpleasant ringing in the ears.
- **Face:** Red spots on the face, more pronounced on the forehead. Skin with red spots on the face. Itching, redness, rash on the cheeks. Small skin pustules and small red spots on the face.
- **Mouth:** Redness of the gums. Transient bleeding gums. Redness of the mucous membrane of the mouth. Hypersensitivity to gums when drinking cool drinks.
- **Teeth:** High sensitivity of teeth during brushing. Increased sensitivity of teeth to cold drinks. Transient increased sensitivity of teeth to pressure.
- **Throat:** Dryness in the throat. Feeling lump in the throat. Light pain on swallowing in the throat.
- **Stomach / intestines:** Abdominal discomfort after eating. Heartburn after dinner.
- **Rectum / stool:** Temporary slight diarrhea.
- **Chest:** Feeling of heaviness and fullness in the chest.
- **Back:** Tension of the neck muscles. Tension and weak spilled pain in the back. Discomfort, slight pain in lower back. Short-term stiffness of the spine muscles.
- **Extremities:** Lightness in the legs like can fly. Sensation of restless legs in the night. Itching of the skin of the legs. Feeling of stiffness and numbness in shoulders, mild itching of the skin of the shoulders. Pain in the left and right shoulder. Feeling cold in both shins at night. Itching sensation in shins at night before bedtime. Sweating with slight pain, tension and increased spasticity in the leg muscles during the night. Periodically itching and paresthesia in the legs. Sensation of tension in the toes with a feeling of heaviness in the nails. A feeling of stinging nails in the right leg. The feeling of brittle nails and heaviness of the feet when walking in shoes that disappeared when shoes were removed. Fragility of the thumb nail of the right hand.
- **Skin:** Irritation and redness in the form of small spots on the scalp. Itchy of the skin on the scalp. Redness and itchy of the skin on the open air. Increased sensitivity of the skin, redness of skin of the scalp to the cold air. Dryness, burning, redness of skin, small red spots after hot shower.
- **Cold / fever:** Sweating in the night. Sweat. Heat, weakness, trembling in the body during emotional stress. Feeling heat with chillness during emotional stress. Perspiration after waking. Increased perspiration during anxiety. Cold and night sweat.
- **General symptoms:** Unmotivated tension. Fatigue throughout the body after waking up. General weakness, anxiety and brokenness. Sudden paroxysmal palpitations.

References

- Rolik O. 2020. Symptom picture of Homeopathic Medicine Trichophyton verrucosum extractum. Moskau. 2020.
- Schumny U, Wiegand C, Hipler UC, Darr-Foit S, Peckruhn M, Uhrlaß S, Nenoff P, Elsner P. 2020. Berufliche Infektion mit Trichophyton verrucosum bei einem Rinderzüchter [Occupational Trichophyton verrucosum infection in a cattle farmer]. Hautarzt. 2020, Nov;71(11):899-902.

Drugs from organ preparations / sera

Introduction

The drugs from this group are produced from organs or from sera according to GMP guidelines. The sera are sera from rabbits that have previously been immunized with a mold preparation. After obtaining the organs or serum, a specific preparation of the material is carried out. The resulting extract is the basis for drug production.

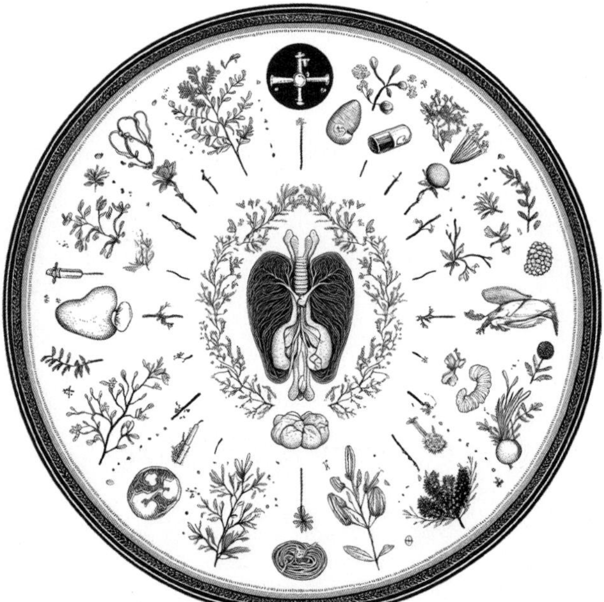

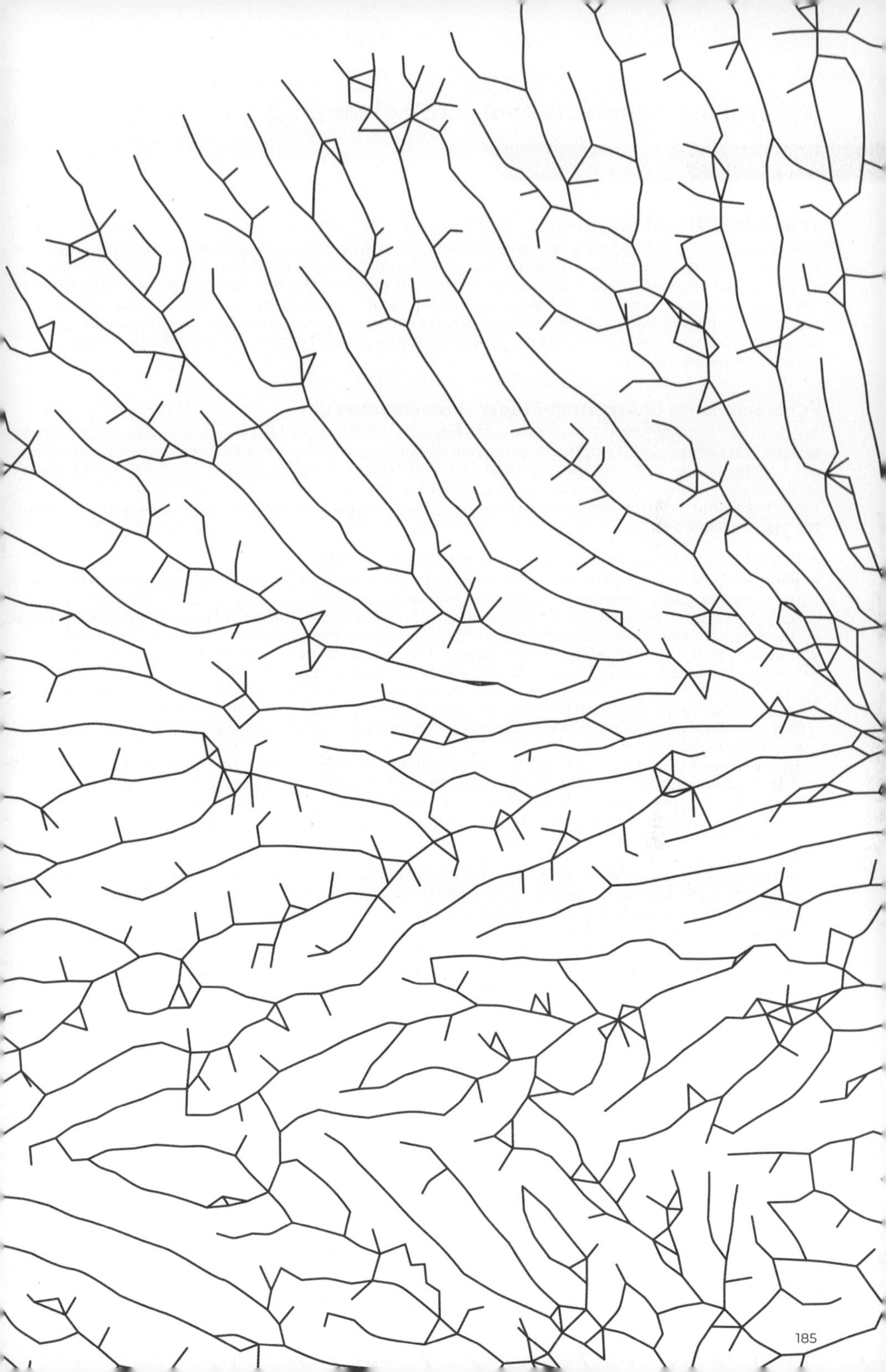

Aspergillus niger serum oryctolagi (Asperg-n-ser-oryc)

Drugs from organ preparations / sera

› Characteristics of the drug

The following focal points could be identified during the drug proving: neuro-emotional and vegetative symptoms (anxiety, irritability, insomnia, headaches), complaints of the connective tissue and skeletal system (stiff joints, numbness and tingling in the legs), chronic inflammatory processes and diseases of the respiratory tract (shortness of breath, complaints with breathing, heavy sweating). The remedy supports the elimination of various waste products and toxins and has a systemic (central and autonomic nervous system) influence on organs and the skeletal system (joints, bronchi, lungs). (Rolik O and Rolik I, 2019).

› Characteristics of *Aspergillus niger* serum oryctolagi

According to the teachings of Prof. Günther Enderlein, some chronic diseases, e.g. of the cardiovascular system, can be associated with the pathogenic development of the mold *Aspergillus niger*. In the case of a holistic therapy of these diseases, degradation products of the *Aspergillus niger* arise, which put a strain on the body and can lead to therapy blockades. The *Aspergillus niger* serum obtained from rabbits can bind these breakdown products, promote their elimination and thus support the reduction of therapy blockades.

› Homeopathic drug picture (Rolik O and Rolik I, 2019)

- **Mind:** Feels calm and indifferent. In the middle of the day everything seemed strange for a minute. In the mood for jokes. Sensitive to reproaches and woke up in the morning in a state of euphoria, as if flying in a dream. Emotions were excited easily, causeless anxiety. Apprehension of insanity. Reduced mental performance. Decreased mental energy. Increased mental activity. Anxiety at night. High irritability and hypersensitivity at the smallest disturbance. General building feeling of weakness towards the end of the day. Feeling of helplessness. Weakness from mental exertion. Feeling more impressionable. Desire to be useful. Desire for fast driving. Feeling affectionate. Feeling offended easily. Woke up at night with feeling of despair. Feeling melancholy. Increased irritability. General feeling of fear, especially the fear of heights when looking out of the window of a multi-story building. Growing doubt.
- **Head:** Heaviness in the head, a slight headache in the form of pulsations in the back of the head and in the upper neck. Tension all over the head. Headache grew in the evening, and at night when falling asleep it disappeared. Headache, under mental stress, after smoking, drinking coffee, and from eyes moving. Feeling of heaviness and squeezing in the whole head, did not decrease and disappeared only the next morning after sleeping.
- **Sleep:** Insomnia. Falling asleep too late. Restless sleep throughout the night, which was interrupted by the slightest noises and compulsive thoughts. Difficult waking at the morning. Feeling sleepy. Falling asleep more easily. Interrupted sleep with many surface-level dreams. No energy and refreshed feeling after sleep. Non-deep sleep, caused by an unmotivated sense of anxiety.
- **Vertigo:** In the evening on the street of a big city, there was the feeling of vertigo from the smog and noise. Dizziness was episodic paroxysmal in nature. Vertigo occurred when getting up quickly after sitting or lying down, with sharp turns or head tilting. Dizziness caused by intensive work at the computer, and by the increased brightness of the monitor.
- **Eye:** Tired sensation and pain in the eyes after intensive work at the computer. Burning in the eyes after a night of driving. Itching of the eyes. Causeless feeling of exertion within the eyes. Irritation from light. Pressure felt in the eyes after waking up. Pressure in the eyes.
- **Nose:** Less ability to sense odor. Increased sensitivity to odors, especially exhaust gases. Feel dryness inside nose. Sneezing. A feeling of dryness in the nose. Dry and stuffy nose in the morning when waking up.
- **Mouth:** Dryness and bitter taste in the mouth at night. Bitter taste in the mouth after waking up. Sensitiveness in the tongue. Unpleasant taste in mouth after meal. Palate feel dry. Acidic taste in the mouth after meal. Increased or decreased salivation before a meal. Taste of bitterness in the mouth in the morning after waking up.
- **Teeth:** Teeth are sensitive to cold water and hot tea. Teeth are sensitive when being brushed.
- **Throat:** Because of the dryness, there was a desire to drink water with food. Throat sensitivity when drinking cold drinks and eating acidic food. Especially pronounced at the time of swallowing.
- **Larynx / trachea:** Feeling tension and numbness in the larynx. Feeling that voice gets rough. Heaviness in the chest during a deep inhale and when coughing. Weakened voice when in cold air. Feeling of hoarseness. Tiredness of voice comes quickly when talking. Short-lasting hoarseness in the evening and in the morning after sleep. Feeling that voice breaks when worried. Fits of barking

coughs at night.

- **Stomach / intestines:** Short-lasting nausea after dinner and an aversion to fatty foods. Increased appetite. Lowered appetite. Eructation. Flatulence at night. Heaviness in the stomach in the afternoon. Heartburn after drinking cold water. Heaviness and rumbling in the stomach after breakfast. Unclear abdominal pain after breakfast. Slight pain in the right side of the abdomen after lunch. Feeling thirsty at night.
- **Rectum / stool:** Constipation. Slight diarrhea. Flatulence. Anal burning and itching after stool. Burnings sensation in the anal area.
- **Female genitals:** A tugging feeling and heaviness in the lower abdomen. Slight numbness and coldness in the genital area. Slight pain in the lower abdomen during menstruation. Suddenly felt sexual arousal. Pain in the right inguinal area in the evening. The feeling of heat in the genital area.
- **Male genitals:** Decrease in libido. Feeling as if an erection has become weak. Improved erection. It seemed that the orgasm is more vivid. Pain in the testes. Slight numbness and coldness in the genital area. Pulling sensation in right testicle. Aching pain in the left groin. The feeling of heat in the genital area. A small difficulty urinating.
- **Chest:** Intermediate pain in chest when bent over. Feeling that the breasts are swollen and tight. Short-lasting pain in the breast. The feeling of shortness of breath and anxiety on the subway or bus.
- **Back:** Tension, slight pain and heaviness in the lower back. Heaviness and tension in the lower back in the evening. Tension and slight pain in lower back at the evening. Pain in the upper part of the lower back, which was significantly reduced by the end of the next day. Feeling of cracking and light pain in dorsal region. Lower back pain after sleeping. Tension and stiffness between the shoulder blades. In the morning cracking in the neck. Trembling in cervical region. Numbness and stiffness in lower back after waking. Sensation of trembling between shoulder blades due to anxiety.
- **Extremities:** Slight pain and stiffness in the joints. Slight pain in the hip joints in the evening. Numbness and tingling in the legs in the evening. Cracking of the shoulder joints with movements. Feet and hands feel heavy, as if they were paralyzed. Moderate pain and cracking in the knees. In the evening after a working day tingling in the legs. Stiffness and cracking in the joints of the hands in the morning. The feeling of stiffness and numbness in the shoulders. Slight pain along the right arm. Feeling of lightness in the legs. A feeling of restlessness in the legs at night. Increased sweating and sensitivity of the palms and feet, slight itching of the palms. Stiffness in the joints of the left or right hand in the morning after waking up. Pain in the left shoulder. Feeling cold in both feet and shins at night. Cold feet at night. Heaviness in calf muscles when walking. Paresthesia in the legs at night and during prolonged periods of sitting, which disappeared when walking.
- **Skin:** Cracked skin on the feet. Increased sensitivity of the skin on the head, head is very sensitive to cold air. After hot water is used, the skin is dry and burns. Itching of the skin of the hips at night. Allergic rash on the skin of the chest.
- **Cold / fever:** Increased perspiration while feeling anxiety. Sweating in the night and woke up with anxiety. Increased perspiration upon exertion. Perspiration with nausea while waking. Intermediate chill in the morning after waking up. Sudden chills at night followed by sweating. Heating of the whole body after eating. Feeling of weakness and perspiration after waking. Nocturnal attack of short-term cold.
- **General symptoms:** Mood often changed. Shortness of breath, breathing difficulties. Feeling of lightness in the whole body. The feeling of freedom and carelessness in relation to the future. All the colors of nature and surrounding buildings are sharpened in a few minutes. Pity and compassion for poor people.

References

- Rolik O. and Rolik I. (2019). Symptom Picture of Homeopathic Medicine Aspergillus niger serum oryctolagi. Moskau.

Folliculi lymphatici aggregati sui (Folli-ly-sui)

Drugs from organ preparations / sera

› Characteristics of the drug

In the drug proving, there was a noticeable frequency of cold and infection symptoms. The element chills/cold feeling is also found in numerous mood symptoms. This mostly affected the mind and spirit, head, nose, cough, chest, extremities, as well as sleep and chills. Possible applications are therefore flu-like infections, colds with cough, cold, chills, aching limbs etc., abdominal complaints with rumbling, diarrhea, gastroenteritis, acting cold toward others, aloofness and headaches that are catarrhal, temporal or pressing; arthritic pain in the small joints, cough, cough irritation in the larynx, genital pruritus, frost, fee, chills, freezing. (Möllinger, 2007).

› Characteristics of Peyer`s plaques

In 1677, Johann Konrad Peyer (1653-1712) discovered „distinct nodular aggregates“ in the small intestine, which were henceforth referred to as Peyer`s plaque (PP) after their discoverer. The PP are distributed throughout the small intestine, their number and density increasing toward the terminal ileum. At the end, they form a lymphatic ring there. The PP belong to the gut-associated lymphoid tissue (GALT). PP contain many microanatomical niches for effective initiation of immune response. PP contain various lymphocytes, e.g. B cells (isotypes for IgA, IgM, IgG), memory T cells, but also a reservoir of naïve T lymphocytes. In addition, the PP are involved in maturation B cells. (Mörbe UM, 2021).

› Homeopathic drug picture (Möllinger, 2007)

- **Mind:** Feeling somewhat distant from things, interrupted concentration. Feel a certain detachment from things. Mood quite good, balanced. Noticeable clarity in thoughts. Uplifted mood, resourcefulness, great energy, cheerfulness throughout the day. Tired all day, fresh air helps, but would like to avoid physical exertion, also mental exhaustion - would like only rest. Feel like emaciated and withered. Rest improves, drinking clear water improves. Very deeply rested but still don't want to do anything. Equanimity bordering on not feeling anything. Inwardly impatient. Annoyed and irritable. Violent crying from weakness. Depressive states with great inner clarity. Increased irritability and belligerence at home.
- **Head:** Head feels heavy, feeling got better during the day and almost went away. Forehead headache pressing, pulling toward nose. Headache in temples, so slight that I forgot about it sometimes, but always there. Waking up with headache in temples (slight pressure) as if overtired, all day. Headache pressing in temples and eyes, feeling the head is bursting. Dull headache all over the head. Headache when coughing.
- **Sleep:** Frequent yawning, many dreams, difficulty waking up, sleeping exceptionally long, improvement of insomnia while waking up frequently. Woke up in the morning feeling groggy, but feeling better sometime after waking up. Heavy feeling in the morning upon waking up. Intense dreams.
- **Eye:** Pressure in eyes, yellowish sclera. Feeling of pressure in the eye sockets.
- **Nose:** Cold and catarrhal symptoms, flu or flu-like symptoms with congestion or runny nose, drilling and digging pain in paranasal sinuses, sneezing fits, mucus buildup, mucus draining backward, cold symptoms, worsening cold symptoms, watery mucus, thin. Nasal mucous membranes slightly swollen on both sides, little secretion. Nose runs watery, thin, with recurrent sneezing. Tingling, itching nasal and upper lip area. Nose blocked at night.
- **Face:** Tired, withered, facial expression, yellowish, pain in maxillary sinuses, unhealthy appearance with rings around eyes. Pus pimples on chin.
- **Mouth:** Sore feeling of oral mucosa. Neuralgic pain in the upper lip.
- **Throat:** Soreness of palate, in flu-like infections. Burning pain in the throat. On swallowing, back of palate as if sore.
- **Larynx / Trachea:** Dry larynx with irritation upon coughing. Cough in flu-like conditions. Pain in the larynx when coughing, coughing at night, coughing fit upon waking up. Dry larynx, dry cough from it again and again. Dry Cough.
- **Stomach / intestines:** Heartburn, grumbling and rumbling in stomach, sudden urge to defecate with diarrhea. Stinging in the upper abdomen. Flatulence with loud bowel sounds, rumbling. Repeated rumbling in the abdomen, audible. Lack of thirst. Unpleasant feeling in the abdomen, rumbling, emptiness, chilly. Flatulence.
- **Rectum / stool:** Stool hard and labored or thin, spurting, anal burning. Spontaneous defecation, some rumbling in abdomen before, burning at anus afterwards. Defecation more difficult. Spurting stool. Hard, laborious defecation, little.

- **Female genitals:** Itching of external labia. Marked hypermenorrhea until about 9:00 a.m., suddenly hardly any bleeding for the rest of the day. Weak menstruation.
- **Breast:** Retrosternal pressure. Sensitive breasts and nipples, stinging feeling in breast and nipple.
- **Back:** Tension, especially between the shoulder blades and cervical. Stabbing pain in the back, changing locations.
- **Extremities:** Pain of finger joints, as in osteoarthritis. Leaden feeling of the limbs in the morning upon waking up. Pain of limbs as if bruised, as at the beginning of the flu. Catarrhal limb pain comes with colds, infections. Freezing with cold hands and feet. Freezing with pain in limbs. Left hand in pain with certain movements, e.g., holding a pitcher.
- **Skin:** Hair haltless, hanging, quickly becomes greasy, unhealthy appearance on face with rings around eyes.
- **Cold/fever:** Very noticeable coldness in onset of flu-like infections. Being freezing cold despite warm clothes and blankets, cannot fall asleep because cold, parallelism of frost with feeling cold toward things, internal freezing. Temperature increase to 38.3° C.
- **General symptoms:** Flu-like infection, tendency to catch cold, consequences of cold. Shivering again and again, hands and feet remain cold. Freezing inside, despite warm hands and only cool feet. Fatigue, severe shivering.

References

- Möllinger, Herbert. 2007. Homöopathische Arzneimittelprüfung Rebas (Peyer'sche Plaques). 2007. [Möllinger, Herbert. 2007. homeopathic drug proving Rebas (Peyer's plaques). 2007.]
- Mörbe UM, Jørgensen PB, Fenton TM, von Burg N, Riis LB, Spencer J, Agace WW. 2021. Human gut-associated lymphoid tissues (GALT); diversity, structure, and function. Mucosal Immunol. 2021, Jul;14(4):793-802.

Mucor racemosus serum oryctolagi (Mucor-r-ser-oryc)

Drugs from organ preparations / sera

› Characteristics of the drug

The most common symptoms of the remedy proving were related to disorders of the cerebral microcirculation system (fatigue, weakness, difficulty concentrating, headache, dizziness), congestive processes in the abdominal cavity (liver congestion problem with upper abdominal discomfort, constipation or diarrhea, heartburn) and edematous processes (joint and muscle pain). The remedy supports the elimination of metabolic and decomposition products. Main areas of use are chronic vascular pathologies, including atherosclerosis and chronic insufficiency of cerebral circulation, as well as in chronic inflammatory and degenerative-dystrophic processes of connective tissue (joint and muscle-ligament pathology) and diseases of the gastrointestinal tract associated with stagnation and edema. (Rolik O, 2019).

› Characterisitcs of *Mucor racemosus* serum oryctolagi

According to the teachings of Prof. Günther Enderlein, some chronic diseases, e.g. of the cardiovascular system, can be associated with the pathogenic development of the mold *Mucor racemosus*. In the case of a holistic therapy of these diseases, degradation products of the *Mucor racemosus* arise, which put a strain on the body and can lead to therapy blockades. The *Mucor racemosus* serum obtained from rabbits can bind these breakdown products, promote their elimination and thus support the reduction of therapy blockades.

› Homeopathic drug picture (Rolik O, 2019)

- **Mind:** Slight nervousness, irritability and anxiety during the day. Mood was almost unchanged. Good mood. Characteristic obsession of thoughts, a desire for mental work. Desire to read and watch fantasy films. Feeling as if one lacks the resources to do what one wants to do. General growing weakness. Disturbing, obsessive conditions. After sleep, there was a feeling of slight fatigue and irritability, which disappeared after breakfast. Sweating with slight pain, tension and increased spasticity in the leg muscles during the night.
- **Head:** Light boring headache, which worsened slightly in the evening. It was localized in the right side of the head, in the back of the head and in the area of the crown. A worsening headache was observed at night with complete disappearance upon waking up in the morning. Heaviness in the whole head, squeezing or aching in specific places.
- **Sleep:** Mostly disturbing dreams with frequent waking up (2-3 times per night). Difficulty falling asleep and unwillingness to wake up at the right time. Many dreams, which occurred both at the beginning and at the end of sleep. Dreams are light and surface-level and what happened in the dreams cannot be recalled. Drowsiness lasted until noon.
- **Vertigo:** Mild vertigo that arose in the middle of the day. By evening, dizziness was gone. Dizziness at night while sleeping. Dizziness was episodic paroxysmal in nature. Dizziness when falling asleep. Light vertigo when getting up after sitting or lying down, after sharp turns or head tilting. With open eyes, it seems like there are visible swimming objects. With his eyes closed, there is a feeling of instability on the legs or a feeling of falling to the left or right side. Sensations of vertigo were short and did not cause anxiety and fear.
- **Eye:** The sensation of itching in both eyes arose in the morning, which grew towards the middle of the day. The itch completely disappeared in the evening. The feeling of a slight burning sensation in one eye appeared at the end of the day. The burning sensation continued the next day, gradually weakening towards evening. A feeling of slight pressure or heaviness in the eyes.
- **Nose:** Nasal congestion occurred in the first half of the day. Nasal congestion increased during sleep. Nasal congestion was partial, with one nostril being congested. Congestion has always been incomplete. Of the nose felt dry in the morning. The dryness of the nose was accompanied by high nose sensitivity and smelling unpleasant smells in unventilated rooms which disappeared when in fresh air.
- **Ear:** Minor temporary tinnitus increased in the evening and was most noticeable when falling asleep. Light itching in one ear in the evening. At bedtime, itching disappeared.
- **Face:** The reddening and feeling of heat on the face, right or left side, was depend on emotional excitement.
- **Mouth:** Taste of bitterness in the mouth in the morning after waking up. Sensation of puffiness and tension in the mouth, lips and gums. Increased sensitivity of the gums when brushing teeth.
- **Teeth:** Teeth are sensitive to cold water and hot tea. Teeth are more sensitive when brushing.

- **Throat:** Throat sensitivity when drinking and eating sour foods, such as sauerkraut, especially noticeable when swallowing. Because of the dryness, there was a desire to drink water with food.
- **Larynx / trachea:** Tickling feeling in the larynx. Light dry cough. There was an occasional sensation of a lump in the larynx, which disappeared after a sip of water. Tumbling when drinking water.
- **Stomach and Intestine:** The appetite has not changed. Short-term nausea after dinner and an aversion to fatty foods. Increased stomach rumbling and slight bloating after eating. Discharge of stinking gases. Heaviness and feeling of pressure in the right hypochondrium. Tingling, pressure and heaviness in the upper and lower abdomen mostly on the right. Short-term heartburn and abdominal distension in the morning before eating.
- **Rectum / stool:** Soft stool. Mild diarrhea and relaxing defecation. Feeling of insufficient bowel emptying and incomplete stool. Slight burning sensation in the anal area.
- **Female genitals:** Dull pain and heaviness in the lower abdomen. In the evening, itching of the external genitals. Increased libido in the evening. Slight burning sensation and increased sensitivity during urination, frequent urination.
- **Male genitals:** Frequent urination at night. Painful and complicated urination disappeared. Decrease in the feeling of pressure in prostate gland in the morning. Spontaneous erection in the morning. Feeling of heaviness and pressure in the lower abdomen and prostate in the evening. Painful and frequent urination at night. Spontaneous erections in the morning.
- **Chest:** Feeling of heat in the mammary glands. Slight chest pain. Chest pain.
- **Back:** Tension of the neck muscles in the evening and slight stiffness of the spinal muscles in the evening, which by the morning of the next day had disappeared. Pain appeared in the upper part of the lower back. Slight diffused pain in the back, spasms of the calf muscles in the left or right leg at night. Discomfort, tension, slight pain and heaviness in the lower back while waking.
- **Extremities:** Increased sweating and sensitivity in the palms and feet, slight itching of the palms. Stiffness in the joints of the left or right hand in the morning after waking up. Pain in the left shoulder. Feeling cold in both feet and shins at night. Cold feet at night. Heaviness in calf muscles when walking. Paresthesia in the legs at night and during prolonged periods of sitting, which disappeared when walking.
- **Skin:** Increased sweating, especially in the perineum, during sleep. Barely noticeable allergic rash on the skin of the chest. Itching of the skin of the back. Burning skin at night. Itching of the skin, rash and hyperemia in the elbow bends. Dryness or increased sweating of the skin in the lumbar region. With emotional distress, these symptoms intensified.
- **Cold / fever:** Shivering at night with normal body temperature. Feeling cold. Heat in general and hot flashes / heat in women.
- **General symptoms:** A surge of energy and increased activity. Hypotension. Mild agitation after sleep. Nervousness and reasonless anxiety and excitement. Increased blood pressure. Increased heartbeat. Hypersensitivity to pungent smells, aversion to fried and fatty foods. Nausea after eating. General weakness throughout the day. Body aches, slight overall weakness and fatigue.

References

- Rolik O., Rolik I., 2019. Symptom Picture of Homeopathic Medicine Mucor racemosus serum oryctolagi. Moskau. 2019.

Repertory

Introduction

The following repertory was compiled from the observations of the provings. Symptoms that occurred several times within a proving are marked in bold (**mucor-r**). Pain symptoms are listed separately in the respective chapters. At the end of the repertory, there is a list of the remedies with their abbreviations, which were used in the repertory.

Mind

Repertory

- ACTIVITY
  - increased: myc-phl, pseud
    - during the day: bac-fir
  - evening: bac-fir
  - great energy: folli-ly-sui
- AFFECTIONATE
  - feeling: asperg-n, asperg-n-ser-oryc, penic-ch, penic-gl, penic-r
- AGGRESSIVENESS
  - feels: penic-ch, serrat-m
- ANGER: penic-ch
  - annoyance, with: penic-gl
  - explosive anger at minor incidents, as though their rights were being infringed upon: cand-p
- ANXIETY: asperg-n-ser-oryc, penic-gl, tricho-ver
  - causeless: asperg-n, asperg-n-ser-oryc, mucor-r-ser-oryc, penic-ch, penic-gl, penic-r, pro-acn, serrat-m, tricho-ver
  - during the day: mucor-r-ser-oryc
  - extremely: cand-p
  - fear of heights when looking out of the window of a multi-story building: asperg-n-ser-oryc
  - future, about: penic-gl
  - going to the toilet in the dark: grif-f
  - increased perspiration, with: asperg-n
  - night: asperg-n, asperg-n-ser-oryc, grif-f, penic-gl, penic-r
  - old anxieties and fears: penic-ch
- AVERSION
  - carry out usual daily work: myc-phl, pseud
  - go to bed, evening: pro-avi
  - go to work: bac-cer
  - hold conversations with people: myc-phl, pro-avi
- BE TOUCHED
  - about animals in the park, during an evening walk: penic-r
- BROKENNESS, inner: tricho-ver
- CHEERFULNESS
  - throughout the day: folli-ly-sui
- CHEERING UP
  - during the day: pro-avi
  - from the morning on: grif-f
- COLD, inner, emotional
  - frost, with internal freezing: folli-ly-sui
- CONCENTRATION
  - difficult, unfocused: cand-p, myc-phl, penic-gl, pseud
  - interrupted: folli-ly-sui
  - loss of, while working: myc-phl
  - sudden loss of, morning: grif-f
- CONFUSION of mind: myc-phl
- DELUSIONS
  - skin of someone else, not like mine: asperg-n
  - with open eyes, it seems like there are visible swimming objects: mucor-r-ser-oryc
- DESIRE
  - alone, to be: penic-gl
  - be helpful, to: asperg-n, asperg-n-ser-oryc
  - drive fast, to: asperg-n, asperg-n-ser-oryc
  - do nothing, to: bac-cer
  - fantasy films, to see: mucor-r-ser-oryc
  - go for a walk in the morning, to: pro-avi
  - happy music, to listen to: grif-f
  - mental work, for: mucor-r-ser-oryc
  - read, to: mucor-r-ser-oryc

- DESPAIR, melancholy
  - feeling melancholy: asperg-n-ser-oryc
  - wake up at night with a feeling of despair: asperg-n, asperg-n-ser-oryc
- DISTRACTED: pseud
  - driving, while: penic-gl
- DOUBTFULNESS: asperg-n, myc-bov, penic-gl
- DOUBT: asperg-r
  - growing: asperg-n-ser-oryc
- DREAMS
  - abstract: penic-ch
  - anxious: myc-bov, pseud
  - cannot be remembered: mucor-r-ser-oryc
  - disturbing:
    - with frequent waking up: coryn-st, mucor-r-ser-oryc
  - drown, to: asperg-n
  - had no: grif-f
  - intensive: folli-ly-sui, serrat-m
  - itching, all over the body: myc-bov
  - light and superficial: mucor-r-ser-oryc
  - many: folli-ly-sui
    - at the beginning and at the end of sleep: coryn-st, mucor-r-ser-oryc
  - nightmares: grif-f
    - perspiration, with: asperg-n, myc-bov, penic-gl
  - scary scenes, with: grif-f
  - suffocate, to: asperg-n
  - unpleasant: pro-avi
  - unusual: bac-fir
  - vivid: mucor-r, myc-phl, **penic-ch**, penic-r, pseud
  - wild, impetuous: bac-cer
- EMOTIONALITY, emotional
  - befuddled: bac-cer
  - reduced: pro-avi
  - uplift: pseud
- ENERGY
  - and refreshed after sleep: asperg-n, penic-gl
  - increased
    - during the day: mucor-r
    - evening: bac-fir
  - less mental: asperg-n
- EUPHORIA
  - wake up in the morning in a state of euphoria: asperg-n, penic-gl
    - as if flying in a dream: asperg-n-ser-oryc
- EXCITEMENT, excitable: mucor-r-ser-oryc
  - easy: asperg-n, asperg-n-ser-oryc, cand-p
    - emotions: penic-gl
  - for no reason: myc-phl
- EXERTION: **pro-acn**
- EXHAUSTION: cand-p, mucor-r-ser-oryc, pseud
  - evening: pseud
  - increasing, towards the end of the day: asperg-n-ser-oryc, coryn-st
- FEAR
  - death, of: asperg-n, penic-gl
  - insanity, of: asperg-n, asperg-n-ser-oryc
- FORGETFUL: cand-p, pro-avi
- FRUSTRATION
  - easily: cand-p
- GUILTY, feeling
  - suddenly, for insufficient zeal on the job: penic-r
- HELPLESSNESS, sensation of: asperg-n, asperg-n-ser-oryc, myc-bov, pro-acn
- HYPERSENSITIVITY
  - wanted to cry
    - while watching a movie: asperg-n
    - while watching usual things: penic-gl
- IDEAS
  - resourcefulness: folli-ly-sui

- IMPATIENCE
  - inner: folli-ly-sui
- IMPRESSIONABLE
  - easily agrees with other people: penic-r
  - feeling: asperg-n, asperg-n-ser-oryc, penic-gl
- IMPULSIVE
  - future, about the: asperg-n, myc-bov
  - work, during: myc-bov
- INDIFFERENCE, apathy: asperg-n-ser-oryc, bac-cer, bac-fir, folli-ly-sui, penic-ch, penic-gl, penic-r
  - emptiness, internal: bac-cer
  - important things, to do: penic-gl
  - morning: pro-acn
  - past, about the: asperg-n
- INTEREST
  - lack of, with what was important before: penic-gl
- IRRITABILITY: folli-ly-sui, **myc-phl**, **pseud**
  - after sleep, which disappeared after breakfast: mucor-r-ser-oryc
  - annoyed, and: folli-ly-sui
  - before menses: penic-ch
  - busy places, at: penic-ch
  - for no reason: pro-avi
  - in the evening, before sleep: grif-f
  - increased: asperg-n, **asperg-n-ser-oryc**, cand-p, folli-ly-sui, myc-bov, myc-phl, penic-ch, penic-r, serrat-m, tricho-ver
    - before eating: pro-acn
  - throughout the day: mucor-r-ser-oryc
- JOKE
  - in the mood to: asperg-n-ser-oryc
  - wanting to: asperg-n
- LANGUAGE, TALKING
  - affected: asperg-r
- LAUGHING
  - for no reason: pro-avi
- LONELINESS, sensation of: penic-ch, penic-r
  - evening: grif-f
- MELANCHOLY, sensation of: asperg-n
- MENTAL
  - activity: asperg-n
    - difficult: pseud
    - during the day: myc-bov
    - increased: asperg-n-ser-oryc
  - energy: pseud
    - reduced: asperg-n-ser-oryc, myc-bov, penic-gl, pro-acn
  - exhaustion, rest amel.: folli-ly-sui
  - mental performance, reduced: asperg-n-ser-oryc
  - weakness from mental exertion: asperg-n, asperg-n-ser-oryc, myc-bov, penic-gl
  - work difficult, during customary, simple mathematical calculations: myc-phl
- MIND
  - races and words come out in wrong order or mispronounced: cand-p
  - total loss of mind, seeing red lights and think they were green: cand-p
- MOANING, groaning
  - sleep, during: asperg-n, myc-bov, penic-gl
- MOOD
  - changing, during the day: asperg-n, asperg-n-ser-oryc, mucor-r, myc-bov, penic-r
  - good: mucor-r-ser-oryc, mucor-r
    - and balanced: **folli-ly-sui**
  - unchanged: mucor-r-ser-oryc
- NUMBNESS, emotional: mucor-r, bac-cer
- OBSESSIVENESS
  - disturbing, sensation of: mucor-r-ser-oryc
- OPTIMISM: myc-phl
- OFFENDED, easily: asperg-n, asperg-n-ser-oryc, myc-bov
- PITY, regret
  - compassion, and
    - poor people, for: asperg-n-ser-oryc

- with yourself: asperg-n, myc-bov
- QUARRELSOMENESS
  - at home: folli-ly-sui
- RESERVED
  - feeling somewhat distant from things: folli-ly-sui
- RESOLUTE, assertive, firm: asperg-r
- REST
  - amel: **folli-ly-sui**
- RESTLESSNESS, nervousness: **mucor-r-ser-oryc**, pro-avi
  - before sleep: penic-ch, serrat-m
  - throughout the day: mucor-r, mucor-r-ser-oryc
  - without a reason: mucor-r-ser-oryc
- SATISFACTION: grif-f
- SADNESS, depression: penic-ch, serrat-m
  - feels depressed: penic-ch
  - listening to music, from: penic-ch
  - with great inner clarity: folli-ly-sui
- SENSITIVITY, oversensitive
  - at the smallest disturbance: asperg-n-ser-oryc
  - to reproaches: asperg-n, asperg-n-ser-oryc
- SENSES
  - feeling somewhat distant from things: folli-ly-sui
  - like emaciated and withered: folli-ly-sui
- SERENITY: asperg-n, asperg-r
  - calm: grif-f
  - calming, evening: grif-f
- SENTIMENT
  - empty sensation in the head: asperg-r
  - everything suddenly seemed strange: asperg-n
  - in the middle of the day everything seemed strange for a minute: asperg-n-ser-oryc
- THOUGHTFUL
  - about significance of life: myc-phl
- THOUGHTS
  - anxious, fewer: grif-f
  - bad, at night: bac-cer, mucor-r
  - before falling asleep, many and not systematic: pro-acn
  - depraved, all sorts of: myc-bov, penic-gl
  - depressive about the future: pro-avi
  - erotic, obscene: **asperg-n**, myc-bov
  - many, it is impossible to remember them after waking up: pro-acn
  - noticeable clarity in thoughts: folli-ly-sui
  - obsession of: mucor-r-ser-oryc
  - peaceful: grif-f
  - people are unfair to me: penic-r
  - problems are easily solved, that: penic-r
  - simple, throughout the day: bac-cer
  - surface-level: mucor-r
  - unpleasant: pro-avi
- TIREDNESS
  - sensation of, which disappeared after breakfast: coryn-st, mucor-r-ser-oryc
  - throughout the day: folli-ly-sui
    - would like to avoid physical exertion: folli-ly-sui
    - fresh air amel.: folli-ly-sui
- UNWILLINGNESS
  - to do anything, decreased: mucor-r
  - very deeply rested but don't want to do anything: folli-ly-sui
- VERVE
  - emotional: myc-phl
- VIGOROUSNESS (energy level): myc-phl
- WEEPING, tearful mood: asperg-r
  - weakness, from: folli-ly-sui
  - when remembering
    - the dead parents: myc-bov
    - the first love: asperg-n

Head

Repertory

- BURSTING, feeling the head is: folli-ly-sui
- DRY
  - hair is: penic-ch, penic-r
- EMPTY sensation: asperg-r
- GREASY
  - scalp and hair: penic-r
- HAIR
  - brittle: tricho-ver
  - greasy, quickly: folli-ly-sui
  - untenable, hanging: folli-ly-sui
- HAIR LOSS, alopecia: tricho-ver
- HEAT: **pro-acn**
- HEAVINESS, sensation of: asperg-n, **asperg-n-ser-oryc**, folli-ly-sui, mucor-r-ser-oryc, myc-bov, penic-ch, penic-gl, **penic-r**, **pro-acn**, serrat-m
  - back of the head: penic-gl, pseud
    - vertigo, with: penic-gl
  - in the afternoon: serrat-m
  - morning: penic-ch
  - neck, in: penic-gl
  - pain, with: coryn-st
  - right: penic-gl
  - squeezing: coryn-st
- HYPERSENSITIVITY of scalp: myc-phl, pseud
- IRRITATION
  - scalp, of: tricho-ver
- ITCHING
  - back of the head
    - during the day: pseud
  - scalp: tricho-ver
    - dry, flaking, reddened spot along hairline: cand-p
    - edge, outer: cand-p
    - night: myc-phl, pseud
    - spots, small red: tricho-ver
- LIGHTNESS, sense of
  - back of the head: asperg-n, myc-bov, penic-gl
- NUMBNESS, sensation of
  - back of the head, with heaviness: penic-ch
  - left: penic-gl
  - temple, left: asperg-n, myc-bov
- PULSING, sensation of
  - forehead: asperg-n, penic-gl
    - area over the right eye: mucor-r
- PRESSURE, sensation of: pro-acn
  - cheek: pseud
  - forehead: pseud
    - left: bac-cer
    - feels like it is squeezed: bac-cer
  - temple, left
    - increased at night: mucor-r
  - vertex: pseud
    - left: myc-phl
  - whole head: asperg-n-ser-oryc
- SOUNDS in the head: pro-avi
  - whistling: pro-avi

- TENSION, sensation of: pro-acn, serrat-m, tricho-ver
  - right side: asperg-n, myc-bov
  - scalp: tricho-ver
  - whole head: asperg-n-ser-oryc
- TINGLING, formication
  - morning: asperg-n, penic-ch, penic-gl, penic-r

Pain – Headache

- ATTACKS of pain
  - temples
    - sharp: grif-f
- BACK of the head: pseud, serrat-m
  - and forehead, in the afternoon: penic-ch
- BANGING pain
  - wake up with: cand-p
- BORING, digging, screwing pain: mucor-r-ser-oryc
  - back of the head: mucor-r-ser-oryc
  - evening agg.: mucor-r-ser-oryc
  - right: mucor-r-ser-oryc
- CERVICAL region: bac-fir, mucor-r, penic-gl
  - evening: serrat-m
  - starting from the: bac-cer, myc-phl
  - to shoulder: penic-gl
- COFFEE: asperg-n-ser-oryc, myc-bov
- COLDNESS
  - in a cold room: penic-ch, penic-r
- COUGHING, when: folli-ly-sui
- DULL pain
  - fontal
    - with sensation of pressure above the eyes: penic-gl
  - morning: pro-avi
  - whole head: folli-ly-sui
- EVENING
  - growing in the evening, and at night, when falling asleep it disappears: asperg-n-ser-oryc
- EYES
  - when moving the: asperg-n, myc-bov, penic-gl
- EYE CAVITY
  - above: penic-gl
- FALLING asleep amel.: asperg-n-ser-oryc
- FOREHEAD: penic-ch
  - center, of the: bac-cer
  - morning: penic-gl
  - right: penic-ch
- FRONTAL
  - radiating to the ears: penic-gl
- GENERAL: bac-cer, bac-fir, cand-p, grif-f
- HAIR
  - painful when touched: asperg-n, penic-gl, myc-bov
- HEAT, during: serrat-m
- ITCHING, with
  - frontal, and mild throbbing: cand-p
- MENSES
  - before: asperg-n, penic-gl
- MIGRATING pain
  - pinpoint: pro-acn
- MIGRAINE
  - migraine-like: pro-avi
  - morning: bac-fir
  - right side of the head: mucor-r
- MORNING: grif-f
- MOTION
  - agg.: penic-gl
  - eyes, of the: asperg-n-ser-oryc

- NIGHT
  - agg.: mucor-r-ser-oryc
  - morning, after waking up amel.: coryn-st
- PRESSING pain: mucor-r
  - eyes: folli-ly-sui
  - forehead
    - pulling towards nose: folli-ly-sui
- front of the head: bac-cer
  - specific places: mucor-r-ser-oryc
  - temple: **folli-ly-sui**
    - left: bac-cer
    - right: pro-avi
- PRESSURE, external
  - agg.
    - temple left: bac-cer
- PULLING pain
  - temple, right: grif-f
- PULSATING, throbbing pain
  - back of the head: asperg-n-ser-oryc
  - cervical region
    - upper: asperg-n-ser-oryc
  - forehead
    - left: penic-ch, serrat-m
    - right, above the eye: bac-cer
  - temple: penic-gl
- SMOKING
  - after: asperg-n, asperg-n-ser-oryc, myc-bov
- SLEEPING amel.: asperg-n-ser-oryc
- STABBING pain
  - back of the head: pro-acn
  - left: penic-gl
  - right: penic-gl
  - temple: penic-gl
    - sleep, amel.: penic-gl
- STRESS, mental: asperg-n-ser-oryc
- TEMPLE: bac-fir, folli-ly-sui, serrat-m
  - pain comes and goes: penic-ch
  - right: penic-gl
  - waking up with pain in: folli-ly-sui
- UNILATERAL
  - left: penic-ch
  - right: penic-r, tricho-ver
    - back of the head, evening agg.: coryn-st
    - waking up, after: penic-ch
- VERTEX: myc-phl
- WAKING up, during: cand-p
- WEATHER
  - agg.
    - rainy: asperg-n, myc-bov, penic-gl
  - wind, during: serrat-m

Sleep

Repertory

- AWAKEN
  - difficult: folli-ly-sui
    - morning: asperg-n, asperg-n-ser-oryc, mucor-r-ser-oryc, myc-bov
  - easy, in the morning
    - after disturbed sleep: myc-phl
  - fear, anxiety, waking up with a sense of: **asperg-n**, asperg-n-ser-oryc, penic-gl, myc-bov
    - lack of air, and: asperg-n, myc-bov, penic-gl
    - nightmares, after: penic-gl
  - frequent: tricho-ver
    - due to disturbing dreams: mucor-r-ser-oryc
    - with sweat: serrat-m
  - heartburn, with
    - at night: penic-ch, penic-r
  - itching on hairy scalp, due to: myc-phl, pseud
  - lack of air, with a: asperg-n
  - lethargy, with: asperg-n, myc-bov, penic-gl, pro-acn
  - morning
    - heavy feeling, with: folli-ly-sui
    - groggy: folli-ly-sui
  - night: penic-ch
    - often: penic-r
    - feeling heat and being sweaty: penic-ch
  - sudden: pro-avi
  - weakness and perspiration, with: penic-gl
- DEEP sleep: grif-f
- DESIRE
  - to sleep all day: penic-ch, serrat-m
- DISTURBED: grif-f, myc-phl
  - night, middle of the: bac-cer, mucor-r
  - noise, by the slightest: asperg-n-ser-oryc
  - thought activity, through
    - compulsive thoughts: asperg-n-ser-oryc
  - waking up
    - frequently, with: folli-ly-sui
    - easy in the morning, with: myc-phl
- DROWSINESS: asperg-n-ser-oryc, coryn-st, pro-acn
  - afternoon: pro-acn
  - during the day: penic-gl, penic-r, pro-acn
  - lasted until noon: mucor-r-ser-oryc
  - middle of the day: pseud
  - morning: **penic-ch**, penic-r, serrat-m
  - 2 p.m.: asperg-r
- EXTENDED, long elongated: folli-ly-sui
- FALL ASLEEP
  - difficult: coryn-st, grif-f, mucor-r-ser-oryc, penic-gl
    - freezing, because: folli-ly-sui
  - easy: asperg-n, asperg-n-ser-oryc, myc-bov, penic-ch, penic-r
  - too late: asperg-n, asperg-n-ser-oryc, myc-bov, penic-gl
  - unable, despite tiredness: bac-cer
- INTERRUPTED: pro-avi, pseud
  - dreams
    - vivid: myc-bov, penic-gl
    - surface-level: asperg-n-ser-oryc
  - waking up
    - early: pseud
- NEED for sleep
  - nap: myc-phl
- RESTED sleep: penic-ch, penic-r

- RESTLESS: asperg-n-ser-oryc, myc-phl, penic-ch, penic-r, pseud, serrat-m
  - dreams, vivid: asperg-n, penic-gl
  - fever, and: serrat-m
  - midnight, after: asperg-n, penic-gl, pro-acn
  - sweating, with: bac-cer, penic-gl
  - thirst, with: penic-ch
- SHALLOW: asperg-n, penic-gl, pro-avi
  - caused by an ungrounded sense of anxiety: asperg-n-ser-oryc
  - waking up with anxiety: asperg-n, penic-gl, pro-acn
  - when falling asleep quickly before midnight: pro-acn
- SHORT: bac-cer, mucor-r
- SLEEPINESS
  - during the day: asperg-n, penic-gl, myc-bov
  - in the afternoon: bac-cer
- SLEEPLESSNESS: asperg-n, asperg-n-ser-oryc, myc-bov, penic-ch, penic-gl, pro-avi, serrat-m
  - morning, around: myc-phl, pseud
- UNEDIFYING
  - morning, the next: bac-cer
  - no energy and refreshed feeling after sleep: asperg-n-ser-oryc
  - not feeling rested after sleep: mucor-r
- YAWNING
  - frequent: folli-ly-sui, pro-avi

Vertigo

Repertory

- ASLEEP, when falling: mucor-r-ser-oryc
- BED
  - while in bed: mucor-r
    - after waking up: pro-acn
- COMPUTER, work at the: asperg-n-ser-oryc
- DARK, in the: asperg-n, myc-bov, penic-gl
- DAYTIME, during: bac-fir, coryn-st, pro-avi
  - middle of the day: coryn-st
- DRIVING
  - car, a
    - with the head leaning back on the head-rest: myc-phl, pseud
    - with fear: myc-bov
- EATING
  - agg.
    - after: penic-gl, pro-avi
- EQUILIBRIUM, loss of
  - feeling of instability on the legs
    - with closed eyes: mucor-r-ser-oryc
  - when turning the head: serrat-m
- EPISODES, short: mucor-r-ser-oryc
  - without anxiety: mucor-r-ser-oryc
- EVENING: bac-cer, mucor-r, penic-r
  - amel.: mucor-r-ser-oryc
- FALLING
  - feeling of falling to the left or right side
    - with closed eyes: mucor-r-ser-oryc
- FEAR
  - fear and vertigo when driving: asperg-n, penic-gl
- GENERAL: asperg-n-ser-oryc, penic-gl, penic-r, penic-ch
- HEAT, with a sensation of heat in the body: asperg-n, myc-bov, penic-gl
- HOT FLUSHES, with
  - open-air amel.: cand-p

- HOUSE
  - room, in a
    - crowded: penic-ch, serrat-m
    - warm: penic-ch
- LIGHT
  - monitor, increased brightness of the monitor: asperg-n-ser-oryc
- LOOK
  - at moving things: asperg-n
  - upwards: asperg-n, myc-bov, penic-gl, penic-r
- LYING DOWN
  - agg.
    - during: penic-gl, pro-avi
- MENSES
  - during: penic-gl
- MIDDLE of the day: mucor-r-ser-oryc
- MORNING: penic-gl, serrat-m
- MOTION, from
  - head, the
    - backwards: penic-ch, serrat-m
    - tilting: asperg-n-ser-oryc, mucor-r-ser-oryc
      - sharply: tricho-ver
    - upwards, in the evening: penic-ch
  - sensation as if everything was moving when lying down: penic-gl
  - sensation, as things in the same place were moving: penic-gl
  - when looking at moving things: myc-bov, penic-ch, penic-gl, penic-r, serrat-m
- NIGHT
  - while sleeping: mucor-r-ser-oryc
- NOISE, from: penic-ch
  - on the street: asperg-n
    - evening, in the: asperg-n-ser-oryc, myc-bov, penic-gl
- OUTDOORS: myc-phl
- SMELLS, from
  - smog, evening: asperg-n-ser-oryc
- STANDING UP, when: asperg-n, myc-bov, penic-gl, **myc-phl**, pro-acn
  - quickly: pseud
    - after sitting or lying down: asperg-n-ser-oryc, mucor-r-ser-oryc
  - when getting out of bed: pseud
- SWINGING: asperg-n, myc-bov, penic-gl
  - when eyes are closed: asperg-n, penic-gl
- TRAFFIC, when driving in: penic-r, pseud
- TUMBLING
  - when drinking water: mucor-r-ser-oryc
- TURNING
  - head, of the: serrat-m
  - things turning around: penic-gl
- TURNING, during agg.: penic-ch
  - from one side to the other: bac-cer
  - head, of the: penic-gl
  - sharp turns: asperg-n-ser-oryc, mucor-r-ser-oryc
  - the head from right to left: penic-ch
- UNDERGROUND, on the: myc-phl, pseud
- WAKING UP, after: pro-avi
  - morning: grif-f, penic-ch
- WORK day, after: penic-ch

Eyes

Repertory

- BLEEDING from eyes
  - Ecchymosis, conjunctival hemorrhage, subcutaneous
    - iris, worse medial to: cand-p
- BURNING
  - driving, after: asperg-n
  - severe
    - while watching television, in the evening: grif-f
- COLOR
  - yellow
    - sclera: folli-ly-sui
- DISCHARGES of mucus or pus
  - sensation of, right: penic-ch
- DRYNESS
  - closing agg.: asperg-r
  - sensation of: penic-gl
- EXERTION
  - sensation of: asperg-n, asperg-n-ser-oryc, pro-acn
    - deterioration in vision: pro-acn
- FILM, as if covered with a: penic-r
- FOREIGN BODY, sensation of a: bac-cer
  - left: pro-avi
- HAIR, sensation of a
  - eyelid, under the: bac-cer
- HEAVINESS, sensation of: mucor-r-ser-oryc
  - eyelids: pro-acn, tricho-ver
- INFLAMMATION
  - conjunctivitis
    - right: grif-f
- IRRITATION
  - light, from: asperg-n, asperg-n-ser-oryc, myc-bov, penic-gl
- IRRITATION of the eyes: pro-avi
  - right: grif-f
- ITCHING: asperg-n, asperg-n-ser-oryc, bac-cer, cand-p, coryn-st, grif-f, mucor-r, mucor-r-ser-oryc, myc-phl, myc-bov, penic-ch, penic-r, pro-avi, serrat-m
  - and skin around the eyes, growing towards the middle of the day: coryn-st
  - conjunctiva
    - both eyes: bac-cer, pro-acn evening amel.: mucor-r-ser-oryc
  - eye corner: grif-f
  - eyelid
    - left: bac-cer
  - growing towards the middle of the day: mucor-r-ser-oryc
  - night: penic-gl
  - while walking, morning: penic-ch
- LACHRYMAL SAC: myc-bov, penic-r
- LACHRYMATION: asperg-n, **bac-cer**, **myc-phl**, **pseud**
  - going for walk, while: grif-f
  - in a closed space: grif-f
    - heat agg.: grif-f
  - increased: penic-ch
    - right: bac-cer
  - watching television, in the evening while: grif-f
  - working on the computer, during: penic-r
- OVEREXERTION, sensation of: penic-ch, penic-gl, penic-r, serrat-m

- PRESSURE, sensation of: asperg-n-ser-oryc, coryn-st, folli-ly-sui, mucor-r, myc-phl
  - afternoon: myc-phl
  - eye socket: folli-ly-sui
  - from the morning: grif-f
- REDNESS
  - eyelid: grif-f
    - morning: penic-ch
    - upper eyelids: penic-gl
  - eyes, of the: myc-phl, penic-r, pseud
    - morning: penic-gl
- RINGS
  - around the eyes: bac-cer
- RUB, desire to
  - as if there was sand in them: penic-ch, penic-r
    - burning sensation, with: penic-gl
- SENSITIVITY
  - sunlight, to: myc-phl, pseud
  - when touched after sleeping
    - eyelids: pro-acn
    - eyes: pro-acn
- SPASMS
  - musculature of the eye
    - while working on the computer: bac-cer
- STARING
  - impossible
    - during vertigo: penic-gl
- STY
  - lower eyelid
    - left: grif-f
- SWOLLEN
  - below the eyes: bac-fir
  - eyelids: asperg-n, grif-f, myc-bov, penic-gl, penic-r, pro-acn
    - evening: penic-ch
    - upper eyelids: penic-gl
  - lachrymal sacs: bac-cer
- TENSION, sensation of: pro-acn
- TINGLING, formication
  - evening: pro-acn
- TIRED: bac-cer
  - desire to close the eyes: grif-f
  - during the day: pro-avi
  - morning: pro-avi
  - tired feeling, after working: asperg-n, myc-bov, penic-gl
  - working at the computer, when: asperg-n-ser-oryc, myc-phl, pseud
- TWITCHING
  - eyes: tricho-ver
    - right: asperg-n, myc-bov, penic-ch, penic-gl, penic-r
- VEIL before the eyes, sensation of a
  - waking up, after: grif-f
- WIPE, tendency to wipe the eyes: mucor-r

Pain – Eyes

- BURNING, biting pain: mucor-r, mucor-r-ser-oryc
  - driving, after: myc-bov
    - after a night of driving: asperg-n-ser-oryc
  - evening amel.: mucor-r-ser-oryc
  - right: mucor-r
    - night, which leads to awakening: bac-cer
  - waking up, when: pro-acn
    - at 1 a.m. night: cand-p
- EYEBALL
  - left: bac-cer
  - pressure, by: pseud

- IN the eyes: mucor-r
- MOVEMENT of the eyes
    - agg.: penic-gl
- PRESSING pain: bac-cer
    - eye
        - left: serrat-m
        - right: penic-ch
- PRESSURE
    - agg.: myc-phl
- PRESSURE, sensation of: mucor-r-ser-oryc, pseud
- SAND in the eyes, pain like: bac-cer, mucor-r, myc-phl, pseud
- SHARP pain
    - in the eyes with lachrymation: grif-f
- WAKING UP, after: asperg-n, penic-gl, pro-acn
- WORK at the computer: asperg-n-ser-oryc

Vision

Repertory

- ACUITY
  - decreased
    - evening: pro-acn
- BLURRED vision
- evening: penic-gl
  - BRIGHTER, all colors became: asperg-n
- COLOR
  - all colors faded, sudden: penic-gl
  - sharpened: asperg-n-ser-oryc
- DETERIORATION of vision (less sharp)
  - afternoon: myc-phl
- DIPLOPIA: penic-r
  - anxiety, with: penic-ch
  - looking to the left: myc-phl, pseud
  - difficulties using the computer, due to: penic-ch
- EVENING agg.: pro-avi
- FLICKERING eyes
  - getting up quickly, when: myc-phl, pseud
  - if everything is out of focus: penic-gl
- FOGGY vision: mucor-r, penic-ch
- LIGHT, see
  - lights, sensation of tiny
    - difficult to get vision to focus when reading: penic-gl

Nose

Repertory

- AIR
  - agg.
    - damp: penic-ch
- AIR CONDITIONING
  - agg.: penic-ch
- CATARRH NASAL: **bac-cer**, folli-ly-sui, penic-ch, serrat-m
  - morning: penic-gl
- COLDNESS
  - agg.: folli-ly-sui
- COMMON COLD: bac-cer, bac-fir, folli-ly-sui, **grif-f**, pro-avi
  - catarrhal: grif-f
  - meal, after: grif-f
  - periodic over the course of the day
    - after eating agg.: myc-phl
  - runny nose: pseud
  - while going for a walk in cool weather: grif-f
- DISCHARGE: asperg-n, **bac-cer**, myc-bov, penic-ch, penic-gl, penic-r, serrat-m
  - air
    - cold, in agg.: penic-ch, serrat-m
  - bloody
    - morning: penic-gl
  - clear: **bac-cer**, myc-phl, penic-gl, pseud
    - outside agg.: myc-phl, pseud
  - crusts, scabs inside: myc-phl, penic-ch, penic-r
    - painful: pseud
  - excessive: myc-phl, pseud
    - and clear: bac-cer
    - at night: penic-gl
    - morning: penic-gl
  - foods
    - after eating fruits: penic-r
  - lachrymation, accompanied by: penic-gl
  - lying position agg.: serrat-m
  - mucous: folli-ly-sui
    - day and night: bac-cer
    - mucus draining backward: folli-ly-sui
  - periodic
    - eating, after agg.: pseud
    - throughout the day: pseud
  - runny: folli-ly-sui
    - cloudy and rainy weather, during: penic-ch
  - serous: **myc-phl**, **pseud**
  - smells bad: penic-ch, penic-r
  - sneezing, with: folli-ly-sui
  - sparse: folli-ly-sui
  - watery: folli-ly-sui
  - yellow
    - abundant, during blow out: bac-cer
- DRYNESS, inside the nose: asperg-n, **asperg-n-ser-oryc**, bac-cer, coryn-st, myc-phl, myc-bov, penic-ch, penic-gl, penic-r, pro-avi, pseud, tricho-ver
  - awareness unpleasant smells in unventilated rooms: mucor-r-ser-oryc, coryn-st
    - fresh air amel.: coryn-st, mucor-r-ser-oryc
  - during cold with a stuffy right nostril: grif-f
  - during the day: pseud
  - morning: mucor-r-ser-oryc
  - several times during the day: bac-fir
  - with high sensitivity: coryn-st, mucor-r-ser-oryc
- FEELING, malaise
  - as if a cold were coming on: bac-cer

  - from pressure on nasal cavity: asperg-r
- ITCHING
  - in the nose: **bac-cer**, **myc-phl**, penic-ch, **pseud**
    - morning: mucor-r
  - nostrils: bac-cer, grif-f, mucor-r
  - severe
    - skin at the root of the nose: grif-f
- IRRITATION, sensation of
  - of the nostrils: penic-ch
- NASAL BREATHING: tricho-ver
  - difficult: penic-ch, penic-r
- NOSEBLEED
  - bright red blood, left: cand-p
  - evening: mucor-r
  - on blowing the nose: bac-cer
  - right: penic-gl
- OBSTRUCTION, congestion of the nose: bac-cer, bac-fir, folli-ly-sui, cand-p, **mucor-r**, serrat-m
  - cold and damp air: penic-ch
  - evening amel.: pro-avi
  - in the first half of the day: mucor-r-ser-oryc
  - incomplete: mucor-r-ser-oryc
  - night: folli-ly-sui
  - nostril, only one affected: mucor-r-ser-oryc
  - room, in a stuffy: penic-ch, penic-r
  - secretion, without: bac-cer
  - sleep agg.: mucor-r-ser-oryc
  - upon waking up: asperg-n, asperg-n-ser-oryc, myc-bov, penic-ch, penic-gl, penic-r, tricho-ver
- PUFFING
  - loud
    - night: pseud
- SENSITIVITY
  - hypersensitive: grif-f
  - increased to cold air: asperg-n, myc-bov, penic-gl, penic-r
  - when inhaling air: mucor-r
- SNEEZING: asperg-n, asperg-n-ser-oryc, cand-p, myc-bov, myc-phl, penic-gl, penic-r, pseud
  - constant: serrat-m
    - during the day: penic-ch
  - in the evening: grif-f
    - especially outdoors: grif-f
  - sneezing fits: folli-ly-sui, pseud
  - spontaneous prolonged sneezing in the morning: grif-f
- SNORTING
  - loud
    - night: myc-phl
- SWELLING
  - nasal mucous membrane: folli-ly-sui
- TINGLING, formication
  - in the nose: grif-f
  - nasal and upper lip area: folli-ly-sui

Pain – Nose

- BORING, digging pain
  - paranasal sinuses: bac-cer, folli-ly-sui
- BURNING pain: penic-ch, penic-gl
  - after emotional disturbance: penic-ch, penic-r
  - nostril, right: penic-ch
- DRILLING pain
  - paranasal sinuses: folli-ly-sui

Smell

Repertory

- ODOR PERCEPTION, imaginary and real
  - air from the street, which is not quite fresh even in the morning: bac-cer
  - axilla right
    - only after eating garlic: asperg-r
  - cooked food agg.: asperg-r
  - enhanced: asperg-n, myc-bov
  - hypersensitive: asperg-n-ser-oryc, pro-avi
    - exhaust gases: asperg-n-ser-oryc
    - pungent smells: mucor-r-ser-oryc
- REDUCED sense of smell: asperg-n, asperg-n-ser-oryc, penic-ch, pseud
    - sensation of: myc-bov, penic-gl, penic-r, tricho-ver

Ear

Repertory

- COLDNESS
  - sensation of, lobes: **bac-cer**, mucor-r
  - sensitive to: asperg-n, myc-bov, penic-gl, pro-acn
- COLOR
  - redness of the ears after drinking red wine: grif-f
- EARWAX
  - sensation of: grif-f
- HEAT, sensation of heat
  - inner ear
    - left: bac-cer
      - night: bac-cer
    - night: mucor-r
  - lobes: bac-cer
- ITCHING: penic-ch, penic-r, serrat-m
  - after eating
    - of fish: penic-r
  - disappeared at bedtime: mucor-r-ser-oryc
  - evening
    - in one ear: mucor-r-ser-oryc
  - in inner ear: bac-cer
  - left: asperg-n, penic-gl
  - right: mucor-r, myc-bov, penic-ch
  - skin of ears: grif-f
- NUMBNESS
  - of the earlobes: asperg-n, penic-gl
- OBSTRUCTION, congestion, sensation of: **penic-gl**
  - left: grif-f
  - right, during blowing nose: mucor-r
  - while swallowing: asperg-n, penic-ch, penic-gl, penic-r, serrat-m
- PRESSURE in the ears
  - brief attack of pressure externally and internally: pro-avi
  - swallowing, when: myc-bov
- PULSATION, knocking, sensation of: myc-bov
  - left
    - evening: penic-gl
    - waking up, during: asperg-n, penic-gl
  - lying down, when: penic-gl
  - singing, and

    - ear, right
        - amel. lying on the right side: asperg-r
- SENSITIVITY
    - to changes of outside temperature (in the street and in the room): pro-acn
- SORENESS in the ears: coryn-st
- TINGLING, formication: penic-ch, serrat-m
    - behind the ears: myc-bov, penic-gl
    - right
        - while turning the head: asperg-n, penic-gl

Pain – Earache

- ALTERNATING
    - left and right ear: serrat-m
    - right ear: penic-ch
- BURNING pain
    - lying down, when: penic-gl
- COUGHING, when
    - ear, right: asperg-n, myc-bov, penic-gl
- EXTERNAL EAR: bac-cer
- GENERAL: myc-phl, myc-bov, pseud
- IN the ears: coryn-st
- LEFT: bac-cer, mucor-r
- MORNING
    - amel.: coryn-st
- NIGHT
    - agg.: coryn-st
- PERIODIC: myc-bov
- PULSATING, throbbing pain: pseud
    - right: penic-ch
- RADIATING pain
    - nasal root, to the: penic-ch
- RIGHT: penic-r
- STITCHING pain: penic-ch, serrat-m
    - sudden: penic-gl
- SUDDEN: myc-phl, pseud

Hearing

Repertory

- DEAFNESS
  - feeling deaf for a moment: penic-ch
  - sudden: penic-gl
- HEARING ability
  - decreased: myc-bov, penic-ch, penic-r
  - during the day: asperg-n, penic-gl, pro-avi
- IMPROVED: penic-ch
- NOISES: penic-ch, serrat-m
  - blast
    - in the ears, sensation of a: penic-ch
  - buzzing: penic-ch
  - buzzing, like the sound from a high voltage power line: penic-gl
  - constant: pro-acn
  - evening agg.: mucor-r-ser-oryc
  - falling asleep, when: mucor-r-ser-oryc
  - hissing sound
    - at night, when resting: pro-avi
    - during the day: grif-f
    - evening before sleeping: bac-fir
    - increasing towards evening: myc-phl
  - loud, sensitive to: asperg-n, myc-bov
  - periodic: pro-acn
  - ringing: penic-r
    - ear right: **mucor-r**
    - periodic: penic-ch, tricho-ver
  - roaring: penic-gl
  - rushing sound: penic-r
    - left, after a hike: pro-avi
  - strange noise: serrat-m
  - whistling: pseud
    - evening agg.: pseud
- VOICES
  - seem distant: mucor-r

Face

Repertory

- COLOR
  - pallor: coryn-st
    - cheeks and nose: coryn-st
    - cold, and
      - in a specific situation: penic-ch
  - red: grif-f, tricho-ver
    - air, in the: pro-acn
    - cheeks: bac-cer, serrat-m
      - midday: bac-cer
    - cold or hot places, at: penic-ch
    - excited, when: penic-ch, serrat-m
    - heat, with: pro-acn
    - nose: pro-acn
    - nostril
      - evening: penic-gl
    - right or left
      - depended on emotional excitement: mucor-r-ser-oryc

    - yellow: folli-ly-sui
- CONSTRICTION, sensation of
    - facial skin of cheeks: bac-cer
    - frontal
        - direct sunlight agg.: cand-p
- ERUPTIONS
    - acne
        - forehead, on the: asperg-n, myc-bov, penic-gl
        - unpleasant feeling in the area affected by acne: **bac-fir**
    - blackheads
        - nose: penic-r
    - chin: pro-acn
    - cheeks: myc-bov, penic-r, pro-acn, tricho-ver
        - evening: penic-ch, serrat-m
    - desquamation
        - chin: asperg-n, penic-gl, penic-r
        - forehead: myc-bov
    - dry
        - chin: pro-acn
    - forehead: pro-acn
    - herpes
        - nose, below: bac-cer
    - nose: pro-acn
    - pimples
        - increased: bac-fir
        - purulent
            - chin: folli-ly-sui
            - chin and left cheek: bac-cer
    - pustules
        - small: tricho-ver
- EXPRESSION
    - painful: **bac-cer**
    - tired, withered: folli-ly-sui
    - unhealthy
        - with rings around the eyes: **folli-ly-sui**
- FLUSH
    - cheeks: asperg-n, pro-acn
- GREASY
    - facial skin: asperg-n, penic-gl, **pro-acn**, pseud
        - cheeks: pro-acn
- HEAT: pro-acn
    - emotional excitement, with
        - left or right: mucor-r-ser-oryc
    - hot flushing: bac-cer, grif-f
        - when feeling anxiety: penic-gl
- HEAVINESS, sensation of
    - jaw joint: serrat-m
    - root of the nose: penic-ch, serrat-m
- IRRITATION
    - facial skin: serrat-m
- ITCHING: pro-acn, tricho-ver
    - cheeks: myc-phl
    - chin: penic-ch, serrat-m
    - forehead: asperg-n, penic-gl, penic-r, pro-acn, pseud
        - pimples, with: penic-ch
    - nose: pro-acn
- LACRYMAL SAC: penic-gl
- NUMBNESS, sensation of
    - root of the nose: penic-ch, serrat-m
- PRESSURE, sensation of
    - lower jaw: pro-avi
- ROUGH skin: asperg-n, myc-bov, penic-ch, penic-gl, penic-r, pseud
- SENSATION of tightening
    - facial skin: pro-avi

- SENSITIVITY
  - hypersensitivity
    - facial skin: pro-acn, pro-avi
- SPOTS
  - dry and small
    - lower lip: cand-p
  - red: **tricho-ver**
    - and small: tricho-ver
      - nose, on the: penic-ch
    - especially on the forehead: tricho-ver
- SWELLING: grif-f
  - morning: penic-r
  - salivary glands, right: penic-ch
  - sensation of: cand-p
- TINGLING, formication
  - lower lip: **cand-p**
- VIBRATION, sensation of: cand-p
- WEATHER
  - cold and windy
    - feeling of irritation of the facial skin: penic-ch

Pain – Face

- BURNING pain
  - cheeks: penic-r, serrat-m
  - forehead: penic-r
  - lower lip: **cand-p**
  - skin: serrat-m
    - in a tight and stuffy room: penic-ch
- JAW JOINT: penic-ch, serrat-m
- MALAR BONE: penic-gl
  - right: penic-ch, serrat-m
- MAXILLARY SINUSES: bac-cer, folli-ly-sui
- NOSTRIL: bac-cer
- SALIVARY GLAND
  - right: penic-ch
- STABBING (light pricks) pain: penic-gl
- STABBING, sharp pain
  - jaws, with pain in the right hand: asperg-r

Mouth

Repertory

- APHTHAE: grif-f
- BLEEDING
  - gums: pro-acn, tricho-ver
    - brushing teeth, after: penic-ch, serrat-m
    - brushing teeth, while: pro-acn
- BREATH
  - bad: penic-ch, penic-r
- COLOR
  - red
    - corners of the mouth: pro-avi
    - gum: **pro-acn**, tricho-ver
    - mucous membrane of the throat: pro-acn
    - oral mucosa: **bac-cer**, pro-acn, tricho-ver
- COAT, coated
  - tongue: bac-fir
  - white
    - tongue: bac-cer

- CRACKS, fissures
  - corner of the mouth: bac-cer, pro-avi
  - lips: penic-ch, penic-r
  - lower lip: pro-avi
- DRYNESS, sensation of: asperg-n, bac-cer, bac-fir, myc-phl, penic-gl, pro-avi, pseud, serrat-m
  - gums: penic-ch, penic-r
  - lips: asperg-n, bac-cer, myc-bov, myc-phl, penic-gl, penic-r, pro-avi, pseud
    - cracks, with: grif-f
    - talking, before: penic-ch
  - night: asperg-n-ser-oryc, bac-fir, myc-bov, penic-ch
  - palate: asperg-n, asperg-n-ser-oryc, penic-gl
  - tongue: bac-fir, penic-ch, penic-gl, pro-avi
- ENLARGEMENT, sensation of
  - tongue
    - does not fit in the mouth: penic-r
      - suddenly woke up with the feeling, that the tongue does not fit in the mouth: penic-ch
- ERUPTIONS, mucous membranes
  - blister
    - lips: grif-f
  - boil
    - buccal mucosa, left: cand-p
  - pimples
    - oral mucosa: penic-gl
- FEELING
  - as if tongue is covered in velvet: mucor-r
- INFLAMMATION
  - gums: **bac-cer**, bac-fir, mucor-r, **pro-acn**
- ITCHING
  - gums: penic-ch, serrat-m
  - lips: grif-f, mucor-r, pro-avi
    - eating, after: penic-ch
  - mouth, skin around the: grif-f
- NODULES
  - tongue
    - bilaterally, like an aphtheous ulcer: cand-p
- NUMBNESS, sensation of
  - tongue: penic-ch
- ODOR (mouth): bac-fir
  - foul: grif-f
- ROUGH
  - gums: penic-ch, penic-r
  - tongue: penic-ch
- SALIVATION: myc-phl, pseud
  - decreased
    - eating, before: asperg-n-ser-oryc
  - eating, before: asperg-n
  - increased: bac-cer, bac-fir, **penic-ch**
    - eating, after: serrat-m
    - eating, before: asperg-n-ser-oryc, myc-bov, penic-gl
- SENSITIVITY
  - gums: asperg-n, coryn-st, myc-bov, penic-gl, penic-r, pro-acn
    - brushing teeth, while: **pro-acn**
    - drinking
      - cool drinks: tricho-ver
    - eating, during: penic-ch, serrat-m
    - increased
      - brushing teeth, while: mucor-r-ser-oryc
  - tongue: asperg-n-ser-oryc
    - hot and sour foods: bac-fir
- SORENESS, excoriation, mucous membrane
  - sensation of
    - lips, morning: bac-cer
    - mucosa of the cheeks: grif-f
    - oral mucosa: folli-ly-sui

- SWELLING
  - gums: mucor-r-ser-oryc, **pro-acn**
    - upper jaw: pro-acn
  - hives-like
    - lower lip: cand-p
  - lips: grif-f, mucor-r-ser-oryc, **pro-acn**
  - lower lip: mucor-r
  - mouth: mucor-r-ser-oryc, **pro-acn**
- TENSION, sensation of
  - gums: mucor-r-ser-oryc
  - lips: mucor-r-ser-oryc
  - mouth: mucor-r-ser-oryc
- TINGLING, sensation of: cand-p
  - lips: cand-p

Pain – Mouth

- BURNING sensation
  - gums: penic-ch
  - mouth: cand-p
  - palate: grif-f
  - tongue, on the: asperg-n, bac-cer, grif-f, myc-bov, penic-ch, penic-gl, penic-r, serrat-m
- LIPS: bac-cer
- NEURALGIC pain
  - lower lip: bac-cer
  - upper lip: folli-ly-sui
- STITCHING pain
  - upper lip: bac-cer

Taste

Repertory

- BITTER: asperg-r, bac-cer, grif-f, **mucor-r**, myc-phl, pseud, serrat-m
  - eating, after: asperg-n, penic-ch, penic-gl, penic-r
  - night: asperg-n, asperg-n-ser-oryc, myc-bov, penic-ch, penic-gl
  - waking up, after: asperg-n, **asperg-n-ser-oryc**, myc-bov, mucor-r-ser-oryc, penic-gl
- METALLIC: bac-cer, bac-fir, mucor-r
- SOUR: pro-avi
  - eating, after: asperg-n, asperg-n-ser-oryc, myc-bov, penic-gl
- UNPLEASANT: bac-cer
  - eating, after: asperg-n, asperg-n-ser-oryc, penic-gl

Teeth

Repertory

- SENSITIVE TEETH
  - air, cold: mucor-r
    - when breathing through the mouth: myc-phl, pseud
  - brushing teeth, while: asperg-n, asperg-n-ser-oryc, coryn-st, mucor-r, mucor-r-ser-oryc, myc-bov, pro-acn, pseud, tricho-ver drinks
    - cold: asperg-n-ser-oryc, mucor-r-ser-oryc, penic-ch, **pro-acn**, serrat-m, tricho-ver
    - hot: asperg-n-ser-oryc, coryn-st, mucor-r-ser-oryc, penic-ch, **pro-acn**, serrat-m
  - cold, to: grif-f, pro-acn
  - food
    - cold, agg.: asperg-n, myc-bov
    - acidic, agg.: asperg-n, myc-bov, pro-acn
  - hypersensitive: penic-ch, serrat-m
  - pressure, to: **pro-acn**, tricho-ver
  - temperature, sensitive to: bac-cer

Pain – Toothache

- ABSENT pain
  - sleep, after: asperg-r
  - walk, after a: asperg-r
- FOOD
  - hot meal, after: bac-cer
- FRONT TEETH
  - upper jaw: grif-f
- GENERAL: asperg-n, myc-bov, pro-acn
- MOLAR
  - agg. from contact of opposite molar: asperg-r
  - intense neuralgia in the left upper second molar during a cold: asperg-r
  - left upper molar with pain in the right hand: asperg-r
- NIGHT: mucor-r, bac-cer
- RIGHT: penic-ch
- UNBEARABLE pain
  - gap between teeth in upper jaw: grif-f
- WANDERING pain
  - lower to upper right jaw: asperg-r

Throat

Repertory

- COLDNESS, sensation of
  - throat: bac-fir
- DRYNESS: bac-fir, pro-avi, serrat-m, tricho-ver
  - causing cough: asperg-n, penic-gl, myc-bov
  - desire to drink water with food: asperg-n-ser-oryc, mucor-r-ser-oryc
  - extremely: bac-cer
  - night: asperg-n, mucor-r, pro-acn, pseud
  - swallowing, while: asperg-n-ser-oryc
  - waking up, while: penic-ch
- ENLARGEMENT
  - lymph nodes, local: bac-fir
  - tonsils: bac-fir
- FOREIGN OBJECT, sensation of
  - swallowing, when: pro-acn
  - throat, in the: bac-cer, pseud
- HEAT, sensation of
  - desire for hot meal to warm the throat: bac-fir
  - esophagus down to the stomach: cand-p
- INFLAMMATION: bac-cer, mucor-r
  - night: asperg-n
- IRRITATION
  - throat: serrat-m
- ITCHING
  - left side of the neck, before toothache: asperg-r
  - throat: cand-p
    - redness, with: penic-gl
    - which provokes cough and lachrymation: penic-gl
  - tonsils: bac-fir
- LUMP, sensation of a: asperg-n, penic-gl, pro-acn, tricho-ver
  - eating, before: myc-phl, pseud
  - swallowing, while: bac-fir
- MUCUS
  - day and night: bac-cer
  - throat, in the: bac-fir
  - yellow
    - large quantities: bac-cer
- MUCUS, excretion of
  - throat: bac-fir
- PRESSURE, sensation of
  - throat
    - when thinking of the future: penic-ch, penic-r
    - when worried: penic-ch, penic-r
- SCRATCHING in throat: bac-cer, bac-fir, grif-f, myc-phl, pro-avi
  - excited, when: bac-cer
- SENSITIVITY
  - air, sensitive to cold: asperg-n, penic-gl
  - drinking, to
    - cold drinks: asperg-n-ser-oryc, mucor-r-ser-oryc
  - food, to
    - sour: asperg-n-ser-oryc, mucor-r-ser-oryc
  - hypersensitive: bac-fir
  - swallowing, when: mucor-r-ser-oryc
- SORENESS, sensation of
  - palate
    - flu-like infections, in: folli-ly-sui
    - swallowing, while: folli-ly-sui

- STRICTURE, sensation of
  - clothes, from: asperg-n
- SWALLOWING
  - difficult: asperg-n
    - morning: myc-phl, pseud
    - night: pro-acn, pseud
  - spasmodic: bac-cer
- SWELLING, sensation of
  - irritation in the throat, and: penic-ch, serrat-m
  - lymph nodes of the neck: penic-gl
    - waking up, when: penic-gl
  - tonsils: penic-ch
- TENSION
  - back of throat: grif-f
- TICKLING in the airways
  - throat: myc-phl, pseud
- TINGLING, formication
  - esophagus, with hot sensation: cand-p

Pain – Throat

- BURNING pain: **bac-cer**, folli-ly-sui, grif-f, penic-ch
  - lymph node, local: bac-fir
  - woke at 1 a.m. with burning throat and thirst: cand-p
- COUGHING
  - during: asperg-n, penic-gl, myc-bov
  - with sensation of scratching: penic-ch
- DRINKING
  - after a cold drink: penic-gl
  - when drinking hot drinks: mucor-r, pro-acn
- DRYNESS, with: penic-ch, serrat-m
- EVENING: pro-acn
- GENERAL: bac-cer, bac-fir, mucor-r, pro-avi, pseud
- INSPIRATION, during: asperg-n, pro-acn, pseud
  - minutes, for a few: penic-gl
- LYMPH NODES, cervical: penic-gl
- MEAL, after: penic-ch, penic-r
- MIDDAY, at: bac-cer
- MORNING: asperg-n, myc-bov, penic-ch, penic-gl, penic-r, serrat-m
- NIGHT: myc-bov, penic-ch, penic-r, penic-gl, serrat-m
- PHARYNGEAL SECRETION, with: penic-ch
- PRESSING pain
  - left side of the neck: penic-gl
- PULLING pain
  - in the neck: myc-phl, pseud
- RADIATING pain
  - ears, to: penic-gl
- REST, at
  - speaking, and when: grif-f
- RIGHT side: penic-gl
- SORENESS, excoriation
  - palate: bac-cer
  - sensation of soreness on drinking hot beverages: bac-cer
- STABBING pain
  - level of larynx: bac-cer
  - swallowing, during: bac-cer
  - tonsils: bac-cer
- SWALLOWING
  - during: asperg-n, bac-fir, coryn-st, grif-f, mucor-r, myc-bov, penic-ch, penic-gl, penic-r, serrat-m, tricho-ver
    - morning: pro-acn
- TONSILS
  - as if by a fishbone: penic-gl
- WAKING UP, while: penic-gl
- YAWNING, during: penic-ch, serrat-m

Larynx/Trachea

Repertory

- DRYNESS, sensation of
  - larynx: penic-ch, serrat-m
    - cough, with dry: folli-ly-sui
    - night: bac-cer
    - with irritation upon coughing: folli-ly-sui
- FOREIGN OBJECT, sensation of a
  - breastbone, behind the: penic-ch
  - larynx: coryn-st, mucor-r-ser-oryc
    - sip of water amel.: mucor-r-ser-oryc
- HOARSENESS: penic-gl
  - evening: asperg-n, penic-gl
  - morning: penic-gl
- IRRITATION
  - larynx
    - which provokes cough: penic-gl
- NOISE
  - rattling: bac-cer
- NUMBNESS, sensation of
  - larynx: asperg-n, asperg-n-ser-oryc, myc-bov, penic-gl
    - when agitated: penic-ch
- PRESSURE, sensation of
  - larynx
    - when agitated: penic-ch, serrat-m
- SENSITIVE
  - air, to cold: pro-acn
- SORENESS, sensation of
  - trachea: bac-fir
- TENSION, sensation of
  - larynx: asperg-n, asperg-n-ser-oryc, myc-bov, penic-gl
- TICKLING in the airways
  - larynx: mucor-r-ser-oryc

Pain – Larynx/Trachea

- BURNING pain:
  - larynx: penic-ch, serrat-m
- LARYNX
  - after long speaking: penic-ch, serrat-m
  - coughing, while: bac-cer, folli-ly-sui, mucor-r

Speech

Repertory

- VOICE
  - breaks, when worried: asperg-n, asperg-n-ser-oryc, myc-bov, penic-gl
  - hoarseness: asperg-n, asperg-n-ser-oryc, myc-bov
    - evening: asperg-n-ser-oryc, myc-bov, penic-ch, penic-r
    - morning, after waking up: asperg-n-ser-oryc
  - loss of
    - sudden, when nervous: penic-ch, penic-r
  - nasal: asperg-n, myc-bov, penic-ch, penic-gl, penic-r, serrat-m
  - occupied: pseud
      - during the day: myc-phl
  - raspy: pro-avi
  - rough: asperg-n-ser-oryc, pseud
    - morning: asperg-n, penic-gl
    - talking, when: penic-ch, serrat-m
  - tiredness, of: penic-ch, serrat-m
    - talking, when: myc-bov, penic-gl
  - weak: penic-gl
    - talking
      - when: asperg-n-ser-oryc
      - after: asperg-n
    - with cold air: asperg-n, asperg-n-ser-oryc, myc-bov, penic-ch, penic-gl, serrat-m

Stomach

Repertory

- APPETITE
  - diminished: asperg-n, cand-p, penic-gl, **bac-fir**, myc-bov, asperg-n-ser-oryc
    - thought of eating causes nausea: penic-r
  - excessive: mucor-r
  - increased: asperg-n-ser-oryc, cand-p
    - breakfast, before: bac-cer
    - desire, to eat frequently: penic-ch
    - midday, at: bac-cer
    - morning: asperg-n, myc-bov
  - lack of appetite: bac-fir, **myc-phl**, pseud
    - morning: penic-ch
  - ravenous hunger
    - midnight: grif-f
    - pickles, garlic: cand-p
- CHOKING
  - drinking, after
    - cold drinks: penic-ch
- DISCOMFORT
  - epigastrium: penic-gl
- ERUCTATION: mucor-r, penic-ch, penic-gl, penic-r, myc-bov, asperg-n-ser-oryc, asperg-n, bac-fir
  - after eating unfresh food: bac-fir
  - bitter: bac-fir
  - eating, after: bac-fir
  - lunch, after: penic-ch
  - sour: bac-fir, penic-ch
- FULLNESS, sensation of: bac-fir, grif-f, mucor-r-ser-oryc
  - eating
    - after: cand-p, penic-gl
    - two hours after eating, duration of seven days: cand-p

    - afternoon: myc-bov
- HEARTBURN: bac-fir, cand-p, folli-ly-sui, mucor-r, myc-phl, pseud, serrat-m
    - cold water, after: asperg-n, asperg-n-ser-oryc, myc-bov
    - evening: bac-cer
    - meal, after: cand-p, pro-avi, tricho-ver
    - morning: bac-cer
        - meal, before: mucor-r-ser-oryc
    - sleep, before: bac-cer
- HEAT, flushes, sensation of
    - stomach, after meal: asperg-n, myc-bov
- HEAVINESS, weight, sensation of: penic-ch, penic-r, pseud, serrat-m
    - afternoon: asperg-n, asperg-n-ser-oryc
    - breakfast, after: asperg-n-ser-oryc
    - hypochondrium: coryn-st
        - right: mucor-r-ser-oryc
            - meals, after: penic-r
- NAUSEA: bac-fir, grif-f, myc-phl, pro-avi, pseud
    - attacks, sudden: bac-cer
    - breakfast, after: penic-ch, penic-r, bac-cer
    - course of the day: bac-cer
    - eating
        - before: grif-f
        - after: asperg-n-ser-oryc, mucor-r-ser-oryc, mucor-r, pro-avi
            - fatty food: penic-ch, serrat-m
    - eructation, with: serrat-m
        - night: penic-ch
    - headache, during
        - when overtired: grif-f
    - heartburn, with, morning: mucor-r, bac-cer
    - lunch, after: myc-bov
    - morning: coryn-st, penic-gl
    - perspiration, with: asperg-n, myc-bov, penic-gl, pro-acn
        - waking up, when: asperg-n, asperg-n-ser-oryc, penic-gl, pseud
    - room, in a crowded: serrat-m
    - taste, with metallic: bac-cer
    - thought of eating caused: penic-ch
- NOISES
    - rumbling: mucor-r-ser-oryc, penic-ch, penic-r
        - abdomen, right side and in umbilical navel region: grif-f
            - breakfast
                - after: asperg-n-ser-oryc
                - before: asperg-n, myc-bov, penic-gl
- PRESSURE, sensation of: myc-phl
    - hypochondrium, left: pseud
- PRESSURE, external
    - stomach: bac-cer
    - hypochondrium: coryn-st
- THIRST: bac-fir, myc-phl, pseud
    - extreme: cand-p
        - perspiration after: penic-ch
            - day and night: penic-gl
    - night: asperg-n-ser-oryc, bac-fir, myc-bov, penic-ch, penic-r, pro-acn
    - sensation of: asperg-n
- THIRSTLESS: folli-ly-sui
- VOMITING
    - milk, after
        - morning: bac-fir

Pain – Stomach

- BURNING pain
    - epigastrium: penic-ch
- CRAMPING, griping pain: grif-f
    - afternoon: penic-gl
    - navel, around the
        - eating, after: myc-phl, pseud

- DULL pain: pro-avi
- EMPTY stomach: bac-fir
  - morning: serrat-m
  - with lots of hunger when standing up: penic-ch
- EXCITEMENT, with: pseud
- GENERAL: pro-avi
- MEAL
  - after: pro-avi
- NERVOUS tension
  - agg.: myc-phl
- RADIATING pain
  - back, to the: myc-phl, pseud

Abdomen

Repertory

- BLOATING abdomen: bac-fir, penic-r
  - menses
    - three days before: penic-gl
- COLDNESS, with: folli-ly-sui
- EMPTY sensation: bac-cer, folli-ly-sui
- FLATULENCE: asperg-n-ser-oryc, bac-fir, folli-ly-sui, myc-phl, pro-avi
  - course of the day: bac-cer
  - eating
    - after: bac-cer, cand-p, mucor-r-ser-oryc, penic-ch
  - evening: bac-fir
  - increased
    - lunch, during: myc-bov
    - night: myc-bov, penic-gl
  - intestinal sounds, with loud: bac-cer, folli-ly-sui
  - lower abdomen, night: bac-cer, mucor-r
  - lower abdominal cramps, with: cand-p
  - night: asperg-n, asperg-n-ser-oryc
  - odorous: cand-p, mucor-r-ser-oryc
  - severe: grif-f
- FULLNESS, sensation of: mucor-r
  - eating, after: bac-fir
- GENERAL: bac-cer
- HEAT, sensation of:
  - upper abdomen after dinner: asperg-n, myc-bov
- HEAVINESS, sensation of:
  - hypochondrium, right: mucor-r-ser-oryc
  - lower abdomen: mucor-r, mucor-r-ser-oryc
    - right: mucor-r-ser-oryc
  - upper abdomen: bac-fir, mucor-r-ser-oryc
    - eating, after: pro-acn
    - right: mucor-r-ser-oryc
- HYPERSENSITIVE abdomen:
  - navel region: pro-avi
- ITCHING:
  - upper abdomen: bac-cer
- MOVING in the abdomen:
  - intensive: penic-gl
- NARROW:
  - sensation of needing more space: bac-fir
- NOISE:
  - breakfast, after: penic-ch
  - grumbling: bac-fir, folli-ly-sui
  - loud: mucor-r
  - rumbling: bac-fir, **folli-ly-sui**

- PRESSURE in the abdomen:
  - hypochondrium
    - left: bac-fir
    - right: mucor-r-ser-oryc
  - lower abdomen: mucor-r-ser-oryc
    - right: mucor-r-ser-oryc
  - upper abdomen: mucor-r-ser-oryc
    - right: mucor-r-ser-oryc
  - waking up, when: penic-ch
- PULSATION, sensation of:
  - abdomen
    - while lying on back: mucor-r
- TINGLING, formication:
  - lower abdomen: mucor-r-ser-oryc
    - right: mucor-r-ser-oryc
  - upper abdomen: mucor-r-ser-oryc
    - right: mucor-r-ser-oryc
- TUGGING, sensation of:
  - lower abdomen
    - right: asperg-n, myc-bov
- UNPLEASANT sensation: folli-ly-sui
  - umbilical region: myc-phl

Pain – Abdomen

- ATTACK of pain: pro-avi
- BORING, digging pain:
  - colonic flexure, right: bac-fir
- COLONIC FLEXURE:
  - right
    - with irritation in perineal region: bac-fir
- CRAMPING pain: cand-p
  - along
    - the large intestine: pro-avi
    - transverse colon: bac-fir
  - eating, after: bac-cer
    - 4 hours after lunch, flatulence amel.: cand-p
    - 5 hours after lunch: cand-p
  - hypochondrium, left: bac-fir
  - lower abdomen: penic-ch, serrat-m
  - mesogastrium
    - eating, before: serrat-m
  - migrating, in the navel area after breakfast: pro-acn
  - upper abdomen: grif-f
- CUTTING pain:
  - lower abdomen, as if after surgery with incision: bac-cer
- DULL pain: pro-avi
  - extending to the back, evening: bac-fir
  - hypochondrium, left: bac-fir
  - umbilical region: bac-fir
  - upper abdomen
    - eating, after: bac-fir
- EATING:
  - after: tricho-ver
    - two hours after eating: bac-fir
  - breakfast, after: asperg-n, asperg-n-ser-oryc, myc-bov
  - lunch, after
    - right: asperg-n
- EPIGASTRIUM:
  - when fasting: bac-fir
- FLATULENCE, with: bac-cer
- FLEXURE, region of:
  - left, after eating: bac-cer, mucor-r
- HYPOCHONDRIUM
  - left, with irritation in upper abdomen and in right half of rib cage: bac-fir
  - right: bac-fir

- HYPOGASTRIUM: serrat-m
  - left: penic-ch
    - before lunch, like an intense spasm: penic-ch
- ILEUM, region of
  - left, after eating: mucor-r
- INGUINAL region:
  - evening: asperg-n-ser-oryc, myc-bov
    - right: asperg-n
  - left: asperg-n-ser-oryc, myc-bov, penic-gl
- LEFT: penic-gl
- LOWER ABDOMEN: penic-r
    - left: cand-p, bac-fir
- MESOGASTRIUM:
  - eating
    - after: penic-ch
    - before: serrat-m
- NAVEL area: pseud, serrat-m
  - night: bac-fir
- PRESSING pain:
  - hypogastrium
    - eating, after: serrat-m
  - inguinal region: pro-avi
  - lower abdomen, right
    - site of appendectomy scar: bac-cer
  - perineum: pro-avi
  - stomach region: bac-cer
  - upper abdomen: bac-cer
    - left: bac-cer
  - with pain of posterior muscles of right upper leg: asperg-r
    - standing on the right leg agg.: asperg-r
- NIGHT: myc-bov
- PULLING pain:
  - groin region: penic-gl
- RIGHT:
  - eating, after: myc-bov
  - lunch, after: asperg-n-ser-oryc
- STABBING pain:
  - abdomen, right: penic-gl
  - navel area: bac-cer, penic-ch, penic-r
  - stabbing sensation, right: asperg-r
    - standing on the right leg, when agg.: asperg-r
  - suprapubic region: penic-ch
  - upper abdomen: folli-ly-sui
    - night: bac-cer
- UPPER ABDOMEN: penic-ch
  - lunch, after
    - right: myc-bov

Rectum

Repertory

- CONSTIPATION: asperg-n, asperg-n-ser-oryc, **bac-fir**, cand-p, coryn-st, grif-f, mucor-r, myc-bov, penic-ch, **penic-gl**, penic-r, serrat-m
  - difficult defecation: bac-cer, **folli-ly-sui**, mucor-r, penic-ch, serrat-m
    - and unsatisfactory defecation: penic-ch
  - insufficient, incomplete stool: mucor-r, mucor-r-ser-oryc, serrat-m
- DIARRHOEA: asperg-n, asperg-n-ser-oryc, bac-cer, grif-f, mucor-r, mucor-r-ser-oryc, myc-bov, penic-ch, penic-gl, penic-r, pro-acn, pro-avi, serrat-m, tricho-ver
  - frothy: bac-fir
  - morning: penic-gl
  - night: myc-bov
  - sudden, after eating: grif-f
- FECES remained in, as if: bac-fir
- FLATULENCE, Flatus:
  - forcefully: bac-cer
  - often: penic-ch
  - stool, increased during: asperg-n, penic-gl
- HAEMORRHOIDS:
  - become prominent
    - after defecation: mucor-r
- IRRITATION:
  - anal region: penic-gl
  - anus: pro-avi
- ITCHING:
  - anus: grif-f, penic-gl, myc-phl, pro-avi, pseud
    - defecation, after: asperg-n-ser-oryc, myc-phl, pseud, serrat-m
  - groin: myc-phl, pseud
  - perineum: myc-phl, pseud
  - rectum: asperg-n, penic-gl, myc-bov
    - night: penic-ch, penic-r
- RELAXATION, anus: penic-gl
- SORENESS:
  - anus: bac-cer
- TINGLING, formication:
  - perianal: penic-ch
- URGING, desire to defecate:
  - cramp-like pain in left lower abdomen, with: penic-ch
  - defecation after lunch, after: **bac-cer**
  - diarrhea after meals, with: bac-cer
  - dinner, after: bac-cer
  - evening: pro-acn
  - frequent: bac-fir
  - irregular: bac-fir
  - little: folli-ly-sui
  - spurting: folli-ly-sui
  - sudden
    - diarrhea, with: folli-ly-sui
    - rumbling, before with: folli-ly-sui
  - twice a day: penic-gl, penic-r, serrat-m

Pain – Rectum

- BURNING pain:
  - anal region: asperg-n-ser-oryc, bac-cer, mucor-r, mucor-r-ser-oryc
  - anus: folli-ly-sui, serrat-m
    - defecation, after: asperg-n, asperg-n-ser-oryc, bac-cer, folli-ly-sui, myc-bov, penic-ch, penic-gl, penic-r
    - soft stool, with: grif-f
  - rectum, in: penic-ch
- TENESMUS: penic-ch, pro-avi, serrat-m

Stool

Repertory

- COLOR:
  - white: bac-fir
- FIRM: bac-cer, mucor-r, penic-r, serrat-m
- FORM:
  - balls, like: penic-ch
- FREQUENT stool: penic-ch
  - diarrhea after meal, with: mucor-r
- HARD: cand-p, **folli-ly-sui**
- LARGE volume:
  - hard to defecate: penic-gl
- ODOR:
  - fetid: penic-ch, penic-r, serrat-m
- SHEEP dung, like: bac-fir
- SOFT: mucor-r, mucor-r-ser-oryc
- SPURTING: folli-ly-sui
- THIN, liquid: cand-p, bac-cer, bac-fir, myc-phl, pro-acn, pseud, folli-ly-sui
  - evening: grif-f

Bladder

Repertory

- URINE
  - sensation as if urine remains in the bladder: grif-f
- URGING to urinate: grif-f
  - eating, after: myc-phl, pseud
  - frequent: cand-p, **serrat-m**
    - daytime: bac-fir
    - night
      - sleep, with poor: pro-avi
    - pain, with: pro-avi
  - night: bac-cer
  - sudden: asperg-n, myc-bov, penic-gl
  - without urine: myc-phl, pseud
- URINATION
  - difficult: asperg-n, asperg-n-ser-oryc, bac-cer, mucor-r-ser-oryc, myc-bov, penic-ch, penic-gl, penic-r, serrat-m
  - frequent: coryn-st, mucor-r, mucor-r-ser-oryc, pro-avi
    - night: bac-cer, mucor-r, **mucor-r-ser-oryc**, penic-gl
    - with burning sensation: coryn-st
  - incomplete: myc-phl, pseud
  - involuntary: penic-ch
  - painful: bac-fir, mucor-r, mucor-r-ser-oryc, penic-ch, **serrat-m**
    - night: mucor-r-ser-oryc
  - sensitivity, with: coryn-st, mucor-r-ser-oryc
  - thin stream, with: penic-ch
- STREAM, urine
  - diminished: serrat-m

Pain – Bladder

- BURNING pain
  - urinating
    - during: mucor-r-ser-oryc, serrat-m

Kidneys

Repertory

- RIGHT
  - frequent urination, with: penic-gl
- STABBING pain
  - right: pro-avi

Urethra

Repertory

- IRRITATION
  - urination, after: pro-avi
- ITCHING: myc-phl, **penic-gl**, pseud

Pain – Urethra

- BURNING pain: pro-avi
  - frequent urinating, with: penic-gl
  - morning: penic-gl
  - urinating, during: penic-r
- CUTTING pain
  - urethral area: myc-phl, pro-avi, pseud
    - when seated: grif-f
- GENERAL: **pseud**
- MORNING: pro-avi

Urine

Repertory

- CLOUDY: **myc-phl**, penic-gl, pro-avi, **pseud**
  - morning: penic-ch, serrat-m
- COLOR
  - becomes more yellow from drinking more water: asperg-r
  - brown: serrat-m
  - dark-colored: bac-fir
  - yellow
    - dark yellow: cand-p
    - evening: penic-ch
- FOAMY
  - morning: penic-ch, serrat-m
- ODOR
  - bad: pro-avi
  - strong smelling: **cand-p**, penic-gl
- SEDIMENT
  - flakes in urine: pro-avi
- WARM
  - feels warmer: asperg-r

Genitalia – Male

Repertory

- COLDNESS, sensation of
  - genital area: asperg-n, asperg-n-ser-oryc, penic-ch
- COLOR
  - red
    - glans: penic-ch, serrat-m
      - around the: penic-ch, penic-r
- DESIRE, sexual
  - decreased: asperg-n, asperg-n-ser-oryc, cand-p, coryn-st, myc-bov
  - increased: bac-cer, penic-ch
  - sudden: **myc-bov**, asperg-n, penic-gl
- ERECTION
  - bladder, with full: bac-cer
  - improved: asperg-n, asperg-n-ser-oryc, penic-gl
  - spontaneous: mucor-r
    - morning: bac-cer, **mucor-r-ser-oryc**
  - weak: asperg-n, penic-gl, myc-bov, asperg-n-ser-oryc
    - burning sensation in the urethra, with: penic-gl
- HEAT, sensation of
  - genital area: asperg-n, asperg-n-ser-oryc, myc-bov, penic-gl, penic-r
- HEAVINESS, sensation of
  - lower abdomen
    - evening: mucor-r-ser-oryc
  - perineum: penic-ch, serrat-m
  - prostate
    - evening: mucor-r-ser-oryc
- ITCHING
  - glans: penic-ch, serrat-m
- NUMBNESS, sensation of
  - genital area: asperg-n, asperg-n-ser-oryc
    - cold, with: myc-bov, penic-gl
  - perineum, with sensation of heaviness: penic-gl
- ORGASM
  - more vivid: asperg-n, asperg-n-ser-oryc
- PRESSURE, sensation of
  - lower abdomen
    - evening: mucor-r-ser-oryc
  - prostate: bac-cer
    - evening: mucor-r-ser-oryc
    - morning: mucor-r, mucor-r-ser-oryc

Pain – Genitalia – Male

- CROTCH, in the
  - night: penic-r
- DULL pain
  - crotch, in the: serrat-m
    - at the thought of it, no desire for sexual relations: penic-ch
- PRESSING pain
  - violent
    - prostate: bac-cer
- PULLING pain
  - scrotum, extending to perineum: grif-f
  - testes: myc-bov
    - right: asperg-n, asperg-n-ser-oryc, penic-gl
- STABBING pain
  - perineum, region of: penic-ch, serrat-m
  - violent
    - prostate: bac-cer
- TESTES, in the: asperg-n, asperg-n-ser-oryc, myc-bov, penic-gl

Genitalia – Female

Repertory

- COLDNESS, sensation of
  - genital area: asperg-n, asperg-n-ser-oryc, myc-bov
- COITUS
  - orgasm
    - pleasant: bac-cer
- DESIRE, SEXUAL
  - absent
    - due to painful vaginal dryness: bac-cer
  - aversion, doesn't want sexual contact with husband: asperg-n
  - excessive: mucor-r
  - increased: bac-cer
    - evening: mucor-r-ser-oryc
  - sudden: asperg-n, asperg-n-ser-oryc, penic-gl
- DRYNESS
  - vagina: myc-phl, pseud
- HEAT, sensation of
  - chills, with
    - menses, before: asperg-n
  - genital area: asperg-n, asperg-n-ser-oryc, myc-bov, penic-gl
  - menses, at the beginning: asperg-n
- HEAVINESS, sensation of
  - lower abdomen: asperg-n, asperg-n-ser-oryc, myc-bov, penic-gl
  - perineum: serrat-m
- ITCHING
  - genital tract: penic-ch, serrat-m
  - genitals, external: mucor-r
    - evening: mucor-r-ser-oryc
  - labia, external: folli-ly-sui
  - pubic hair: cand-p
  - vagina: cand-p, penic-r, bac-cer
- LEUCORRHOEA: **myc-bov**
  - dripping: cand-p
  - egg-white: cand-p
  - mucous: bac-fir
  - ovulation, during
    - elongated cervical mucus: cand-p
  - transparent, clear: cand-p
  - white: cand-p
    - mucous, and: bac-cer
  - yellowish mucous, itching: penic-ch
- MENSES
  - abundant
    - anal itching, with: penic-gl
    - movement, during: penic-gl
    - sleep, during: penic-ch
    - until 9 a.m. hardly any bleeding for the rest of the day: folli-ly-sui
  - amenorrhoea: mucor-r
  - early, too
    - 3 days earlier: asperg-n, myc-bov, penic-gl
    - foul-smelling, and: penic-gl
  - evening: asperg-r
  - late, too
    - abdominal pain, with: penic-gl
    - eight days: cand-p
    - seven days: bac-cer
    - two days: asperg-n, penic-ch, penic-gl, penic-r, myc-bov
  - painful, dysmenorrhoea
    - 1. day of menses
      - lower back: serrat-m

      - during
        - lower abdomen: asperg-n, penic-gl, myc-bov, asperg-n-ser-oryc
      - lower abdomen, right
        - menses, before: serrat-m
    - prolonged
      - bright red color: penic-gl
    - scanty: folli-ly-sui
      - dark, and: penic-gl
- METRORRHAGIA
  - dark-coffee colored: penic-ch
  - slight: penic-ch
  - vaginal, with sore nipples
    - menopause, one year after: asperg-r
- NUMBNESS, sensation of
  - genital area: asperg-n, asperg-n-ser-oryc, myc-bov
- ODOR
  - unpleasant, during menses: penic-ch
- ORGASM
  - more vivid: asperg-n, penic-gl

Pain – Genitalia – Female

- DULL pain
  - region of the pubic bone during urination: grif-f
  - lower abdomen: mucor-r-ser-oryc
- LOWER ABDOMEN: bac-cer
- MENSES, abdominal pain
  - after
    - two days, with nausea and fatigue: penic-ch
  - before
    - lower abdomen right, with slight dizziness: penic-ch
    - abdominal pain: penic-ch
- PULLING pain
  - lower abdomen: asperg-n-ser-oryc

Respiration

Repertory

- BREATHING noises: pseud
- DYSPNOEA, difficulty in breathing: bac-cer, mucor-r, pseud, serrat-m
  - anxiety, with: bac-fir
  - drinking, when: penic-ch
  - eating, after: myc-phl, pseud
  - enclosed space, in an
    - eating, after: pro-avi
  - evening: myc-phl, pseud
  - excited, when: asperg-n, myc-bov, penic-ch, penic-r, serrat-m
  - night: grif-f, penic-gl
  - sleep, during
    - morning: myc-phl, pseud
  - sports, during: penic-ch, penic-r
- PRESSURE, sensation of
  - inspiration, deep
    - retrosternal: penic-gl
- RESTRICTED respiration
  - clothes, through
    - collar: penic-gl
- SHORT: asperg-n-ser-oryc, penic-ch, penic-r
  - anxiety, with
    - bus, in the: asperg-n-ser-oryc
    - subway, in the: asperg-n-ser-oryc, myc-bov
    - with large crowds of people on the subway: asperg-n, penic-gl

  - morning: serrat-m
  - when going outside: asperg-n, penic-gl
  - when waking up with fear of death at night: penic-ch, penic-r
  - work, during mental: myc-bov
- SNORING
  - sleep, during
    - arrested respiration, with: asperg-r
- WHISTLING
  - rattling noises: bac-fir

Cough

Repertory

- AIR
  - open air, fresh air
    - agg.: penic-gl
- ATTACKS, attack-like: pseud
  - night, when waking up: folli-ly-sui
- BACKACHE, with: asperg-r
- BARKING
  - course of the day: bac-fir
  - night: asperg-n, asperg-n-ser-oryc, myc-bov, penic-gl
- CHOKING cough: mucor-r
  - night: penic-gl
- COLDNESS
  - places, cold: penic-gl
- DAY, during the: myc-phl
- DESIRE to cough: pseud
- DRY: **bac-cer**, coryn-st, folli-ly-sui, **mucor-r**, mucor-r-ser-oryc, myc-phl, pseud
  - choking dry cough, when waking up in the morning: bac-cer, mucor-r
  - irritations, on emotional: bac-cer
  - night: bac-fir, penic-ch, serrat-m
  - retrosternal pain, with: penic-ch, serrat-m
    - and difficult expectoration, with: serrat-m
  - room, in a: grif-f
- EXCERTION, physical
  - after: penic-ch
- EXPECTORATE, desire to: bac-fir, grif-f
  - phlegm, of: penic-r
- GENERAL: bac-cer, grif-f, pro-avi, **pseud**
- INFECTION, during: folli-ly-sui
- IRRITATION, through: bac-cer
  - spasm, as in: myc-phl
- LYING
  - back, on the: bac-cer
- MIDDAY: myc-phl
- MORNING
  - amel: grif-f
  - nausea, with: penic-ch, serrat-m
  - phlegm, with: mucor-r
    - abundant: pseud
      - purulent: bac-cer
- MOVING
  - outside agg.: myc-phl, pseud
- NIGHT: bac-cer
- SHARP cough
  - when walking quickly: grif-f
- SMOKING, while: grif-f, pro-avi
- SPEAKING for a long time, after: penic-ch, serrat-m
- URGE to cough
  - without coughing: myc-ph

Expectoration

Repertory

- BLOOD-STREAKED: bac-fir
- COPIOUS: myc-phl
- DIFFICULT expectoration: penic-ch
- MUCOUS
  - exercise, after: penic-ch
- PURULENT: bac-cer
  - morning: bac-fir
- TOUGH: bac-fir
- YELLOW: penic-gl

Chest

Repertory

- ANXIETY
  - when around large crowds of people in the subway: asperg-n
- ENLARGEMENT, sensation of: pro-acn
- FOREIGN body, sensation of
  - breastbone, behind the: serrat-m
- FULLNESS, sensation of: tricho-ver
- HEAT FLUTTER, sensation of
  - while lying on the left side, causing immobilizing fear: cand-p
- HEAT, sensation of
  - mammary glands, in the: mucor-r, mucor-r-ser-oryc
- HEAVINESS, sensation of
  - bronchi and lungs: bac-cer
  - chest: pro-acn, pseud, tricho-ver
    - coughing, when: asperg-n-ser-oryc
    - inhale, deep: asperg-n-ser-oryc
  - stasis and tension, together with: penic-ch
- NOISE
  - rattling sound, rib cage: grif-f
- PRESSURE, sensation of
  - retrosternal: folli-ly-sui
    - with feeling of not having enough air: penic-ch
  - rib cage: myc-phl
    - left: pro-avi
- SCRATCHING sensation
  - breastbone, behind the: penic-ch
- SENSITIVITY, chest: folli-ly-sui
  - menses, before: cand-p
  - nipples: folli-ly-sui
- SWELLING: asperg-n-ser-oryc, penic-gl
  - menses, before: penic-ch, serrat-m
- TIGHT, sensation like too: pro-avi
  - midday, after eating: bac-fir
- TIGHTNESS, sensation of: asperg-n-ser-oryc
- WARMTH, sensation of: bac-cer

Pain – Chest

- BREASTBONE
  - behind: mucor-r
    - coughing, when: myc-bov, penic-gl
    - inspiration, on: bac-cer
  - torso movements, with: penic-gl
- DULL pain
  - rib cage, left: bac-fir
- GENERAL: asperg-n-ser-oryc, coryn-st, **mucor-r-ser-oryc**, myc-bov, penic-gl, pro-acn
- HEART area
  - physical exertion (swimming), upon: grif-f
- INTERMITTENT pain: asperg-n
- LAUGHING, when: pro-avi
- LEANING forward, when: asperg-n-ser-oryc
- LUNG, right: grif-f
- MAMMAE
  - right: grif-f, mucor-r
- MENSES
  - before: mucor-r
- PRESSING pain
  - chest: serrat-m
    - left: bac-cer
    - upper part of chest: penic-ch
  - rib cage
    - eating, during: pro-avi
- PULLING pain
  - costal arch, right: grif-f
- RADIATING pain
  - throat, to the: pro-avi
- RIB CAGE
  - left: bac-fir
- STABBING pain
  - and cramping pain
    - sternum, on the: asperg-r
  - chest: folli-ly-sui
    - right: bac-cer, mucor-r
  - leaning forward, when
    - intermittent: asperg-n, myc-bov
  - nipple: folli-ly-sui
  - rib cage
    - right: bac-cer
    - right lower side: penic-ch

Heart & Circulation System

Repertory

- ARRHYTHMIAS, sensation of
  - headed feeling, with: cand-p
- HEARTBEAT
  - increased: mucor-r-ser-oryc
  - quick: penic-r
    - reverberates through the chest: cand-p
- PALPITATION: bac-cer, bac-fir, myc-phl, pro-acn, pseud, tricho-ver
  - cardiac pain, and: grif-f
  - chest and ears
    - anger, after: penic-gl
  - eating, after: pro-avi
  - night: bac-cer, pro-avi, pro-acn
    - waking up, when: penic-ch
  - painful: penic-ch, serrat-m
  - tachycardia: mucor-r
    - morning amel.: pro-avi
- PRESSURE, sensation of
  - heart, on the: pro-avi

Pain – Heart & Circulation System

- HEART region
  - anxiety, due to: penic-ch
- STABBING pain
  - heart: bac-cer

Back

Repertory

- CRACKING
  - back: asperg-n, asperg-n-ser-oryc, myc-phl, penic-gl, pro-acn
  - cervical region: bac-fir, myc-phl, penic-gl, pro-acn, pro-avi
    - morning: asperg-n, asperg-n-ser-oryc, penic-gl
  - thoracic spine: pro-avi
    - moving, when: bac-cer
- CRUNCH
  - back: **myc-bov**, penic-r
  - cervical region:
    - morning: myc-bov
- HEAVINESS, weight: penic-ch
  - back
    - lower: asperg-n, asperg-n-ser-oryc, myc-bov, penic-gl, penic-r, **pro-acn**
      - afternoon: penic-ch
      - sitting, after long: penic-ch
      - waking up, after: mucor-r-ser-oryc, myc-bov, pro-acn
    - upper
      - numbness of shoulders and fingers, with: penic-gl
  - shoulders
    - waking up, after: penic-gl
- ITCHING
  - cervical region: myc-phl
- LOOSE, sensation of coming
  - lower back and pelvis: asperg-r

- MUSCLE cramps, spasms
  - cervical region, left: mucor-r
- NUMBNESS, furry sensation: penic-ch
  - back, lower
    - waking up
      - after: asperg-n, asperg-n-ser-oryc, myc-bov, penic-ch
      - stiffness, with: penic-gl, pro-acn
  - cervical region: penic-ch, penic-gl, serrat-m
    - moment, for a: asperg-n, penic-gl, pro-acn
  - shoulder: penic-gl
- NUMBNESS, sensation of
  - cervical region: bac-cer
    - movement agg.: bac-cer
    - night
      - frequent waking up: bac-cer
- PRESSURE, sensation of: **penic-ch**
  - cervical region: grif-f, myc-phl
  - costal arch, left: myc-phl
  - lumbar region: penic-ch
  - shoulder
    - left: pro-avi
  - shoulder blades, between the: bac-fir
- RUBBING amel.: bac-fir
- SENSITIVITY
  - hypersensitivity
    - kidney region: pro-avi
  - sacro-iliac joint, right: asperg-r
- SHIVERING
  - cervical region: asperg-n, asperg-n-ser-oryc, myc-bov, pro-acn
  - shoulder blades, between
    - anxiety, when feeling: asperg-n, asperg-n-ser-oryc, penic-gl
- STIFFNESS
  - back
    - lower
      - waking up, after: asperg-n-ser-oryc, myc-bov, penic-r
  - backbone muscles: pro-acn
    - evening: mucor-r-ser-oryc, myc-bov
  - cervical region: penic-gl, serrat-m
  - musculature
    - back, whole: bac-cer
    - spine: tricho-ver
      - evening: pro-acn
  - shoulder: penic-gl
  - shoulder blades, between the: asperg-n, asperg-n-ser-oryc, myc-bov
  - spine: pro-avi
    - morning: bac-cer, mucor-r
- TENSION, sensation of
  - back: tricho-ver
    - lower: asperg-n, asperg-n-ser-oryc, bac-cer, myc-bov, penic-gl, penic-r, **pro-acn**
      - evening: asperg-n, **myc-bov**, penic-gl, **pro-acn**
      - waking up, after: asperg-n, mucor-r-ser-oryc, pro-acn
    - afternoon: penic-ch, serrat-m
    - evening: asperg-n-ser-oryc
  - cervical region: folli-ly-sui, grif-f, myc-phl, penic-ch, penic-gl, serrat-m, tricho-ver
    - evening: mucor-r-ser-oryc, pro-acn, serrat-m
    - morning: myc-bov
    - work, after: penic-r
  - shoulder blades, between the: asperg-n, asperg-n-ser-oryc, folli-ly-sui, myc-bov
    - stiffness, with: penic-gl
- TINGLING, formication
  - area of the left kidney: bac-cer
  - right
    - night: bac-cer

- TWITCHING
  - back: penic-ch
  - shoulder: myc-phl
  - nagging
    - transition between pelvis and back: asperg-r
- WARMTH, heat, sensation of
  - neck: bac-fir
- WEAKNESS, tired feeling
  - lumbar region: myc-phl, pseud, serrat-m
  - shoulders: penic-gl
  - thoracic region
    - desire to raise self-up: myc-phl

Pain – Back

- BACK: asperg-n-ser-oryc, mucor-r-ser-oryc, **myc-bov**, penic-gl, penic-r, **pro-acn**, tricho-ver
  - lower back: **asperg-n-ser-oryc**, coryn-st, mucor-r-ser-oryc, myc-bov, pro-acn, serrat-m, tricho-ver
    - evening: **asperg-n**, asperg-n-ser-oryc, **myc-bov**, penic-gl, **pro-acn**
    - first day of menses: penic-ch
    - radiating to perineum: pseud
    - right, to the: pseud
    - sleep, after: asperg-n-ser-oryc
      - after sleeping on a hard bed: asperg-n, penic-gl, pro-acn
    - sitting for a long time, after: penic-ch
    - waking up, after: mucor-r-ser-oryc, myc-bov, pro-acn
  - moving, when: bac-cer
  - night: mucor-r
  - sitting for a long spell (car) amel.: bac-cer
- BACKBONE
  - course of the day: pro-avi
- BORING, digging pain
  - cervical region: pro-avi
  - shoulder blade
    - left: penic-gl
- BURNING pain
  - shoulder blade, medial border left
    - feels as if stung by a scorpion: cand-p
- CERVICAL REGION: **bac-cer**, grif-f, penic-ch, pro-avi, serrat-m
  - cervical spine: bac-cer
  - evening: serrat-m
    - sudden pain: pro-avi
    - work, after: penic-ch, penic-r
  - movement, with
    - right: penic-ch
  - muscles and joints: penic-gl
- DULL pain
  - back
    - upper back, radiating to shoulders: penic-gl
    - whole: grif-f
  - sacrum: penic-ch
- GENERAL: bac-fir, pro-avi
- IRRITATION
  - shoulder, right: grif-f
- KIDNEY, area of the: myc-bov
  - evening: myc-bov
  - left: bac-cer, mucor-r
- LUMBAR REGION: **bac-cer**, mucor-r, myc-phl
  - radiating to
    - hips: bac-cer
    - perianal area: myc-phl
    - sacral area: bac-cer
  - menses, middle of the menstrual cycle: myc-bov, penic-gl
  - sudden pain: pseud
- MENSES

- menstrual cycle
  - 1. day: penic-r
  - middle: asperg-n
- MIGRATING pain: pro-acn
- MUSCLES
  - back, whole: bac-cer
  - shoulder: mucor-r
- PULLING pain
  - cervical region
    - rest agg.: bac-cer
  - lumbar region: myc-phl
  - right
    - during the day: bac-cer
  - costal arch
    - right, night: myc-phl
- PRESSING pain
  - sacral: bac-cer
- RADIATING pain
  - back: pro-acn
- SACRAL REGION
  - near left kidney: grif-f
- SHOULDER
  - evening: myc-bov
  - shoulder blades, between the: grif-f
  - shoulder joints: mucor-r
  - between the: pro-avi
- SORE pain
  - shoulder blade, right, upper lateral
    - point feels as sore, but no lesion is present: cand-p
- SPILLED pain
  - backbone: coryn-st
- STABBING pain
  - back: penic-gl, bac-cer, bac-fir
    - lumbar, left: bac-cer
    - upper: penic-gl
  - cervical region: bac-cer
    - moving, when: serrat-m
  - changing locations: folli-ly-sui
  - kidney, area of left: bac-cer
  - moving, when: penic-ch
  - shoulder blade
    - shoulder blades, between the
      - lying down, when: penic-gl
    - under
      - right: penic-gl
- THORACIC SPINE
  - 10.-12. rib, left: myc-phl
- WAIST: mucor-r
- WEARINESS, sensation of
  - pain, and: penic-ch
    - lumbar region: penic-ch

Extremities

Repertory

- COLDNESS
  - extremities: bac-fir
  - feet: bac-cer, coryn-st, grif-f, pro-acn
    - evening: pro-avi
    - night: **asperg-n-ser-oryc**, **mucor-r-ser-oryc**, **pro-acn**
      - and in the morning: **bac-cer**, mucor-r
    - sleep, during: myc-phl
    - numbness, accompanied with: penic-gl
  - hands: pro-avi
    - palms, with moisture: mucor-r
  - legs
    - evening: pro-avi
  - shin: coryn-st, tricho-ver
    - night: asperg-n-ser-oryc, mucor-r-ser-oryc, pro-acn
- COLOR
  - nails
    - yellow
      - toenails: pro-avi
  - red, reddened
    - finger joints: bac-cer
    - forearms, volare surface: cand-p
      - agg. wool shirt, with: cand-p
    - knee
      - left, evening: bac-fir
    - wrist
      - right: bac-fir
- CONVULSION, spasms
  - legs
    - calf muscle
      - night: pro-acn, myc-bov, pseud
    - waking up, after: pro-acn
- CRACKING, noise
  - knee: asperg-n, asperg-n-ser-oryc, myc-bov, pro-acn
    - crouching, when: pro-acn
  - shoulder joint
    - when moving: asperg-n-ser-oryc
      - right: asperg-n, penic-gl, pro-acn
  - wrists: serrat-m
    - morning: asperg-n, asperg-n-ser-oryc, penic-ch, penic-gl, penic-r, pro-acn
- CRAMPS, muscle cramps: pro-acn, pseud
  - arms
    - palm, right
      - to the elbow: penic-gl
  - legs, night: grif-f
- DRYNESS
  - back of the leg, skin at the: penic-ch, penic-r
  - elbow, skin of the: penic-ch, penic-r
- FREEZING, sensation of
  - feet: folli-ly-sui
  - hands: folli-ly-sui
  - limb pain, with: folli-ly-sui
- GOOSEFLESH
  - hip: myc-phl
    - left: myc-phl
- HEAT
  - arms
    - right: pro-avi
  - feet: grif-f

- finger: penic-gl
- hands
  - palms: penic-r
  - with coldness: asperg-r
- joints, small
  - night: pro-acn
  - when washing hands with warm water: pro-acn
- knee joints: pro-acn
- legs: pro-acn
- shin: pro-acn
- wrist: pro-acn

- HEAVINESS, sensation of
  - arms and legs
    - as if paralyzed: penic-gl, pro-acn
  - calf muscle
    - walking, when: asperg-n-ser-oryc, mucor-r-ser-oryc, pseud
  - feet
    - and hands
      - as if paralyzed: asperg-n-ser-oryc
    - when walking in shoes: tricho-ver
      - shoes were removed amel.: tricho-ver
  - hip
    - left
      - at rest at night: pro-acn
  - knee joints
    - evening: myc-bov
  - legs
    - morning: pro-acn
      - walking amel.: pro-acn
    - moving, when: bac-cer, mucor-r
    - shin, left
      - night: mucor-r
  - toe nail: tricho-ver
- ITCHING
  - elbows: myc-phl
    - agg. after a meal: myc-phl
  - feet: pro-avi
    - side of previous fracture left: myc-phl
  - forearm
    - volare surface, extremely: cand-p
      - agg. wool shirt, with: cand-p
  - heel: cand-p
    - left: grif-f
  - knee: myc-phl
    - agg. after eating: myc-phl
  - legs: coryn-st, tricho-ver
    - periodic: tricho-ver
  - palms: asperg-n-ser-oryc, mucor-r-ser-oryc, myc-bov, pro-acn
    - evening: pro-acn
  - shin
    - night, before sleeping: tricho-ver
  - shoulders: tricho-ver
  - soles: pro-avi
  - thumb
    - right: penic-ch, penic-r
- LEADEN sensation
  - of the limbs in the morning upon waking up: folli-ly-sui
- LIGHTNESS, sensation of
  - legs: asperg-n-ser-oryc
    - as if one can fly: asperg-n, **myc-bov**, penic-gl, pro-acn, tricho-ver
- MOVING
  - discomfort in the legs with the desire to move
    - when falling asleep: pro-acn
- MUSCLE
  - shoulder: bac-cer
- NAILS
  - foot

        - fragile: tricho-ver
    - hand
        - thumbnail
            - right: tricho-ver
- NUMBNESS, sensation of
    - extremities
        - night: myc-phl
    - feet: asperg-n, myc-bov, myc-phl, penic-gl, pro-acn, pseud
    - finger tips: penic-gl
    - legs
        - during the day: pro-avi
        - evening: asperg-n-ser-oryc
        - night, right: bac-fir
        - sleep, after: pro-avi
    - shin, left: bac-cer
    - shoulder: asperg-n, asperg-n-ser-oryc, myc-bov, penic-ch, penic-r, pro-acn, serrat-m, tricho-ver
    - wrist: pro-acn
- PARALYSIS, sensation of
    - arms and legs: asperg-n
- PARAESTHESIA
    - legs
        - night: asperg-n-ser-oryc, coryn-st, mucor-r-ser-oryc, pro-acn
            - walking amel.: pro-acn
        - periodic: tricho-ver
        - sitting, when: asperg-n-ser-oryc, coryn-st, mucor-r-ser-oryc, pro-acn
            - walking amel.: asperg-n-ser-oryc, mucor-r-ser-oryc, pro-acn
        - thigh
            - when sitting: pro-acn
            - walking amel.: pro-acn
- PERSPIRATION
    - feet: asperg-n-ser-oryc, coryn-st, **pro-acn**
    - increased
        - axillary area: coryn-st
        - feet: mucor-r-ser-oryc
        - palms: mucor-r-ser-oryc
    - palms: asperg-n-ser-oryc, coryn-st, **pro-acn**
    - tension and increased spasticity in the muscles of the legs, with: coryn-st
        - night: pro-acn, pseud, tricho-ver
- PRESSURE, sensation of
    - legs: pro-avi
- RESTLESSNESS of the limbs
    - legs, night: asperg-n, asperg-n-ser-oryc, myc-bov, pro-acn, tricho-ver
- ROUGH skin
    - elbow: penic-ch, penic-r
    - legs
        - back of the leg: penic-ch, penic-r
        - lower leg: pseud
- SENSITIVE, extremities are
    - feet: coryn-st, pro-acn
    - increased
        - feet: myc-bov
        - palms: myc-bov
    - palms: coryn-st, pro-acn
- SENSITIVITY
    - feet: asperg-n-ser-oryc, mucor-r-ser-oryc, pro-acn
    - hypersensitivity at side of previous fracture: myc-phl
    - palms: asperg-n-ser-oryc, mucor-r-ser-oryc
- SKIN RASHES
    - peeling
        - heels: penic-ch, penic-r
- STIFFNESS
    - elbow: **pro-acn**
        - left: asperg-n, penic-gl
        - right: myc-bov
            - evening: myc-bov
            - morning, after waking up: pro-acn

- finger joints, morning: penic-ch, penic-r
- foot
  - right
    - bending, on: serrat-m
- hip
  - periodic: pro-acn
- joints: asperg-n-ser-oryc
- shoulder: asperg-n, asperg-n-ser-oryc, myc-bov, penic-ch, penic-r, pro-acn, serrat-m, tricho-ver
- wrists: **bac-cer**, mucor-r, pro-acn, serrat-m
  - morning: asperg-n, penic-ch, penic-gl, bac-fir, **pro-acn**, asperg-n-ser-oryc
    - waking up, after: asperg-n-ser-oryc, mucor-r-ser-oryc, pro-acn
  - periodic: pro-acn

- SWELLING
  - ankle: pro-avi
  - hands: bac-cer
  - legs
    - left: pro-avi
  - wrist
    - right: bac-fir
- TENSION, sensation of
  - legs
    - waking up, after: pro-acn
  - toes: tricho-ver
- TINGLING, formication
  - arms, evening: penic-ch, serrat-m
  - feet: asperg-n, **myc-bov**, penic-gl, **pro-acn**
  - legs: asperg-n-ser-oryc
    - evening: asperg-n, asperg-n-ser-oryc, myc-bov, **pro-acn**
  - soles of feet: bac-fir
- TWITCHING
  - extremities: penic-ch
  - calves: pro-avi
- VIBRATION, sensation of
  - arms, in the
    - evening, when tired: asperg-n, penic-gl, pro-acn
- WEAKNESS
  - arms: penic-ch
  - feet: coryn-st
  - legs: penic-ch, serrat-m
    - musculature: myc-phl, pseud
  - shin: coryn-st

Pain – Extremities

- ANKLE
  - left: pro-avi
  - right: penic-ch
- ARMS
  - biceps: myc-phl, pseud
  - forearm: pro-acn
    - bone
      - evening: myc-bov
    - left
      - morning: myc-bov
  - right: asperg-n-ser-oryc
- BONE
  - arms: penic-ch, serrat-m
  - legs: penic-ch, serrat-m
    - shin, right: myc-bov
- BRUISED, sensation like
  - flu, as like at the beginning of the: **folli-ly-sui**
- BURNING pain
  - foot, right: penic-ch
  - joints, small
    - night: pro-acn
    - washing hands with warm water, when: pro-acn
- CALF

- pain upon intensive walking: grif-f
- COLD, like at the beginning of a: bac-cer
- COLDNESS
  - arm
    - right: penic-gl
- CRAMPING, spasmodic pain
  - arms
    - evening: myc-bov
  - calf muscles
    - night: mucor-r-ser-oryc
      - during sleep: pro-acn
  - foot
    - left, side: serrat-m
  - legs
    - second half of the night: pro-acn
    - right, side: penic-ch
  - lying down, when
    - thigh, right: bac-cer
- CREEPING pain
  - hip: pseud
    - left: pseud
- CUTTING pain
  - shin, evening, right: grif-f
- ELBOW
  - both: **pro-acn**
  - left: asperg-n, penic-gl
  - right: myc-bov
    - evening: myc-bov, pro-avi
    - morning, after waking up: pro-acn
- FINGER JOINTS: folli-ly-sui
    - morning: penic-ch
- FOOT
  - bending, when
    - left: penic-ch
  - right: pro-avi
  - walking
    - after agg.: pro-avi
    - when: pro-avi
- HAND
  - right
    - radiating to fingers: penic-gl
- HEAVINESS, sensation of
  - arms and legs
    - as if paralyzed: penic-gl, pro-acn
  - feet
    - when walking in shoes: tricho-ver
      - shoes were removed amel.: tricho-ver
    - and hands
      - as if paralyzed: asperg-n-ser-oryc
  - hip
    - left
      - at rest at night: pro-acn
  - knee joints
    - evening: myc-bov
  - calf muscle
    - walking, when: asperg-n-ser-oryc, mucor-r-ser-oryc, pseud
  - legs
    - moving, when: bac-cer, mucor-r
    - morning: pro-acn
      - walking amel.: pro-acn
    - shin, left
      - night: mucor-r
  - toe nail: tricho-ver
- HIP JOINT, complaints of: coryn-st, myc-bov
  - evening: asperg-n-ser-oryc
  - extending the legs, when: penic-ch, serrat-m

- left: bac-cer
  - night at rest: pro-acn
- right: asperg-n, myc-bov, penic-ch, penic-gl, penic-r, pro-acn
  - evening: myc-bov
  - morning: bac-fir

- JOINTS: asperg-n-ser-oryc, bac-fir
  - going for a walk: myc-phl
- KNEE: asperg-n, asperg-n-ser-oryc, bac-fir, myc-bov, penic-gl, pro-acn
  - bending, when: bac-fir
  - both: bac-cer
  - during the day: penic-ch, serrat-m
  - evening: myc-bov
  - left: serrat-m
    - pressure, with: bac-cer
  - night: pro-avi
  - right: penic-ch
    - touch agg.: bac-cer
    - climbing, when: pro-avi
  - walking, when: penic-gl
- LEGS: coryn-st
  - going, when: pro-avi
  - muscles
    - evening: myc-phl, pseud
    - tension and increased spasticity, with
      - night: tricho-ver
    - sleep, after: pro-avi
    - waking up, after: pro-acn
  - shin: myc-bov
  - thigh
    - right: penic-gl
  - walking, after: bac-fir
- LIGHTNESS, sensation of
  - legs: asperg-n-ser-oryc
    - as if one can fly: asperg-n, myc-bov, penic-gl, pro-acn, tricho-ver
- MIGRATING pain, from one place to another
  - elbow
    - moving agg.: pro-acn
  - wrist
    - moving agg.: pro-acn
- MOVING, when
  - hands
    - left
      - certain movements, e.g. holding a pitcher: folli-ly-sui
- MUSCLE
  - shoulder: bac-cer
- NUMBNESS, sensation of
  - calf muscle: pro-acn
  - extremities
    - night: myc-phl
  - feet: asperg-n, myc-bov, myc-phl, penic-gl, pro-acn, pseud
  - finger tips: penic-gl
  - legs
    - evening: asperg-n-ser-oryc
    - sleep, after: pro-avi
  - shin, left: bac-cer
  - shoulder: asperg-n, asperg-n-ser-oryc, myc-bov, penic-ch, penic-r, pro-acn, serrat-m, tricho-ver
  - wrist: pro-acn
- PULLING pain
  - arms: penic-ch
  - hip: serrat-m
    - night: penic-ch
  - knee
    - evening: bac-fir
  - shoulder
    - night: penic-gl
- PULSATING, throbbing pain

  - foot, right: penic-ch
- RESTLESSNESS of the limbs
  - legs, night: asperg-n, asperg-n-ser-oryc, myc-bov, pro-acn, tricho-ver
- SHOULDER: pro-acn, tricho-ver
  - left: asperg-n-ser-oryc, mucor-r-ser-oryc, myc-bov
  - right: pro-acn
- SHOULDER JOINTS: **bac-cer**
- SHOOTING pain
  - arm
    - left
      - along the arm, caused by a sharp turn of the head: myc-bov
    - right: myc-bov
      - along the arm, caused by a sharp turn of the head: asperg-n, penic-gl, pro-acn
  - elbow
    - when moving agg.: pro-acn
  - wrist
    - when moving agg.: pro-acn
- STABBING pain
  - calf muscle: pro-acn
  - elbow joint, right: bac-cer
  - finger
    - when moving torso: penic-gl
  - finger tips
    - needle-like pricking: penic-gl
  - foot
    - left, side: serrat-m
    - right, side: penic-ch
  - forearm right: penic-gl
  - knee, right
    - moving, when: bac-cer
  - nail, like a
    - legs
      - right: tricho-ver
  - shoulder
    - left: bac-fir
- TWITCHING
  - extremities: penic-ch
- WALKING, when
  - pseud
- WEATHER
  - cold
    - arms
      - joints and bones, in: penic-gl
- WRIST
  - left: bac-cer
    - moving, when: penic-gl

Skin

Repertory

- COLOR
  - cyanotic
    - knee joints, region of: bac-fir
  - red: cand-p, tricho-ver
    - ankle: pro-avi
    - back, local: pro-can
    - breastbone, above the: grif-f
    - elbow: bac-cer
    - face: bac-cer, penic-gl
    - spots
      - shower, after hot: tricho-ver
      - face: myc-phl, pseud
      - body: myc-phl, pseud
      - nose: penic-r
    - open air, in the: asperg-n, myc-bov, pro-acn, tricho-ver
    - room, in a stuffy: asperg-n, myc-bov
    - scalp: myc-bov, pro-acn
      - open air, on the: tricho-ver
    - scar, site of a: myc-phl, pseud
    - water, from cold: asperg-n, myc-bov
- CRACKS
  - feet: asperg-n, asperg-n-ser-oryc, myc-bov
  - heel, right: pro-avi
- DAMP-COLD
  - chest: myc-phl, pseud
  - neck: myc-phl, pseud
- DRYNESS
  - face, in the: **bac-cer**, penic-gl
    - desire, constantly to wash the face: pro-avi
  - lumbar region: bac-cer, mucor-r, mucor-r-ser-oryc
  - shower, after a hot: asperg-n, myc-bov, pro-acn, tricho-ver
  - water, after hot: asperg-n-ser-oryc
- ERUPTION: penic-gl
  - abdomen: myc-phl, pseud
  - allergy
    - hands: mucor-r
    - belly, on the: coryn-st
    - breast: asperg-n-ser-oryc, mucor-r-ser-oryc
  - breast: penic-ch
  - crook of the arm
    - reddened, and: mucor-r-ser-oryc
    - itching and reddened: bac-cer
  - dot-like exanthema
    - calf: myc-phl, pseud
  - eczema
    - pustules, at the hairline, red scaly and itching: cand-p
  - elbow: mucor-r
  - face
    - cheeks: penic-gl
  - hands, on the: bac-cer
  - itching
    - abdomen: myc-phl
    - crook of the arm, with redness: mucor-r
    - acne, area of: bac-cer
  - moistend
    - finger: bac-cer
  - pimples
    - white, with dry skin: cand-p
  - scales, with

    - soles: pro-avi
    - hands: pro-avi
  - scaly: penic-ch
    - belly, on the: penic-ch, penic-r, serrat-m
  - urticaria (hives)
    - hives-like swelling
      - buttocks, on the: myc-phl, pseud
      - waking up, after
        - hip, right: cand-p
  - vesicles
    - hands: bac-cer
    - itching and reddened
      - arm right, under the watch: cand-p
- EXANTHEMA
  - chest: grif-f
- IRRITATION
  - back
    - local: pro-can
  - scalp: myc-bov, pro-can
  - water, cold: asperg-n, myc-bov
- ITCHING: bac-cer, mucor-r, mucor-r-ser-oryc
  - abdomen: bac-fir, pseud
  - air, in the fresh: tricho-ver
  - armpit: penic-ch, penic-r
  - back: bac-cer, bac-fir, mucor-r, mucor-r-ser-oryc
  - bathing amel.: cand-p
  - body, whole: pro-avi
    - as if a bug or other irritant were on the skin: cand-p
      - scratching amel.: cand-p
    - severe
      - night: pro-avi
  - buttocks, night: penic-r
  - chest: bac-fir, myc-phl, penic-ch, pseud, serrat-m
  - cervical region: pseud
  - detergent, after the contact with: penic-ch, penic-r
  - elbow: **bac-cer**
    - redness, with: coryn-st
  - eating, after: pro-avi
  - hip
    - night: asperg-n-ser-oryc
  - knee: myc-phl, pseud
  - lumbar region, day and night: grif-f
  - navel, in the: myc-phl
  - navel region: myc-phl, pseud
  - neck: myc-phl
  - night: pro-avi
  - scar, on an old: myc-phl, pseud
  - shin
    - left: bac-cer, pro-avi
  - shoulder blades
    - emotional burden agg.: bac-cer, mucor-r
    - over the
      - night agg.: bac-cer
    - between
      - morning: myc-bov
      - night: asperg-n
  - upper body: grif-f
  - violent
    - foot, left: bac-cer
    - body, on the: myc-phl
      - decreaseing during the day: myc-phl
    - back: bac-cer
    - sleep, with restless: myc-phl, pseud
      - during the day amel.: pseud
  - warts: pseud
- PEELING OFF, sensation of: asperg-n, penic-r
- ROUGH skin

- breast: pseud
- neck: pseud

- SENSITIVITY
  - cold air, to: asperg-n, myc-bov, penic-ch, penic-r, serrat-m
    - scalp: asperg-n-ser-oryc, pro-can
  - facial skin: pro-avi
  - increased: tricho-ver
    - scalp: asperg-n, bac-fir
      - air, to cold: myc-bov
    - facial skin: bac-fir
    - hands
      - air, to cold: pro-can
  - scalp: asperg-n-ser-oryc
- SORE, sensation of: cand-p
- TIGHTENING
  - facial skin: pro-avi
- TWITCHING
  - shoulder area: pseud
- ULCER
  - pimple-like
    - pink and raised and sore to touch: cand-p
- WARTS
  - itching: myc-phl, pro-avi

Pain – Skin

- BURNING pain
  - chest: penic-ch
    - shower, after a hot: pro-acn
  - night: mucor-r, mucor-r-ser-oryc
  - palms
    - shortly after the contact with water: myc-phl, pseud
  - ribcage, area of, right: grif-f
  - shower, after a hot: asperg-n, myc-bov, pro-acn, tricho-ver
  - soles: myc-phl, pseud
    - shortly after the contact with water: myc-phl, pseud
  - water, after hot: asperg-n-ser-oryc

Fever/Heat

Repertory

- BODY, whole
  - breakfast, after: asperg-n, myc-bov, penic-gl
  - eating, after: **pro-acn**
- COLDNESS, alternating with: asperg-r
- EVENING: myc-phl, pseud
- EXERTION, physical
  - the slightest physical exertion: pro-acn
- GENERAL: **bac-cer**, myc-bov, penic-ch, **pro-acn**, serrat-m
- HEAT: mucor-r-ser-oryc
  - body, in the: serrat-m
    - eating, after: asperg-n-ser-oryc
  - chillness, with: myc-bov
    - stress, with emotional: tricho-ver
  - cold and sweat, with: serrat-m
  - night: mucor-r
  - stress, with emotional: pro-acn, pseud, tricho-ver
- INTERMITTENT fever, malaria, chronic
  - cold, with a: coryn-st
  - night
    - body temperature normal: coryn-st

    - periodic: coryn-st
    - shivering, with: coryn-st
- LOW, weak fever: bac-fir, folli-ly-sui, grif-f, mucor-r, myc-bov, myc-phl, pseud
    - chills, with: pseud
        - evening: pro-acn
    - feeling cold, with: pseud
    - night: penic-gl
- MENSES
    - before
        - chills, with: penic-gl, pro-acn
    - first day of: penic-gl
- PERIODIC
    - chills, with: pro-acn
- STRESS
    - slightest neurostress: pro-acn
- WARMTH
    - amel.
        - blanket: myc-phl, pseud

Perspiration

Repertory

- ANXIETY, with: asperg-n-ser-oryc
    - increased: myc-bov, penic-gl, pro-acn, tricho-ver
- COLDNESS
    - evening: penic-ch
    - heat, sudden with: penic-ch
    - night: pro-acn, tricho-ver
- DURING THE DAY: coryn-st
- EXERTION
    - increased: asperg-n, asperg-n-ser-oryc, myc-bov, **penic-gl**, **pro-acn**
    - slightest, with: penic-gl
- GENERAL: myc-bov, pro-acn, tricho-ver
- LUMBAR REGION: mucor-r-ser-oryc
    - emotional burden agg.: mucor-r-ser-oryc
- MENSES
    - first day of: asperg-n, penic-gl
- NIGHT: asperg-n, asperg-n-ser-oryc, myc-bov, penic-gl, pro-acn, tricho-ver
    - attacks of: pro-acn
    - body, whole: bac-cer
    - during sleep: coryn-st
    - increased: penic-ch, serrat-m
        - with feeling of helplessness in the morning: penic-ch
- PROFUSE: **bac-fir**, pro-avi
    - alternating with cold: pro-acn
    - night: penic-gl, pro-acn, serrat-m
    - perineum
        - sleep, during: mucor-r-ser-oryc
- ROOM
    - stuffy room, in a: penic-ch
- SLEEP, during: mucor-r
- STRESS
    - emotional stress: coryn-st
        - increased: pro-acn
- WAKING UP, after: asperg-n, asperg-n-ser-oryc, myc-bov, **pro-acn**, tricho-ver

Chill

Repertory

- CHILLS: myc-bov, pro-acn, pseud
  - coldness, with: myc-bov
    - coughing, after: asperg-n, penic-gl
  - sudden: bac-fir, penic-ch
- COLDNESS: mucor-r-ser-oryc, pro-acn, serrat-m
  - attack
    - night: asperg-n-ser-oryc
  - bed, in
    - night: bac-cer
  - body, whole: asperg-n, grif-f, penic-gl, bac-cer, myc-bov
  - stress, emotional: asperg-n, myc-bov, penic-gl
  - 6 p.m.: bac-cer
- SHIVERING, freezing: bac-cer, bac-fir, myc-phl, pro-avi, serrat-m
  - after waking up, morning: asperg-n-ser-oryc
  - alternating with hot flushes: bac-fir
  - at the beginning of a flu-like infection: folli-ly-sui
  - body temperature, at normal: mucor-r-ser-oryc
  - body, whole: pro-avi
  - despite warm clothes and blankets: folli-ly-sui
  - during the day: mucor-r
  - evening: myc-phl, serrat-m
    - hot tea amel.: bac-fir
  - for a moment: penic-ch, penic-r
  - hands and feet
    - tiredness, with: penic-gl
  - inner
    - despite warm hands and only cold feet: folli-ly-sui
  - intermittent
    - morning, after waking up: myc-bov
  - like having a cold: penic-ch, penic-r
  - morning: grif-f
  - night: bac-cer
    - sudden chills followed by sweating: asperg-n, asperg-n-ser-oryc, myc-bov, penic-gl, pro-acn
    - in spite of being under warm blanket: bac-cer, mucor-r
  - non stop chills
    - waking up, after: asperg-n, penic-gl
  - sensation of coldness, with: bac-fir, penic-ch, serrat-m
  - severe: folli-ly-sui
  - sudden
    - evening: pseud
- SHIVERING and shudder, with
  - night: penic-ch

General

Repertory

- ACHING MUSCLES
  - severely, after intensive muscular exertion: bac-cer
- ACTIVITY
  - desire for
    - throughout the day: mucor-r
  - increased activity: bac-fir, grif-f, mucor-r-ser-oryc
    - evening: bac-fir
- BATH
  - desire to
    - hot: bac-cer
- BRAIN ACTIVITY
  - reduced: pro-avi
- BREAKING DOWN, sensation of
  - end of a working day: mucor-r
- BUMPS, sensation of
  - neck, on the: penic-ch
- CLOTHES, sensation that
  - discomfort
    - collar causes: myc-bov, penic-gl
  - too tight
    - throat: penic-gl
- COLD, common
  - folli-ly-sui
- CONSEQUENCES of a cold: folli-ly-sui
  - shudder, hands and feet remain cold: folli-ly-sui
- EMACIATION: penic-ch, serrat-m
- ENERGY, sensation of: bac-cer, mucor-r-ser-oryc
  - a lot of: **bac-cer**
- FAINTNESS
  - waking up, when: pseud
- FATIGUE: folli-ly-sui, mucor-r-ser-oryc
- FLU, sensation of having a: bac-cer
- FOOD
  - need to flush away food: mucor-r
- FOOD and drinks
  - aversion to
    - food
      - cold: asperg-r
      - evening: bac-cer, mucor-r
      - fatty: asperg-n-ser-oryc, bac-fir, mucor-r-ser-oryc
      - fried: mucor-r-ser-oryc
    - fats: asperg-r
  - disgust
    - greasy food: mucor-r
  - demand for
    - chocolate: asperg-r
    - coffee: asperg-r
    - drinks, cold: bac-cer
    - food, cold: asperg-r
    - fruits, fresh: penic-ch
    - garlic: cand-p
    - grape juice: bac-cer
    - marzipan: asperg-r
    - meat: asperg-r
    - pickles: cand-p
    - smoking: asperg-r
    - salt: cand-p

    - sweets: bac-cer, penic-ch
    - tea, hot, with honey: myc-phl, pseud
  - drinking
    - of clear water amel.: folli-ly-sui
- FRAILTY: pro-acn
- FREEDOM and carelessness, feeling of
  - relation to the future, in: asperg-n-ser-oryc
- GRIEF
  - evening, when remembering dead parents: asperg-n, myc-bov
- HEAT
  - body, in the
    - mental stress, in: penic-ch, penic-r
  - hot flash: coryn-st
    - chest, left: bac-fir
    - climacteric: mucor-r-ser-oryc, penic-ch, penic-r
    - during the day: pro-avi
    - night: pro-can
    - sweating, with
      - night: pro-avi
- LETHARGY, physical: **myc-phl**, pseud
- LIGHTNESS, sensation of: bac-cer, grif-f
  - body, whole: asperg-n, asperg-n-ser-oryc, myc-bov
- MOVING
  - agg.: asperg-r
- NUMBNESS
  - body, whole: asperg-n, myc-bov, penic-gl, penic-r
    - night: myc-phl
- ORIENTATION
  - lost, while driving in the car: asperg-n
- PERFORMANCE, increased
  - physical: pro-avi
- REST, have to: pro-avi
- SENSITIVITY
  - air, to cold: penic-gl
- SHIVERING
  - body, inside: penic-r
    - evening: penic-ch
  - night: serrat-m
  - stress, emotional: tricho-ver
- STIFFNESS, rigidity
  - body, whole
    - morning: penic-ch
  - musculature: penic-r
    - whole body: serrat-m
- TENDENCY to catch a cold: folli-ly-sui
- TENSION, sensation of
  - body, whole
    - evening: pro-acn
  - unmotivated: tricho-ver
- TIREDNESS: bac-fir, pro-avi
  - body, whole
    - morning: pro-can
    - waking up, after: pro-acn, tricho-ver
  - eating, after: grif-f
  - exhaustion, without: bac-cer
  - morning: bac-fir, grif-f
  - severe: bac-cer
- UNWELL sensation
  - daytime, during: myc-phl, pseud
- WAKING and rising, morning on: asperg-r
- WARMTH: asperg-r
  - amel.: penic-gl
  - body, whole: grif-f
  - desire for: bac-cer

- WEAKNESS: bac-cer, **bac-fir**, coryn-st, mucor-r, **mucor-r-ser-oryc**, myc-phl, penic-gl, **penic-r**, **pro-acn**, serrat-m, tricho-ver
  - afternoon: bac-cer
  - as if after exhausting and hard work: coryn-st
  - as if beaten with sticks: coryn-st
  - day
    - during the day: coryn-st
    - no strength at the end of the day: coryn-st
  - end of the working day, towards: **bac-cer**
  - evening: myc-phl, pseud
  - morning: serrat-m
  - rapidly: grif-f, penic-ch, pro-avi
  - stress, emotional: tricho-ver
  - sudden: serrat-m
  - waking up
    - when: penic-ch, pseud
    - after: asperg-n, asperg-n-ser-oryc, myc-bov, **pro-can**
  - work, after: pro-avi
- WET, sensation of
  - whole body
    - without perspiration: bac-cer

Pain – GENERAL

- BURNING pain
  - urinating
    - while: penic-ch
- BODY, whole: mucor-r-ser-oryc, serrat-m
- BONES: penic-r
- GENERAL: coryn-st
- MUSCLES
  - joints, and: serrat-m
    - like having a flu: penic-ch
  - severe
    - after muscular exertion, unfit to do very much: bac-cer

Clinical

Repertory

- ADYNAMIA: myc-phl
- BLOOD pressure
  - decreased, evening: myc-phl, pseud
- HERPES LABIALIS: grif-f
- HYPEREMIA
  - knee joints, area of
    - evening: myc-phl, pseud
- HYPERSOMNIA: bac-cer, pro-avi
- HYPERTENSION: mucor-r, mucor-r-ser-oryc, myc-phl, pro-avi
  - evening: bac-cer
- HYPOTENSION: mucor-r, mucor-r-ser-oryc, pseud
- RAYNAUD'S SYNDROME: asperg-r
- REFLUX, oesophagus: cand-p

Remedies

Repertory

- asperg-n – Aspergillus niger
- asperg-n-ser-oryc – Aspergillus niger serum oryctolagi
- asperg-r – Aspergillus ruber
- bac-cer – Bacillus cereus
- bac-fir – Bacillus firmus
- cand-p – Candida parapsilosis
- coryn-st – Corynebacterium stationis
- folli-ly-sui – Folliculi lymphatici aggregate sui
- grif-f – Grifola frondosa
- Mucor-r –Mucor racemosus
- mucor-r-ser-oryc – Mucor racemosus serum oryctolagi
- myc-bov – Mycobacterium bovis
- myc-phl – Mycobacterium phlei
- penic-ch – Penicillium chrysogenum
- penic-gl – Penicillium glabrum
- penic-r – Penicillium roquefortii
- pro-avi – Propionibacterium avidum
- pro-acn – Propionibacterium acnes
- pseud – Pseudomonas aeruginosa
- serrat-m – Serratia marcescens
- tricho-ver – Trichophyton verrucosum